Dr. Beat Richner

PETER ROTHENBÜHLER

Dr. Beat Richner

Kinderarzt – Rebell – Visionär

SCHWEIZER ILLUSTRIERTE

DANK

Das Buch sei den vielen Spenderinnen und Spendern gewidmet, den Ärztinnen und Ärzten, dem Pflegepersonal, den Wäscherinnen, den Nachtwächtern und dem Reinigungspersonal der Spitäler für ihre Treue und hervorragende Arbeit.

Impressum
Ein Buch der Schweizer Illustrierten, erschienen in der Beobachter-Edition, Ringier Axel Springer Schweiz AG, in Zusammenarbeit mit der Stiftung Kinderspital Kantha Bopha

Beobachter-Edition
2. Auflage, 2020

www.schweizer-illustrierte.ch
www.beobachter.ch

Lektorat: Andina Schubiger
Umschlaggestaltung, Konzept und Layout: fraufederer.ch
Herstellung: Bruno Bächtold
Bildredaktion Schweizer Illustrierte: Fabienne Hubler
Umschlagfoto: Monika Flückiger
Gedruckt in der EU

ISBN 978-3-03875-198-4

MIX
Papier aus verantwortungsvollen Quellen
FSC® C107574

Inhalt

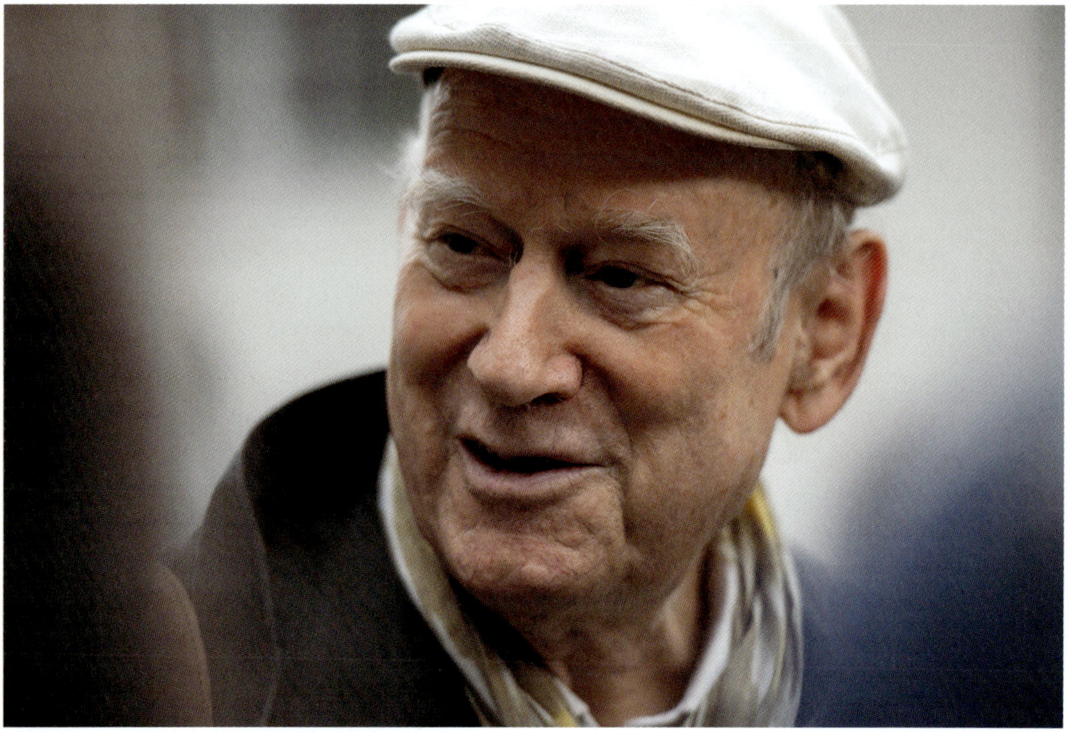

Franz Hohler: Kabarettist, Liedermacher und Autor.

Vorwort

«Und er stand das alles durch»

Anfang der 70er-Jahre fragte mich der Gründer und Leiter des Deutschen Kabarettarchivs in Mainz, es gebe doch in der Schweiz noch einen, der mit dem Cello auftrete, diesen «Beat» Richner, und was der denn genau mache. Da den Deutschen der Vorname Beat nicht geläufig ist, sprach er ihn auf Englisch aus, und er verband damit offensichtlich auch die Vorstellung, es handle sich da um einen wilden Songpoeten, der sein verstärktes Cello mit Beat- und Rockrhythmen traktiere.

Er war dann fast etwas enttäuscht, als ich ihm sagte, Beat Richner sei ein verspielter Sänger und Celloclown, der seine liebenswürdigen Texte und Lieder als Beatocello unter einem roten Schirm vortrage. So kannte ich ihn damals, denn natürlich war mir nicht entgangen, dass ein Künstler auf den Kleinkunstbühnen auftauchte, der dasselbe Begleitinstrument benutzte wie ich, nämlich ein Cello. Einen wesentlichen Unterschied gab es allerdings zwischen uns: Er war der bedeutend bessere Cellist, was ich mit einem gewissen Neid feststellen musste, als ich einen seiner Abende besuchte. In welchem Jahr wir uns persönlich kennenlernten, weiss ich nicht mehr; im Gegensatz zu mir, der ich von der Uni abgesprungen war, machte er gleichzeitig mit seinen Auftritten sein Medizinstudium und brachte dieses auch zum Abschluss.

Zwei persönliche Erlebnisse mit ihm sind mir besonders in Erinnerung geblieben. Im Zürcher Kinderspital fanden jeweils Fortbildungsanlässe für die Ärztinnen und Ärzte statt. Er war damals als Assistenzarzt an der Organisation beteiligt und fragte mich, ob ich in diesem Rahmen meine Geschichte «Bedingungen für die Nahrungsaufnahme» vorlesen würde, eine Groteske um ein Kind, das nicht mehr essen will. Das tat ich sehr gerne, und es führte zu einer denkwürdigen Begegnung. Ich war als Kind zweimal mit einer schweren Bluterkrankung im Kinderspital gewesen, und zu meiner Überraschung und Rührung sassen im Auditorium alle Ärzte und Ärztinnen, die mich damals behandelt hatten. Als ich das realisierte, ergriff ich die Gelegenheit, um mich nochmals bei ihnen zu bedanken, und erzählte ihnen von meinen damaligen Erfahrungen als Patient, etwa darüber, was ein Kind alles merkt, und Beat sagte mir nachher, das sei für sie mindestens so hilfreich gewesen wie meine Geschichte.

Und einmal, da war er schon als Arzt tätig, war er in einer Vorstellung von mir, auf einem Platz neben der Türe. Er hatte mich vorher gewarnt, es stehe eine schwierige Geburt bevor, möglicherweise werde er gerufen, und tatsächlich ging während des Abends sein Pager, und Beat entfernte sich unauffällig. Das machte mir damals einen starken Eindruck, es war wohl die Tatsache, dass er in seinem Hauptberuf unabkömmlich war, die Tatsache eben auch, dass er sich für einen Hauptberuf entschieden hatte.

Und dann kam das Abenteuer Kambodscha, und wir verloren den direkten Kontakt, aber ich verlor Beat nicht aus den Augen und nicht aus dem Herzen. Persönlich gesehen haben wir uns in der ganzen Zeit nur noch einmal, bei einer seiner Galas im Zirkus Knie, doch ich verfolgte mit Bewunderung seine Aufbauarbeit im fernen Land und unterstützte diese auch mit regelmässigen Beiträgen. Dass jemand mit dieser Unbedingtheit einer Idee folgte, der Idee, den Kindern eines zerstörten Landes zu einem besseren Eintritt ins Leben zu verhelfen, der Idee auch, dass Arbeit für die Gesundheit Friedensarbeit bedeutet, und dass er mit dieser Arbeit anfing, bevor die Finanzierung auch nur im Mindesten gesichert war, erfüllte mich mit grossem Respekt. Über die Konflikte, in die er mit den offiziellen Hilfswerken, mit der WHO, mit dem Gesundheitsministerium des Landes geriet, und über die Sicherheit, mit der er seine Auffassung von notwendiger Medizin vertrat, war in seiner Heimat immer wieder zu hören und zu lesen. Ich erinnere mich auch gut an ein Gespräch, das ich bei einer Lesung in einem Berggasthof mit einem DEZA-Mitarbeiter hatte, der bei der Nennung von Beats Namen die Achseln zuckte und die Hände erhob, als hätte man einen

Vater nach seinem ungebärdigen Sohn gefragt. Und er stand das alles durch. Das Cello, dachte ich mir, als ich eine in Kambodscha aufgenommene CD von ihm hörte, muss ihm eine grosse Hilfe gewesen sein. Die Bach-Suiten spielte er auswendig, oder soll man sagen inwendig?

Als Beat nach seiner Erkrankung nach Zürich gebracht wurde und es klar war, dass an einen Auftritt bei der Knie-Gala zugunsten von Kantha Bopha nicht mehr zu denken war, fragte mich seine Mitarbeiterin Susanna Cohen Straka, ob ich ihn an der Gala mit einem Cellochanson vertreten könne. Ich sagte sofort zu, bat sie aber, Beat, dessen Aufenthaltsort geheim gehalten wurde, vorher besuchen zu dürfen. Ich nahm mein Cello mit, setzte mich zusammen mit Beats Schwester Annaregula, Susanna Cohen Straka und Dr. Peter Studer in den Besuchsraum und begann, die 3. Bach-Suite zu spielen, woraufhin Beat in seinem Rollstuhl, den er selbst betätigte, unter der Tür erschien und das Stück lächelnd mit der Hand mitdirigierte. Ob er mich wirklich erkannte, weiss ich nicht, aber dass er sich freute, dass ihm sein Bach zurückgebracht wurde, war ihm anzusehen. Es kam sogar ein kleines Gespräch zustande, doch als ich ihn fragte, ob er oft an Kambodscha zurückdenke, antwortete er: «Ich weiss es noch nicht.» Dann sagte er nichts mehr, und ich spielte ihm noch die Bourrée I und II, bevor ich mich verabschiedete und er mir aus seinem Rollstuhl nachwinkte.

Franz Hohler

«Das Lebenswerk von Beatocello lebt weiter»

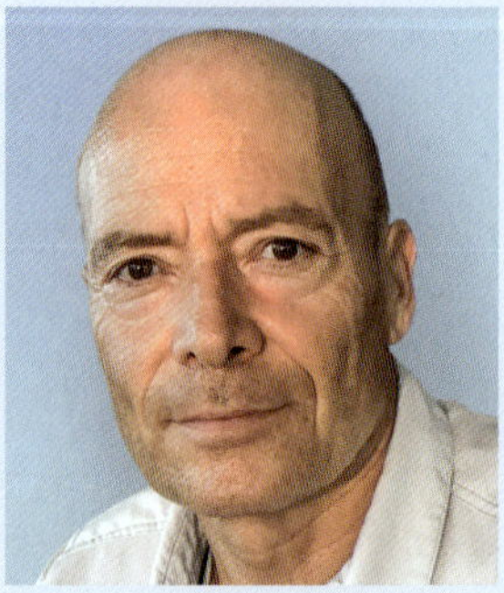

René Schwarzenbach,
Präsident der Stiftung Kinderspital Kantha Bopha

Was Beat Richner während 25 Jahren in Kambodscha geleistet hat, übersteigt unsere Vorstellungskraft: Unter schwierigsten Bedingungen konnte er dank Spendengeldern aus der Schweiz fünf Kinderspitäler und eine Maternité in Phnom Penh und Siem Reap mit insgesamt 2400 Betten und 2500 kambodschanischen Mitarbeiterinnen und Mitarbeitern aufbauen.

In seiner Ära wurden 15,4 Millionen Kinder ambulant und 1,7 Millionen schwer kranke Kinder stationär behandelt. 80 Prozent dieser Kinder hätten ohne Kantha Bopha keine Überlebenschance gehabt. Die Mortalitätsrate bei Kindern sank von rund 6 Prozent auf unter 0,3 Prozent. Die Kantha-Bopha-Spitäler behandeln kostenlos rund 85 Prozent aller kranken Kinder in Kambodscha. Sie sind heute ein anerkanntes Modell für eine korrekte, korruptionsfreie medizinische Hilfe vor Ort in einem armen Land.

Beat Richner war ein Pionier mit Herzblut, ein Kämpfer mit Visionen, ein Macher, der sich auch von politischen Schwierigkeiten nicht aufhalten liess. Er hat sich stets für die Schwächsten dieser Welt eingesetzt. Als Kinderarzt, Cellist und Musikclown Beatocello hat er mit dem Aufbau der Kinderspitäler in Kambodscha ein einzigartiges Lebenswerk geschaffen.

Es ist zu hoffen, dass das Werk von Beat Richner die Meinung der Öffentlichkeit und vieler Fachleute über effiziente Hilfe in den Entwicklungsländern positiv beeinflusst. Die unsägliche Diskussion um die Nachhaltigkeit hat mit dem Lebenswerk von Beat Richner eine Antwort gefunden: Es ist eine beispiellose Erfolgsgeschichte und schon jetzt nachhaltig. Denn was kann nachhaltiger sein, als Kinderleben zu retten und Kindern einen gesunden Start ins Leben und in die Zukunft zu ermöglichen?

Die Kantha-Bopha-Spitäler tragen entscheidend zur allgemeinen Verbesserung der Kindergesundheit in Kambodscha und zur nachhaltigen Aus- und Weiterbildung des ärztlichen und pflegerischen Personals des gesamten Landes bei. Die Verbesserung der medizinischen Versorgung der Bevölkerung durch die Kantha-Bopha-Spitäler führte zudem auch nachweislich zu einer Reduktion der Geburtenrate und leistet damit einen wesentlichen Beitrag zum Problem der Überbevölkerung der Welt.

Beat Richner wollte noch ein Buch für den Praktiker, eine Art Anleitung schreiben. Mit seinem Lebenswerk und dem vorliegenden Buch weiss jeder, was es zu tun gibt. Möge Beat Richner möglichst viele Nachahmer finden.

Was geschieht, wenn Beat Richner einmal nicht mehr da ist? Diese Frage stellten skeptische Funktionäre in ihren klimatisierten Büros schon, als der Zürcher Kinderarzt Beat Richner 1991 seine Ärmel hochkrempelte und daranging, in Phnom Penh ein zerstörtes Kinderspital wiederaufzubauen. Heute haben wir die Antwort: Im März 2017 musste Dr. Richner krankheitsbedingt Kambodscha verlassen, und im September 2018 ist er leider verstorben. Seither arbeiten die Kantha-Bopha-Spitäler normal und einwandfrei weiter. Dies aus gutem Grund: Beat Richner war von Anfang an der Überzeugung, dass die Kinder von kambodschanischen Ärzten und einheimischem Pflegepersonal behandelt werden sollen. Er bildete eine ganze Generation kambodschanischer Ärzte sowie Pflegepersonal aus. Beat Richner hat die Spitäler effizient und straff organisiert und seine Nachfolge rechtzeitig geregelt. Es gibt keine Bürokratie. Die klaren Abläufe (tägliche Rapporte, Arztvisiten auf allen Stationen etc.) werden von den Chefärzten und allen Mitarbeitenden diszipliniert weitergeführt. Dabei werden sie vom Nachfolger und Leiter der Spitäler, Dr. Peter Studer, sowie von unserem COO vor Ort, Dr. Denis Laurent, tatkräftig unterstützt.

Die enge, langjährige Zusammenarbeit mit dem Kinderspital Zürich wurde unter dem neuen Direktor Prof. Michael Grotzer, Mitglied des Stiftungsrates, sogar intensiviert, und sie garantiert (zusammen mit der weiteren Unterstützung durch Spezialisten im In- und Ausland) weiterhin die hohe Qualität der Spitäler.

Die Kantha-Bopha-Spitäler sind heute ein unabdingbarer Bestandteil des kambodschanischen Gesundheitssystems und systemrelevant («too big to fail»). Sie sind als eigene Departemente des Gesundheitsministeriums und als öffentliche Universitätsspitäler voll in das Gesundheitssystem integriert. Dieser Status ist für ihren Fortbestand entscheidend.

Premierminister Hun Sen hat im Frühling 2018 die kambodschanische Stiftung Kantha Bopha gegründet, die einzig die langfristige Finanzierung der Spitäler bezweckt. Mit dieser Stiftung sollen vermehrt Spenden aus Kambodscha erzielt werden. Zwischen unserer schweizerischen Stiftung und der kambodschanischen Stiftung wurde im Frühjahr 2019 ein Memorandum of Understanding (MoU) unterzeichnet, worin die gemeinsamen Ziele und die Grundsätze der Zusammenarbeit bekräftigt werden. Dieses MoU stellt einen Meilenstein für die Sicherung der Zukunft der Spitäler dar. Der Stiftungsrat ist überzeugt, dass auf diese Weise die langfristige Finanzierung gesichert werden kann.

Das Lebenswerk von Beatocello lebt weiter. Dies ist der Wille der 2500 Mitarbeitenden, der Wunsch der kambodschanischen Bevölkerung, aber auch der Wille der kambodschanischen Regierung, die – zusammen mit privaten Spenden aus Kambodscha – mittlerweile über einen Drittel des jährlichen Budgets von rund 42 Millionen Schweizer Franken trägt. Trotzdem ist unsere Stiftung weiterhin dringend auf Spenden angewiesen. Die Spenderinnen und Spender können versichert sein, dass weniger als 4 % des Geldes für Verwaltungszwecke verwendet werden, was ein sensationell tiefer Wert ist. Der Stiftungsrat arbeitet ehrenamtlich. Die Spenden kommen daher direkt den kranken Kindern von Kambodscha zugute. Ich danke im Namen der Stiftung allen Spendern von Herzen für die treue Unterstützung.

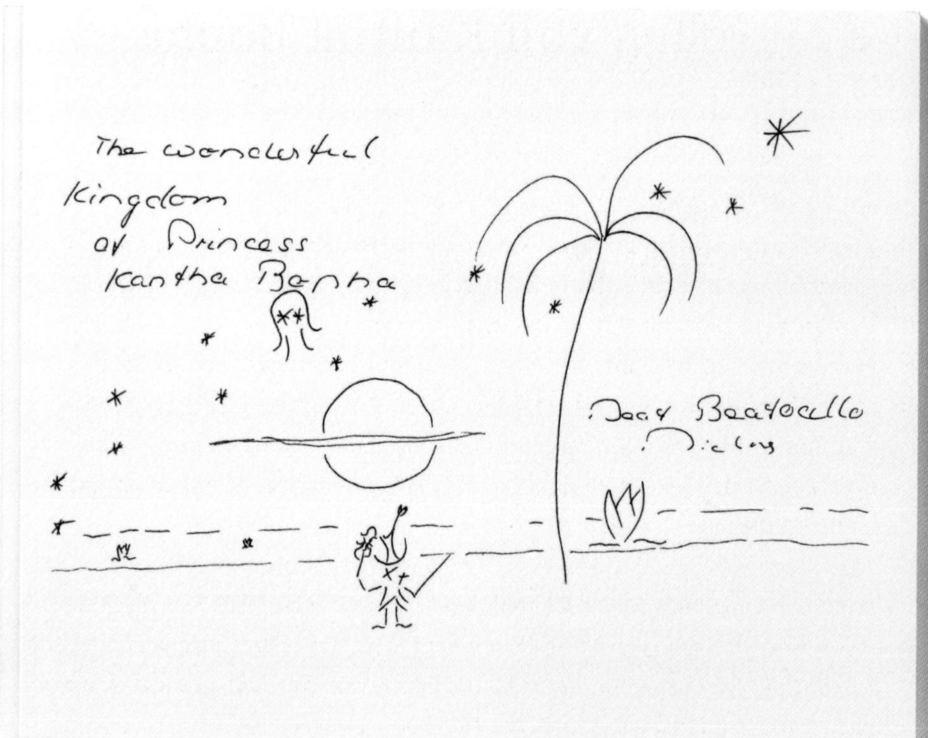
The wonderful
Kingdom
of Princess
Kantha Bopha
Dear Beatocello

Die Märchen von Kantha Bopha

Die Geschichte von Dr. Beat Richner und den Kinderspitälern Kantha Bopha ist wie ein Märchen, eigentlich zwei Märchen. Zwei wahre Märchen. Das eine hat Beat Richner in einem kleinen, weissen Büchlein aufgeschrieben und mit Strichzeichnungen illustriert: Es ist die Geschichte von einem König und seiner Tochter. Das zweite Märchen ist das vom Zürcher Kinderarzt, der aufgebrochen ist, den ärmsten Kindern zu helfen. Aber zuerst das Märchen vom König (denn das zweite Märchen ist das Thema dieses Buches):

Es war einmal ein König. Jeden Morgen machte er mit seiner geliebten Tochter, Prinzessin Kantha Bopha, einen Ritt auf einem Elefanten. Gemeinsam grüssten sie die Sonne über dem grossen Fluss. Als die Prinzessin fünf Jahre alt war, starb sie plötzlich an einer tödlichen Krankheit. Der König war traurig, der Elefant war auch traurig.

Da baute der König ein Spital für Kinder. Es bekam den Namen der Tochter, Kantha Bopha. Kein Kind sollte mehr sterben wie seine Tochter. Aber er war immer noch traurig. Er nahm einen Teil von Kantha Bophas Asche und verschloss sie in einer kleinen, goldenen Dose, die er ständig auf sich trug.

Jahre später brach ein hässlicher Krieg aus, der König musste sein Königreich verlassen, und das Spital Kantha Bopha wurde zerstört. Zur gleichen Zeit spielte Silviolino in Paris auf seiner kleinen Violine. Er spielte in der Nacht. Und während

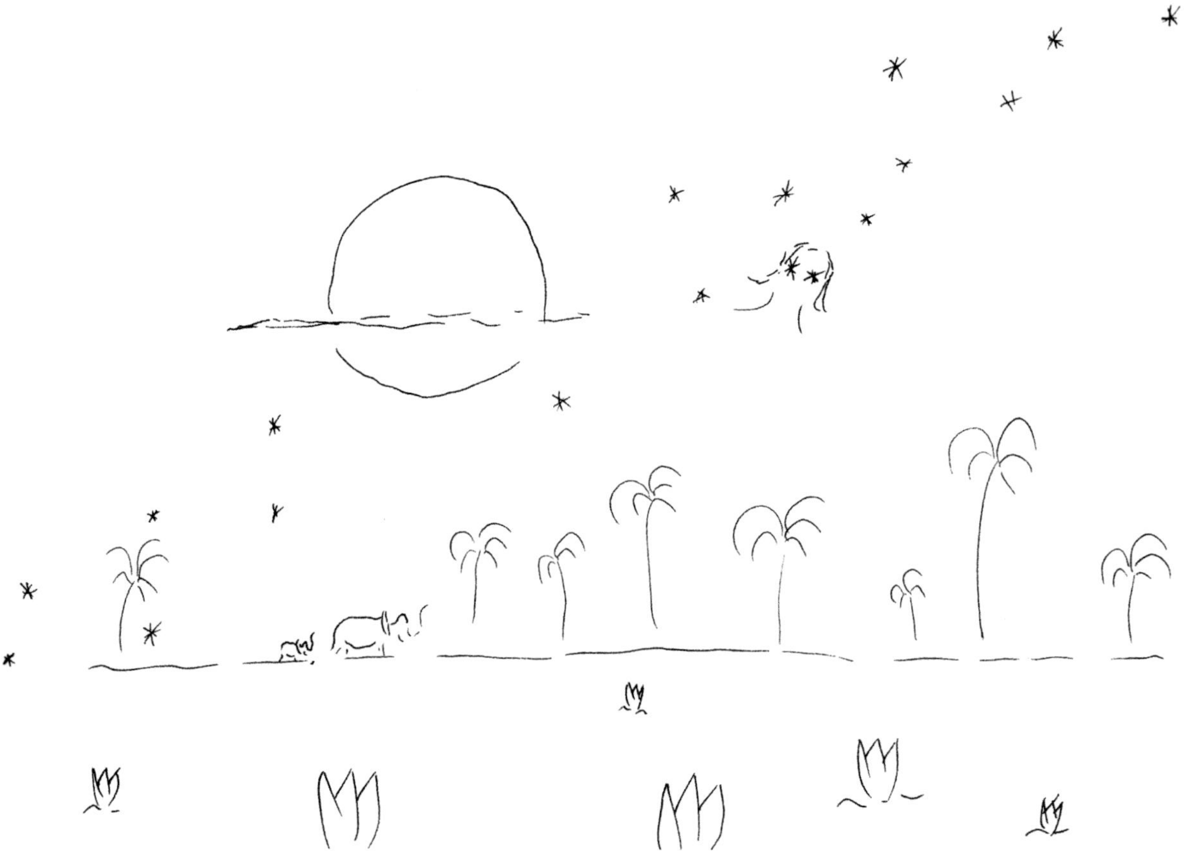

Illustration von Beat Richner aus dem Buch «The wonderful Kingdom of Princess Kantha Bopha».

er spielte, landete ein Flugzeug in Paris mit dem König an Bord, und das Flugzeug blinkte wie die Sterne am Himmel.

Stunden später kam der König zum Arc de Triomphe. Er war gerührt von den Klängen Silviolinos Geige und hielt an, um mit Silviolino zu sprechen. Der König erzählte ihm die Geschichte von seiner Tochter, Prinzessin Kantha Bopha, von der Asche in der kleinen Dose, vom Spital Kantha Bopha und vom schrecklichen Krieg.

Als der König gegangen war, spielte Silviolino weiter, und er sah zwei Sterne weit oben am Himmelszelt, die ihm zublinkten, und er wusste: Diese Sterne sind die Augen der Prinzessin. Er folgte den Sternen, und so begann eine lange Reise. Die Sterne brachten ihn zum Spital Kantha Bopha, das vom Krieg zerstört war.

Gerührt von den Klängen seiner Geige, halfen ihm viele Menschen, das Spital zu renovieren. Der König konnte in sein Reich zurückkehren, und er war tief gerührt: Kein Kind musste mehr sterben wie die Prinzessin, weil sie alle behandelt und gerettet werden konnten dank Prinzessin Kantha Bopha. Mit all diesen geretteten Kindern wurde die Prinzessin unsterblich.

Und es wurden mehr und mehr Spitäler gebaut unter den glitzernden Sternen von Prinzessin Kantha Bopha und zu den Klängen der Geige von Silviolino, der im Königreich Kambodscha blieb. Und Millionen von Kindern konnten gerettet und Prinzessinnen und Prinzen werden.

Doch dann hob ein Donnersturm an, und der Donner war so laut, dass Silviolino den Klang seiner Geige, der Asche zu Sternen machen konnte, nicht mehr hörte. Silviolino wurde traurig und liess seine Geige fallen. Aber die Prinzessin Kantha Bopha blinkte weit oben am Himmel und rief die Elefanten, sie sollten Silviolino helfen. Der grosse Elefant hob die Violine auf, damit Silviolino wieder spielen konnte, und zum Klang der Violine konnte er wieder die glitzernden Sterne von Kantha Bopha sehen. Und die Lotusblume stärkte die Liebe der Menschen, damit sie dafür sorgten, das wunderbare Königreich von Prinzessin Kantha Bopha für immer zu erhalten.

Und so pflegt und heilt das wunderbare Königreich von Prinzessin Kantha Bopha mit seinen vielen Spitälern Tag für Tag Tausende von Kindern und rettet Tag für Tag Hunderte von Kinderleben.

Und bald wird das Königreich von Kantha Bopha die ganze Welt umfassen: Alle kranken Kinder werden gepflegt und gerettet werden, kostenlos, alle Kinder, arm und reich, schwarz und weiss und gelb, weil sie alle Prinzessinnen und Prinzen des weltweiten Königreichs von Prinzessin Kantha Bopha sind, das Königreich der Gerechtigkeit. Alle Kinder haben ein Recht auf eine korrekte und effiziente Behandlung, weil sie alle Prinzessinnen und Prinzen sind.

Aus dem illustrierten Kinderbuch «The wonderful Kingdom of Princess Kantha Bopha», Englisch, von Dr. Beat Beatocello Richner. Mit vielen Zeichnungen von Dr. Richner.

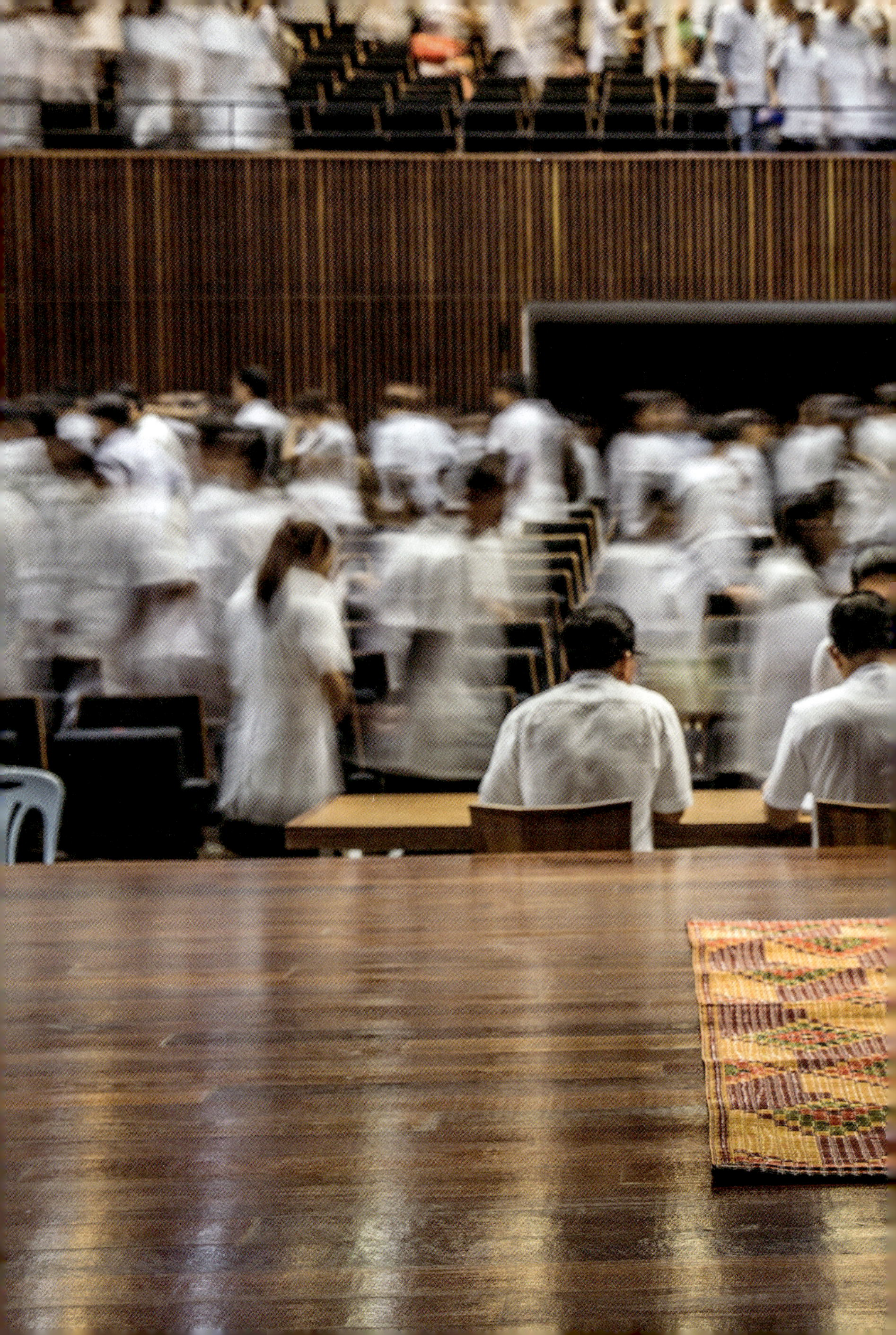

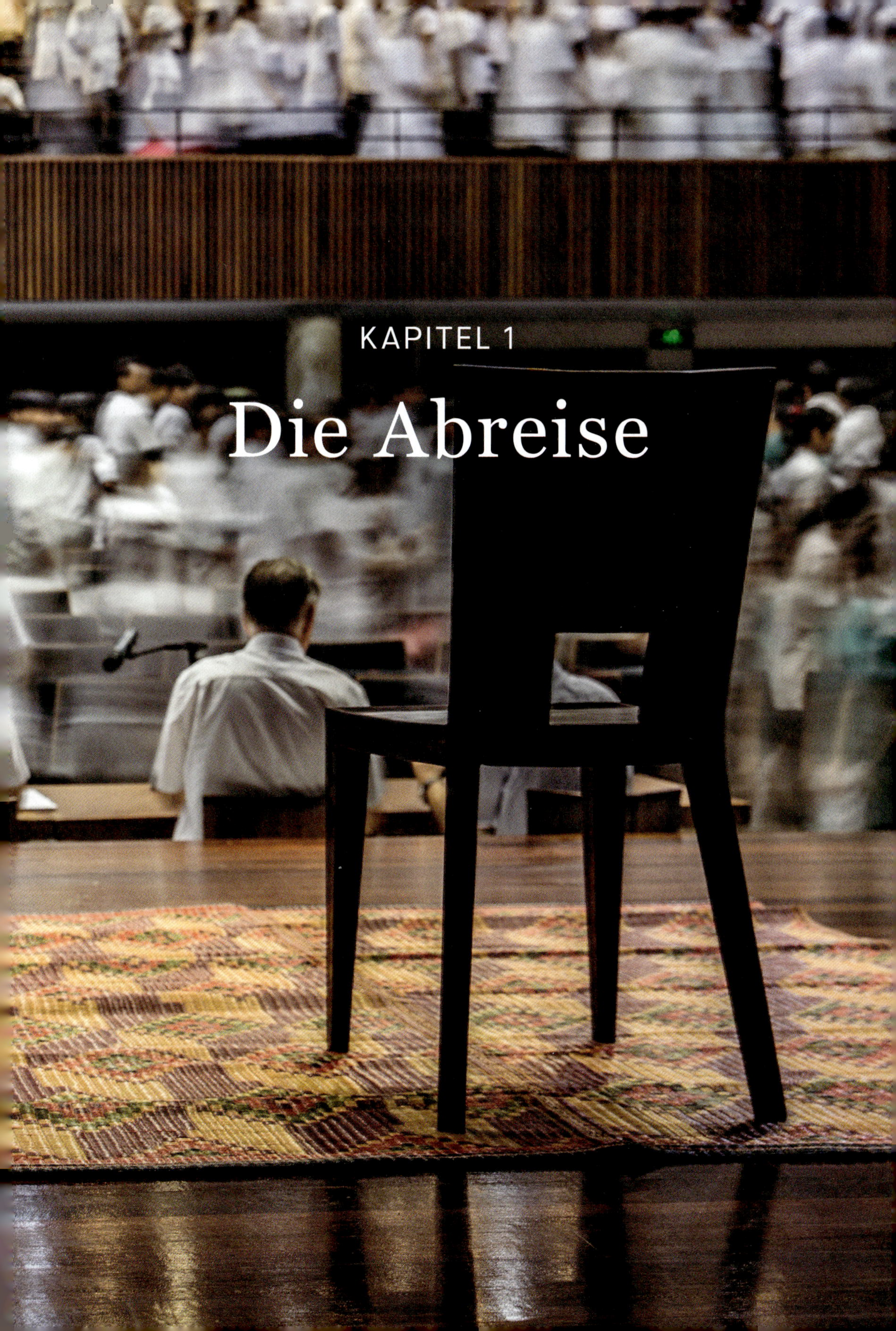

KAPITEL 1

Die Abreise

«Bon Courage, Beat!»

Nur Denis Laurent, sein Administrator, war dabei, als Annaregula Lutz-Richner mit ihrem Mann Walter Lutz am 27. Februar 2017 ihren Bruder Dr. Beat Richner abholte, mit ihm das Spital Kantha Bopha verliess und zum Flughafen fuhr. Fast ein bisschen heimlich. Niemand sollte merken, was da vorging.

Denis rief noch: «Bon Courage, Beat!» Wie immer. Er wusste nicht, ob Richner je wieder zurückkommen würde. Annaregula hat ihren Bruder überzeugt, mit ihr nach Zürich zu fliegen, wo gewisse gesundheitliche Dinge abgeklärt werden sollten. Seit wenigen Wochen war er nicht mehr derselbe. Irgendetwas stimmte nicht. In Kambodscha selbst konnte er nicht untersucht werden. Seine eigenen Ärzte hatten zu viel Respekt vor ihm, es hätte sie viel Überwindung gekostet, ihm ein Stethoskop auf die Brust zu setzen.

Annaregula und ihr Mann sassen am Samstag zuvor noch im Publikum, beim allerletzten Konzert mit Vortrag: Dr. Richner hielt sich eisern ans versprochene Programm. Jeden Samstag gab er als Beatocello (sein Künstlername als Musikclown) ein Konzert für Touristen und Besucher, das kostete ihn jedes Mal grosse Anstrengung. Er spielte Bach, einzelne Lieder aus seinem Repertoire und berichtete von den Spitälern. Was das Publikum an diesem Samstagabend jedoch hörte, war seltsam.

Nicht alle merkten, dass Richner nur Teile aus einzelnen Stücken spielte, die er sonst perfekt beherrschte, wie er wiederholte, immer neu ansetzte.

Auch als er sprach, verstanden ihn die Leute nicht richtig, dreimal sagte er dasselbe. Irgendwann hat er aufgehört. Das Publikum ist aufgestanden und hat ihm Standing Ovations gespendet. Dann ist Dr. Richner mit seinem Cello abgetreten und verschwunden. Es war sein letztes Konzert. Chefarzt Yay Chantana sah sogleich, dass es nicht mehr gehen würde: «Er konnte den ‹Dorn› des Cellos nicht mehr selbst installieren, dann hat er mit der rechten Hand gezittert. Wir waren schockiert.»

Walter Lutz versuchte später im Hotel seinem Schwager sanft beizubringen, dass offenbar gewisse Dinge nicht mehr in Ordnung seien. Doch Beat Richner antwortete nur: «Ich hatte ja Standing Ovations!» Ob er sich bewusst war, dass etwas nicht mehr stimmte, bleibt ein Rätsel.

Am Sonntag wünschte Richner dann: Wenn schon zurückfliegen, dann mit der Rega! Doch seine Schwester hatte schon das Rückflugticket für Montag besorgt. So beschloss man, am Montag gemeinsam zu fliegen.

Richner packte nur einen kleinen Koffer, den Reisepass hatte er wie immer in der Brusttasche seines Hemdes. Dort trug er seinen Pass seit 27 Jahren, wie ein Symbol dafür, dass er eigentlich gerne abreisen würde. Oder dass er jederzeit, wenn die Verhältnisse sich wieder verschlechtern, abreisen könnte.

Plötzlich drängte Richner zum Aufbruch, er wollte schon vier Stunden vor dem Start zum Flughafen fahren. Er hat sich von niemandem verabschiedet, das war unmöglich. Adieu zu sagen, hätte eine Panik ausgelöst, den Spitalbetrieb massiv gestört. Das wollte er vermeiden. Das Wohl der Patienten kam zuerst. Als er wegging, dachte das Personal, er fliege einfach für ein Konzert in die Schweiz. Auf dem Weg zum Flughafen sagte er kein Wort. Normalerweise erledigte er auf diesen Fahrten noch ein paar Telefonate. Jetzt schaute er stumm zum Fenster hinaus.

Zurück in Zürich

Um sechs Uhr früh stand seine Assistentin Susanna Cohen Straka in der Ankunftshalle. Sie holte Beat Richner ab und fuhr mit ihrem roten Fiat 500 direkt in die Hirslanden Klinik, wo er unter falschem Namen, als Herr Reber, in einem Zimmer zuhinterst im Korridor hospitalisiert wurde. Die Schwester und der Schwager verabschiedeten sich und fuhren nach Hause, nach Domat/Ems. «Wir sprachen völlig normal über vieles miteinander», sagt Susanna. «Er hatte mir noch zu meinem Geburtstag am 15. Februar eine Mail geschrieben».

Im Hirslanden verliess er sein Zimmer ganze fünf Wochen nicht, er durfte dort nicht rauchen, verbrachte seine Zeit vor allem mit Lesen. Anfangs fand er den Spitalaufenthalt unnötig. «Die Doktoren wollen doch nur Geld machen mit mir, es hat keinen Sinn, mich zu untersuchen, ich habe ja gar nichts», sagte er. Susanna besuchte ihn jeden Tag, sie öffnete jeweils die Türe einen Spalt und meldete sich mit dem Gruss, der zwischen ihnen ein witzig-intimes Erkennungszeichen war, auch am Telefon: «Es bin numen ich.» So meldete er sich immer am Telefon, wenn er aus Kambodscha anrief.

Dr. Peter Studer kam auch regelmässig. Sonst durfte ihn nur die Familie besuchen, sehr zum Ärger vieler Freunde. Richner rebellierte nicht, war freundlich wie immer, redete über Musik, Literatur, Kambodscha, und immer sagte er anfangs zu Susanna: «Morgen gehe ich wieder nach Kambodscha.» Noch im März hat Dr. Richner mehrmals gewünscht, wieder nach Siem Reap zurückzukehren. Stiftungsratsmitglied Tiziano Tuena von Intercontrol, dem Treuhandbüro der Stiftung, hatte mit der Thai Airways schon alles vorbereitet für den Rückflug. Sein früherer Praxispartner Dr. Fredi Löhrer und dessen Frau waren bereit, ihn nach Kambodscha zu begleiten, doch letztlich fanden Familie und Freunde, dass eine Rückkehr nicht ideal wäre, weil er in Siem Reap nicht mehr gleich gut betreut werden könnte. Schliesslich schien Richner selbst seinen Wunsch, an den Ort seines Lebenswerkes zurückzukehren, vergessen zu haben.

Die Neurologen fanden nach allen möglichen Untersuchungen nicht genau heraus, was ihm fehlte. In Zürich munkelten viele, es sei Alzheimer, doch diese Krankheit entwickelt sich über eine längere Periode. Könnte es ein viraler Infekt gewesen sein, der das Hirn beschädigte? Er litt vermutlich an einer sehr seltenen neurodegenerativen, tödlichen Krankheit, die nur mit einer Analyse des Hirns nach dem Tod definitiv hätte nachgewiesen werden können. Die Ärzte beschlossen, den prominenten Kollegen nicht länger zu belästigen. Seine Familie bot ihm an, in ein Heim umzuziehen, was er ohne Einwände akzeptierte.

Klar war, dass er nicht mehr derselbe war, vieles vergass. Die Familie reservierte ein Zimmer in dem kleinen, sehr diskreten sowie mit einer Pflegeabteilung ausgestatteten Heim Zumipark für gut betuchte Senioren, in das er unter seinem richtigen Namen einzog und wo er auf dem Balkon wieder seine beliebten Davidoff-Zigarillos rauchen und sich frei bewegen konnte.

Die Dekoration des Raumes besorgte Richner selbst: An die Wand hängte er ein Bild vom Zürcher Kunstmaler Hans Falk, das Clown Dimitri zeigt, und ein zweites Bild von Clown Charlie Rivel, von einem anderen Maler angefertigt. Wenn man ihn selbst dazuzählt, teilten sich fortan drei Clowns das Zimmer der letzten Monate von Beatocello.

Die Mitbewohner des Zumiparks erkannten ihn sofort, begrüssten ihn, hielten einen Schwatz mit ihm. Um sieben Uhr früh ging er ins Stationszimmer, sagte Guten Morgen, fragte, wie in Kambodscha üblich: «Wie gehts? Sind Sie müde?» Interessanterweise hat niemand gegenüber den Medien durchsickern lassen, dass der berühmte Doktor im Zumipark residierte.

Die Stiftung Kantha Bopha hatte nach seiner Ankunft ein Communiqué publiziert, in dem die Öffentlichkeit informiert wurde, dass Dr. Richner wegen einer schweren Krankheit die Leitung seiner Spitäler abgeben müsse und nach Zürich zurückgekommen sei, zur ärztlichen Untersuchung und Betreuung. Die Nachricht löste Konsternation aus, Richner war doch erst siebzig! In Kambodscha brachen Ärzte und Pflegepersonal in Tränen aus, als Dr. Peter Studer ihnen mitteilte, dass Dr. Richner, ihr geliebter und verehrter Chef, vielleicht nie mehr zurückkommen werde. Auch der König vergoss bittere Tränen. Natürlich wurden die Mitglieder des Stiftungsrates von den Medien bestürmt, weil sie mehr erfahren wollten über den Zustand von Beat Richner. Doch alle hielten dicht.

Das Personal des Zumiparks ging gerne zu ihm ins Zimmer, er war ein angenehmer «Gast», der auch ab und zu ein Spässchen machte. Susanna begleitete er anfangs bis runter auf den Parkplatz, bevor sie in ihren roten Fiat 500 stieg. Auch Dr. Löhrer begleitete er zu seinem Auto. «Fährst du immer noch Subaru? Bist du zufrieden damit?», fragte er, der sich immer für Autos interessiert hatte. Er konnte sich dann relativ bald nur noch mithilfe eines Rollstuhls fortbewegen.

Mit den Tagen und Wochen verschlechterte sich sein Zustand. Zwar schien er nicht zu leiden, war meistens guter Laune. Das beruhigte seine Familie und Freunde: Wenigstens litt er nicht, aber das Hirn machte nicht mehr mit. Als Dr. Peter Studer ihm einmal zum Abschied sagte, er fliege jetzt nach Kambodscha, fragte Richner: «Was machst du dort?» In diesem Moment merkte Studer, dass er offenbar sein ganzes Lebenswerk einfach vergessen hatte, alles war wie weggewischt. Nie wieder hat er von Kambodscha und seinen Spitälern gesprochen.

Dass etwas nicht mehr stimmte, hatte seine engste Umgebung in Kambodscha schon mehrere Wochen vorher festgestellt. Dr. Peter Studer fuhr einmal mit ihm durch die Stadt, Richner steuerte den Geländewagen, blieb permanent im 4. Gang und fragte seinen Stellvertreter: «Ich fahre gut, nicht wahr?» Auch Susanna Cohen Straka stutzte, als sie von ihm einen Text für den Prospekt des Zirkus Knie erhielt: Er war kaum verständlich. Auch sagte er ihr, man könne doch das letzte seiner berühmten Textinserate einfach nochmals publizieren, statt ein neues zu schreiben. Dann fielen die täglichen Telefonate aus: Susanna war seine engste Vertraute, sie ist verheiratet mit dem Operntenor Peter Straka, den Beat Richner bewunderte. Normalerweise hat Beat seine Assistentin täglich ein- bis zweimal angerufen. Jetzt nicht mehr. Seine Schwester Annaregula rief er normalerweise jeden Sonntag an, doch auch hier plötzlich Funkstille – ein schlechtes Zeichen.

Auch Chefarzt Chantana beobachtete Ungewöhnliches: Richner stand eines Tages um halb fünf Uhr morgens im Spital und fragte, warum niemand zur Morgensitzung gekommen sei. Dass er stark abgenommen hatte, konnten alle beobachten, aber man dachte, er mache eine Kur oder habe irgendeine Krankheit, die behandelt werde. Vermutlich hat er einfach vergessen, sich zu ernähren.

Doch Beat Richner war und blieb der Boss, er fragte alle immer: «Ça va?», aber ihn hätte nie jemand gefragt, wie es denn ihm selbst gehe. Er war der von allen verehrte Gründer, Leiter und «Vater» von fünf Spitälern, die fast eine ganze Generation von kambodschanischen Kindern gepflegt, geimpft, operiert und definitiv geheilt haben. Nur sein engster Mitarbeiter vor Ort, Administrator Denis Laurent, hat mal einen Anlauf genommen und ihn gefragt, ob es ihm wirklich noch gut gehe. Recht wirsch antwortete Dr. Richner: «Wir arbeiten sehr gut zusammen, stehen uns nahe, aber was privat ist, bleibt privat.» Ende der Diskussion.

Das Erbe Beat Richners

Am 9. September 2018 ist Dr. Beat Richner gestorben. Er hinterliess drei Celli, einen Steinway-Flügel, viele Bücher, darunter viel Literatur über den Buddhismus, eine Apsara-Skulptur, ein Stethoskop, einen alten Computer, ungefähr fünfzig Hemden, nur hellblaue und weisse, alle mit Brusttaschen zum Einstecken eines Kugelschreibers und des Reisepasses, mehrere schwarze Hosen und eine Reihe roter Krawatten. Er trug bei feierlichen Anlässen stets die rote Krawatte, die er als ‹Schweizer des Jahres› erhalten hatte und die mit kleinen stilisierten Abbildungen der Schweiz versehen war und amüsierte sich darüber, dass Bundesrätin Micheline Calmy-Rey ihn bei ihrem Besuch in Kambodscha gefragt hatte, ob das Elefanten seien. Die Bundesrätin erkennt die Schweiz nicht! «Er wollte der Einzige sein, der Rot trägt», erinnert sich Chefarzt Santy. «Er fragte mich immer: ‹Was tragen Sie für eine Krawatte?› Ich wusste, dass ich keine rote tragen durfte.»

Aber Richners wichtigstes Erbe ist sein Werk für das kambodschanische Volk. Fünf Spitäler, ein Bildungszentrum, eine Maternité (ein Geburtshaus) und mehrere Millionen geheilter Kinder, die heute das neue Kambodscha aufbauen können.

Die Chefärzte Chantana und Santy träumen noch heute von Dr. Richner. Chantana träumte, er habe ihn zum Flughafen fahren sollen, doch er habe sein Auto nicht gefunden. Dann habe er Dr. Richner auf ihn zukommen sehen und gedacht: «Aber er ist doch tot.» Er habe ihn gefragt: «Warum kommen Sie zum Spital, wo Sie doch gestorben sind?» Santy hatte einen anderen Traum. Er sah Dr. Richner weggehen, immer weiter, dann plötzlich drehte sich dieser um. «Und es war Chantana. Haben Sie schon gesehen, wie Chantana Richner gleicht? Jetzt ist Chantana an seiner Stelle.»

Die beiden Chefärzte sind gute Freunde seit dem Studium, in der Struktur von Kantha Bopha gleichberechtigt, Professoren an der medizinischen Fakultät, in Kambodscha hoch angesehene Persönlichkeiten. Als sie in den 90er-Jahren zu Dr. Richner gingen, wurden sie gewarnt: «Dieses Spital wird man schon bald schliessen müssen, und dann hast du keinen Job mehr.»

Richners wichtigstes Erbe: mehrere Millionen geheilte Kinder.

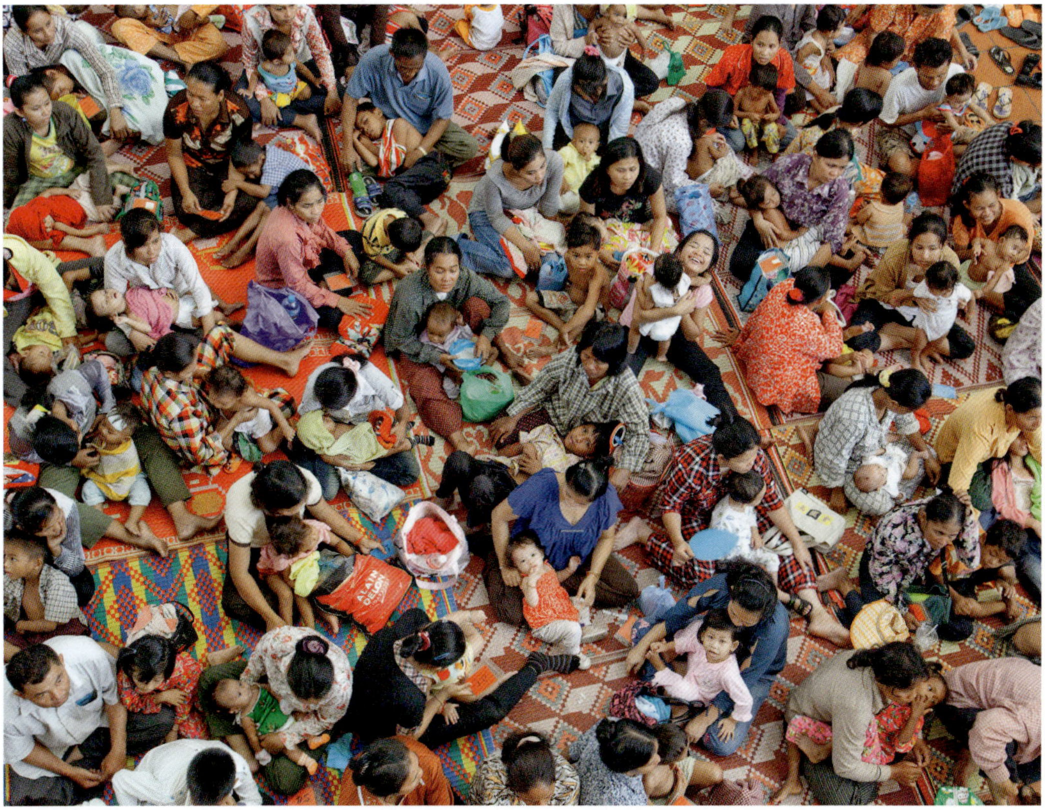

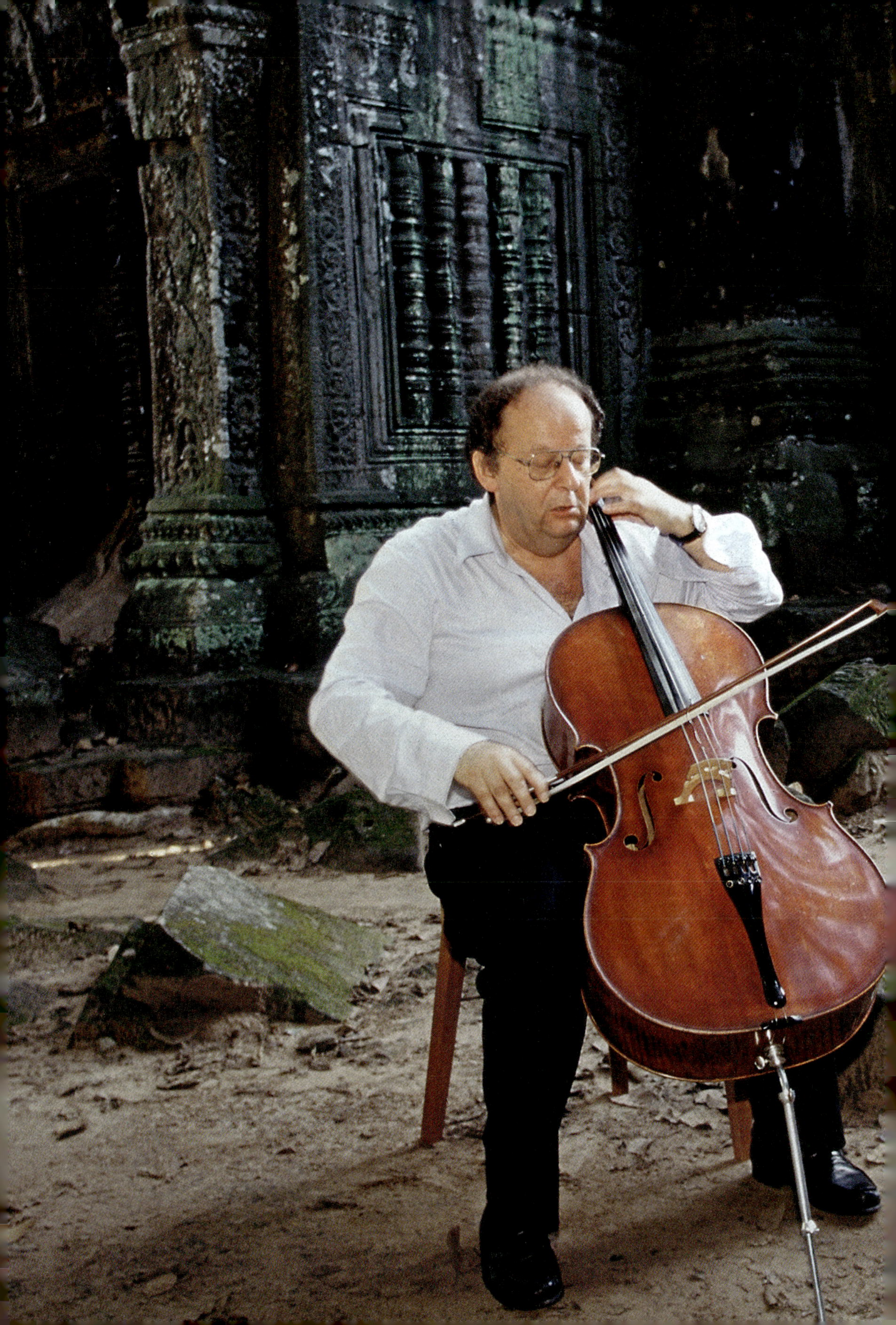

KAPITEL 2

Die Geschichte von Beat Richner

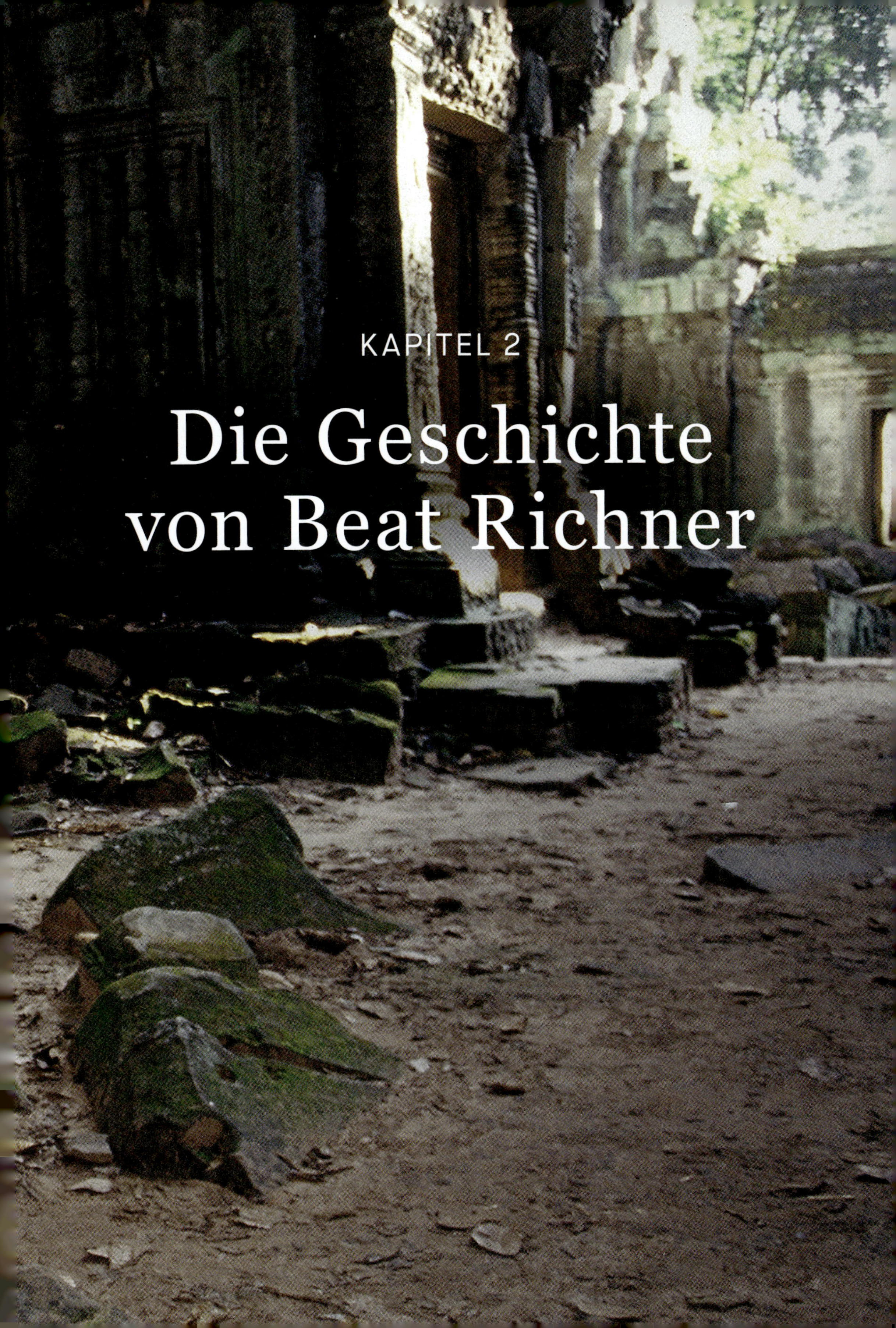

Eine glückliche Kindheit

Beat Richner war ein fröhliches Kind, dem es an nichts fehlte. Geboren am 13. März 1947 als viertes Kind von Theophil und Hildegard Richner, hatte er das Glück, am Zürichberg in der harmonischen Umgebung einer Zürcher Lehrerfamilie aufzuwachsen. Er liebte und verehrte seine Eltern, er rief sie jeden Tag an, bis zu ihrem Tod. Schon als Kleinkind war er beliebt, nicht nur zu Hause. Mit seinen blonden Locken und den blauen Augen bekam er viele Komplimente; in Italien, wo die Familie gerne die Ferien verbrachte, riefen die Leute: «Oh, che carino!» – wie herzig, dieser Kleine.

«Ich habe eine grosse Dänki!»

Der junge Beat Richner fiel auf, weil sein blonder Lockenkopf auf dem kleinen Körper relativ gross wirkte. Als Vierjähriger fuhr er mit seiner Mutter im Tram Nummer 10 durch Zürich, dabei kam es zu einer Szene, die er in seinem Buch «Ambassador» schildert: «Nach der Haltestelle Stockerstrasse (ich sehe das heute noch vor mir) sagte eine Frau im Abteil nebenan mit einem Blick auf mich: ‹Um Himmels willen, hat das Kind einen grossen Kopf!› Meine Mutter war fassungslos, doch ich sagte zu dieser Frau: ‹Dumme Kuh, ich habe eine grosse Dänki!› Im Tram wurde es erst ruhig, dann lachten alle.»

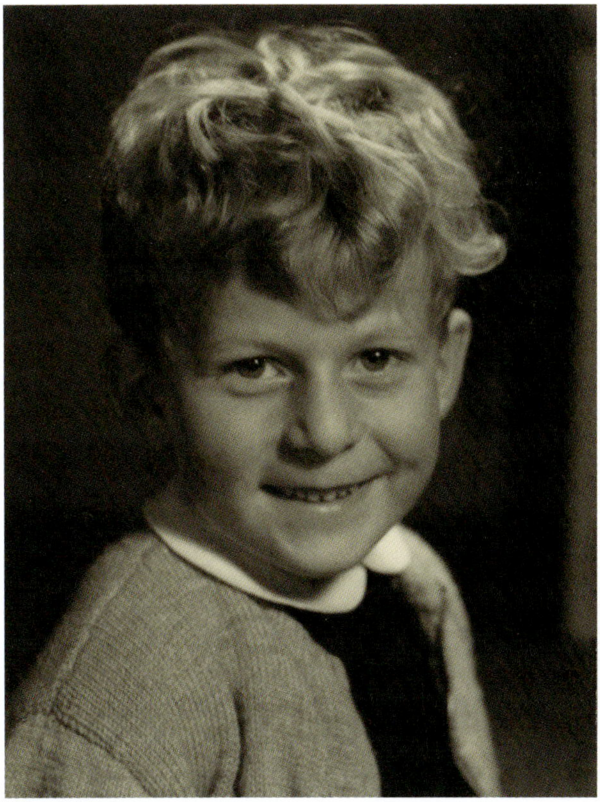

Beat Richner wächst als jüngstes von vier Geschwistern in Zürich auf.

Beat Richner gehörte nicht zu jenen Menschen, die wegen einer entbehrungsreichen Kindheit das Bedürfnis haben könnten, eine tief sitzende Frustration mit guten Taten zu kompensieren. Im Gegenteil: Wir dürfen vielmehr annehmen, dass er sich schon als Knirps wünschte, dass es allen ebenso gut geht wie ihm, der nicht begreifen konnte, dass es Kinder gibt, die nicht das gleiche Recht auf Liebe und Gesundheit haben wie er.

Ein solider, bürgerlicher Lebenslauf im wohlhabenden Zürich war ihm vorgezeichnet. Alle Wege standen ihm offen. Die Familie hatte gute Beziehungen zum intellektuellen und kulturellen Milieu von Zürich, man wählte Freisinnig-Demokratische Partei (FDP), ein älterer Bruder des Vaters, Dr. Edmund Richner, war Redaktor bei der NZZ und FDP-Politiker. Vater Theophil war Sekundarlehrer (Mathematik und Naturwissenschaften) und Funktionär beim Schweizerischen Lehrerverein, wählte auch eher FDP, war aber etwas sozialer eingestellt als sein Bruder, ein echter «Helfer», wie Beats Schwester Katharina sich erinnert. Ein Onkel war Theologe und Missionar, allerdings ein sehr pragmatischer Missionar, er soll gesagt haben: «Wir sollten den Afrikanern eher Toiletten bringen als Bibeln.»

Mutter Hildegard war Primarlehrerin, zunächst in Appenzell in einem Kinderheim, nach der Heirat und während des Krieges, als die Frauen für die dienstleistenden Männer einspringen mussten, als Stellvertreterin an verschiedenen Orten. Lesen, Singen und gemeinsames Musizieren waren bei Richners selbstverständlich, alle Kinder durften ein Instrument erlernen, zuerst gabs für alle ein Jahr Blockflöte, ausser für Beat, dann konnte jedes mit neun bis zehn Jahren ein schwierigeres Instrument wählen: Geige, Cello oder Klavier. Christian wählte das Klavier, Katharina die Bratsche, Annaregula die Geige und Beat das Cello.

Die Eltern bezahlten den Unterricht an der Musikakademie. Dort wurde Beat vom bekannten Cellisten Julius Bächi unterrichtet, einem Freund der Familie. Zur Cellostunde fuhr er jeweils mit dem Trottinett runter an die Zeppelinstrasse zu Bächis Wohnung, ein kleines Mäppchen mit den Noten an der Lenkstange. Wenn eine Nachbarin fragte: «Wo hast du das Cello?», antwortete er: «Hier, im Mäppli, schön zusammengelegt.»

Wie selbstverständlich verlief auch die Schulkarriere der vier Richner-Kinder, man ging ins Gymi und an die Universität. «Wir mussten super sein», erinnert sich Schwester Katharina. «Vater sagte uns: ‹Ihr verlasst die Universität nicht ohne Doktortitel!›» Die Kinder bildeten altersmässig je ein Pärchen, der älteste Bruder Christian studierte Jus, die fast gleichaltrige Schwester Annaregula wurde Kinderärztin und die beiden drei bis vier Jahre jüngeren wurden auch Mediziner: Katharina Augenärztin, Beat Kinderarzt. Allerdings erst nach einer kurzen und intensiven Karriere als Cellist und Musikclown.

Er spielte Kinderspital mit der Schwester

Beat «war schon etwas speziell», sagen seine Schwestern. Er ging nicht in den Kindergarten, spielte lieber zu Hause mit Schwester Katharina. «Wir waren wie ein Zwillingspärchen, fast gleich alt, wir hatten im Haus eine Werkstatt und ein Spielzimmer, er hat den Ton angegeben,

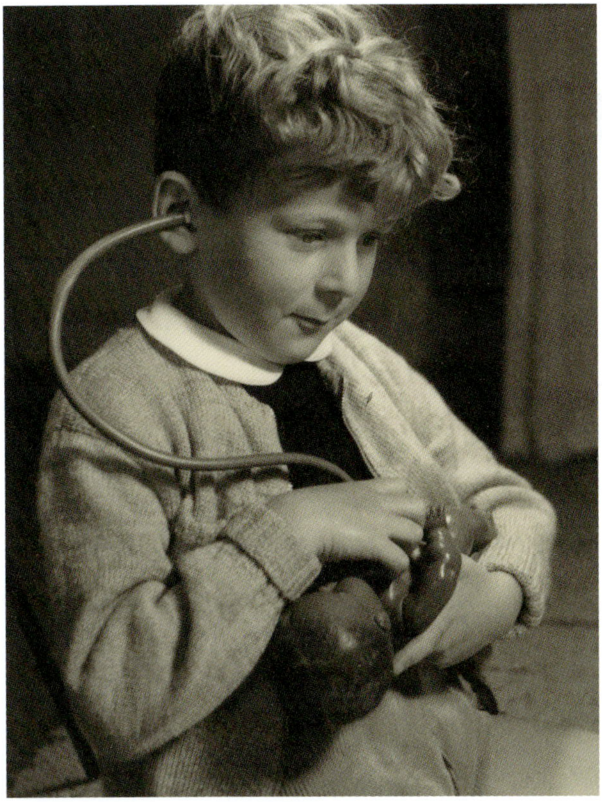

Beat spielt mit seiner Schwester Katharina gerne Kinderspital.

stets entschieden, was wir machten. Sehr oft spielten wir Kinderspital, ich war die Krankenschwester, er der Arzt, beide weiss gekleidet wie richtiges Spitalpersonal, die Puppen waren die Patienten, wir konnten tagelang Kinderspital spielen.» Ein Bekannter der Familie war Kinderarzt und ein Onkel Landarzt, das «Dökterlen» lag also in der Luft.

Die Richner-Kinder waren stets in Bewegung, trieben aber keine speziellen Sportarten, der lange Schulweg reichte als tägliches Training. Zweimal pro Jahr fuhren sie mit den Eltern ins Schullager, im Sommer und im Winter. Dort lernten sie Ski fahren.

Beat hatte als Schüler keine Mühe, aber sehr fleissig war er nicht, alles ging ihm leicht von der Hand. So tat er nur das Nötigste, wie viele intelligente Kinder. Von Orthografie hielt er nicht viel, wie eine Anekdote zeigt: Als Beat in die vierte Klasse ging, erhielt sein Vater ein «Schrecktelefon», wie

Annaregula weiss. «Beat kommt nicht ins Gymi, er hat bei einem Diktat 25 Fehler gemacht!», sagte der Lehrer. Als der Vater Beat deswegen ermahnte, habe dieser nur gesagt: «Er hat ja verstanden, was ich geschrieben habe». Vielleicht lag es an seiner Legasthenie, vielleicht hat er die Schule nicht so ernst genommen. Oder die Schule genügte ganz einfach seinen persönlichen Ansprüchen nicht. Es fehlte in der Schule das, was er «das Gemüthafte» nannte. Als junger Arzt mit eigener Praxis, der nebenbei als Beatocello auftrat, schrieb er in einem Text zur Frage «Warum ich spiele?» ein paar Sätze, die viel über den jungen Beat Richner aussagen: «Im dritten Gymnasium wollte ich gar die Schule verlassen, um mich ganz der Musik widmen zu können. Ich erinnere mich, dass ich mich immer wieder fragte, ob durch die Schule das Gemüthafte nicht zu kurz komme, ob das gemüthafte, kreative Vermögen nicht Schaden erleide, ob das Gemüt durch das Lernen und das verstandesmässige Erfahren von Zusammenhängen nicht absterbe. Ich glaube, meine Empfindungen damals waren nicht falsch.»

Und er schrieb: «Mein Desinteresse der Schule gegenüber, dem Schulischen überhaupt, nahm zu. Dagegen habe ich viel gelesen. Unter anderem auch Tolstoi und andere grosse russische Dichter. Darin stiess ich auf Gedanken, die mich sehr betroffen machten: Die Gefahr, dass die Kunst und die Musik nur den Vermögenden zugutekommen, als Luxus sozusagen. Darin sah Tolstoi die Dekadenz der Kunst. Auch heute trifft dieser Gedanke zu. Als Künstler ist man vermögenden Kreisen ausgeliefert, in denen sich nur selten Persönlichkeiten finden lassen, die ein künstlerisches Anliegen werten können. Und doch massen sie sich ein Urteil an. Selbst subventionierte Veranstaltungen kommen letztlich den Vermögenden zugute: Sie sind für viele kinderreiche Familien nicht bezahlbar. So bin ich froh, dass ich einen unabhängigen Beruf erlernt habe. Ich bin Kinderarzt und brauche keinem Gremium zu gefallen.» Bis zur B-Matura hat es dem kritischen Gymnasiasten dann doch gereicht.

Was allen auffiel: Er war nicht auf den Mund gefallen. «E fräche Siech» fanden Mitschüler, weil er immer geradeheraus sagte, was er dachte. Schon damals habe er eigentlich nur einen Fehler gehabt: «Ein Diplomat war er nicht. Das war krass bei ihm», erinnert sich Katharina. Dafür strahlte Beat eine natürliche Autorität aus: «Er war der Jüngste, aber schon als Kind hatte er das Sagen in der Familie», sagt Katharina. «Er traf schon als Dreijähriger den Nagel auf den Kopf.»

Beat hatte es gerne bequem, er sei gar nicht gerne marschiert in den Ferien, sagt Annaregula, schon als kleiner Junge wollte er lieber Auto fahren. Eines frühen Morgens sei er ins Schlafzimmer der Eltern gestürmt und habe gefragt: «Wann kaufen wir endlich ein Auto?» Das hatte einen aktuellen Grund: Der Vater hatte einen Renault Heck Probe gefahren und zum Verdruss von Beat wieder zurückgegeben. Später kaufte er dann einen Volkswagen mit abrollbarem Stoffdach. Das gefiel Beat sehr, er blieb sein Leben lang ein Autofan; Katharina erinnert sich, dass er auf dem Schulweg jede Automarke nennen konnte. Bevor er nach Kambodscha ging, hatte er noch ein Mercedes-Coupé bestellt, das er wieder abbestellen musste, was ihn offenbar so gereut hat, dass er es immer wieder in Interviews erwähnte.

Zum Glück hatte er im ersten Schuljahr eine Lehrerin, die ihm alle Extravaganzen durchliess. Zum Beispiel brachte er mehrere Stoffigel von Steiff mit, stellte sie vorne aufs Pult und wünschte, dass die Igel auch Rechnungsaufgaben kriegten. Sie hat das Spiel mitgemacht und offenbar erkannt, dass man dieses originelle Kind einfach machen lassen musste, dass er einer war, der alles eher spielerisch nimmt und nicht primär an Leistung und Noten interessiert war.

Als Erstklässler hatte er ein interessantes Hobby. Er sammelte Briefmarken, schrieb die ganze Verwandtschaft und alle Bekannte an und bat sie, ihm Briefmarken für seine Sammlung zu schicken. Der erste Brief lautete: «Ich sammle Briefmarken, ich habe schon drei.» Doch bald hatte er mehrere Alben voll, auch mit vielen Erstausgaben. Einige Jahre später verkaufte er seine grosse Sammlung, um mit dem Erlös ein Cello zu kaufen.

«Beat ging gerne zur Schule, er hatte einen langen Schulweg und trödelte mit Freude, zum Beispiel blieb er vor der Baracke der Strassenwischer gleich gegenüber dem Schulhaus stehen und redete längere Zeit mit den Strassenwischern, wollte alles wissen. Er fand immer sofort einen direkten Draht zu den Leuten», erinnert sich Annaregula. So auch, wenn Besuch kam. Kaum konnte er sprechen, rief er schon auf dem Weg vom dritten Stock ins Parterre: «Wie viel verdienen Sie?» und «Was machen Sie von Beruf?» Das wollte er ganz genau wissen. Er wusste, dass Geld wichtig war. Wenn er gefragt wurde, was er denn selbst werden wolle, sagte er: «Bankier!» Warum? «Wenn man kein Geld hat, kann man auch keines geben.» Katharinas Götti, ein Pfadfinderfreund des Vaters, war Bankier. Der vierjährige Beat wusste also, wovon er sprach.

«Wenn man kein Geld hat, kann man auch keines geben.»

Beat Richner

Geld war für ihn wichtig, aber nicht zum Haben, sondern zum Geben. Der Mutter versprach er: «Wenn ich gross bin, kaufe ich dir ein Postauto.» Er überraschte auch später Mutter und Schwestern immer wieder mit Geschenken, Annaregula kriegte einen schönen Instrumentenkasten für die Geige, den beiden Schwestern schenkte er Schirme, der Mutter Seidenfoulards. Für sich selber hatte er keine grossen Ansprüche, das Cello war ihm wichtig und später auch ein schönes Auto.

Nach der Matura wusste Beat zunächst nicht, was er studieren sollte und ob er überhaupt an die Uni gehen wollte. Die Musik war sein Leben, zumal er während der Gymizeit schon grosse Fortschritte machte. Der Rektor des Realgymnasiums, Willi Hartmeier, Physiklehrer, Präsident der Tonhalle-Gesellschaft und Dirigent des Schülerorchesters, nahm ihn sogleich ins Orchester auf. Und wie es seinem Naturell entsprach, kandidierte Beat Richner gleich als Präsident des Orchesters, wurde gewählt, verliess das Amt aber nach kurzer Zeit, weil ihm die administrative Arbeit nicht in den Kram passte.

Schon in der 5. Gymnasiumsklasse besuchte er die Meisterkurse des grossen Cellisten Enrico Mainardi in Luzern anlässlich der Musikfestwochen. Mainardi fand, Richner habe das Zeug zum Celloprofi und gewährte ihm Privatstunden, allerdings musste Beat dafür herumreisen, denn der Meister trat als Solist abwechselnd in den grossen Städten wie München oder Köln auf und empfing seine Privatschüler in einer Hotelsuite. Zum Beispiel im Hotel «Vier Jahreszeiten» in München, wo Beat vom Portier aufgehalten wurde, als er sich mit dem Cellokasten durch die gläserne Drehtür zwängte: «Das machen wir schon, ich bringe das Instrument gleich hoch zum Maestro.» «Er dachte, ich sei der Bote eines Musikgeschäfts, das am Cello des berühmten Cellisten eine Regulierung vorgenommen hatte», erzählt Richner in seinem Buch «Ambassador»: «Es war offenkundig, dass mein Aufzug nicht den ‹Vier Jahreszeiten› entsprach. So kaufte ich mir einen eleganten, schwarzen Hut, einen ähnlichen, wie ihn der Maestro und seine Begleiterin Sela trugen, einen Maiser-Hut. Beim nächsten Mal konnte ich problemlos die Passage vor der Portierloge direkt zum Lift passieren. Dieser Hut hat mir in meinen Jahren als Kabarettist gute Dienste erwiesen.»

Studienjahre

In seinen Büchern hat Richner noch oft über Hüte philosophiert. Weil ihm immer wieder die gleiche Frage gestellt wurde: Wie bringen Sie das alles nur unter einen Hut? Musik, Medizin, Studentenpolitik und Kabarett? Sein ganzes Leben lang hat er den lebenden Beweis erbracht, dass es nicht nur gut geht, viele verschiedene Dinge unter einen Hut zu bringen, sondern dass es geradezu bitter nötig war, um seine Projekte zu realisieren.

Mainardi hat den bald Achtzehnjährigen schliesslich zum deutschen Meistercellisten Professor Siegfried Palm nach Köln geschickt, der ihn ein halbes Jahr lang unterrichtete. Zurück in Zürich spielte er, wie schon zur Gymizeit, als Zuzüger im Tonhalle- und im Opernhaus-Orchester, daneben schuf er ein eigenes Kabarettprogramm als Musikclown Beatocello, und zum Geldverdienen drehte er 1966 während dreier Monate als uniformierter Securitas-Nachtwächter im Zürcher Quartier Seefeld seine Runden.

Mit dem Velo radelte er von Gebäude zu Gebäude und machte seine Rundgänge. Der Koch des Hotels «Eden au Lac» stellte ihm jeweils etwas zu Essen bereit, weniger gern ging er in die Untergeschosse der Amag-Garage – die hallenden Räume jagten ihm Angst ein. Im Fernsehstudio Bellerive hielt er oft einen kleinen Schwatz mit der «Ansagerin» Heidi Abel, die sich jeweils kurz vor Programmende vom Publikum verabschiedete und gute Nacht wünschte. Sie wurde später die berühmteste Moderatorin des Schweizer Fernsehens, ihr Vater war zufällig auch Cellist.

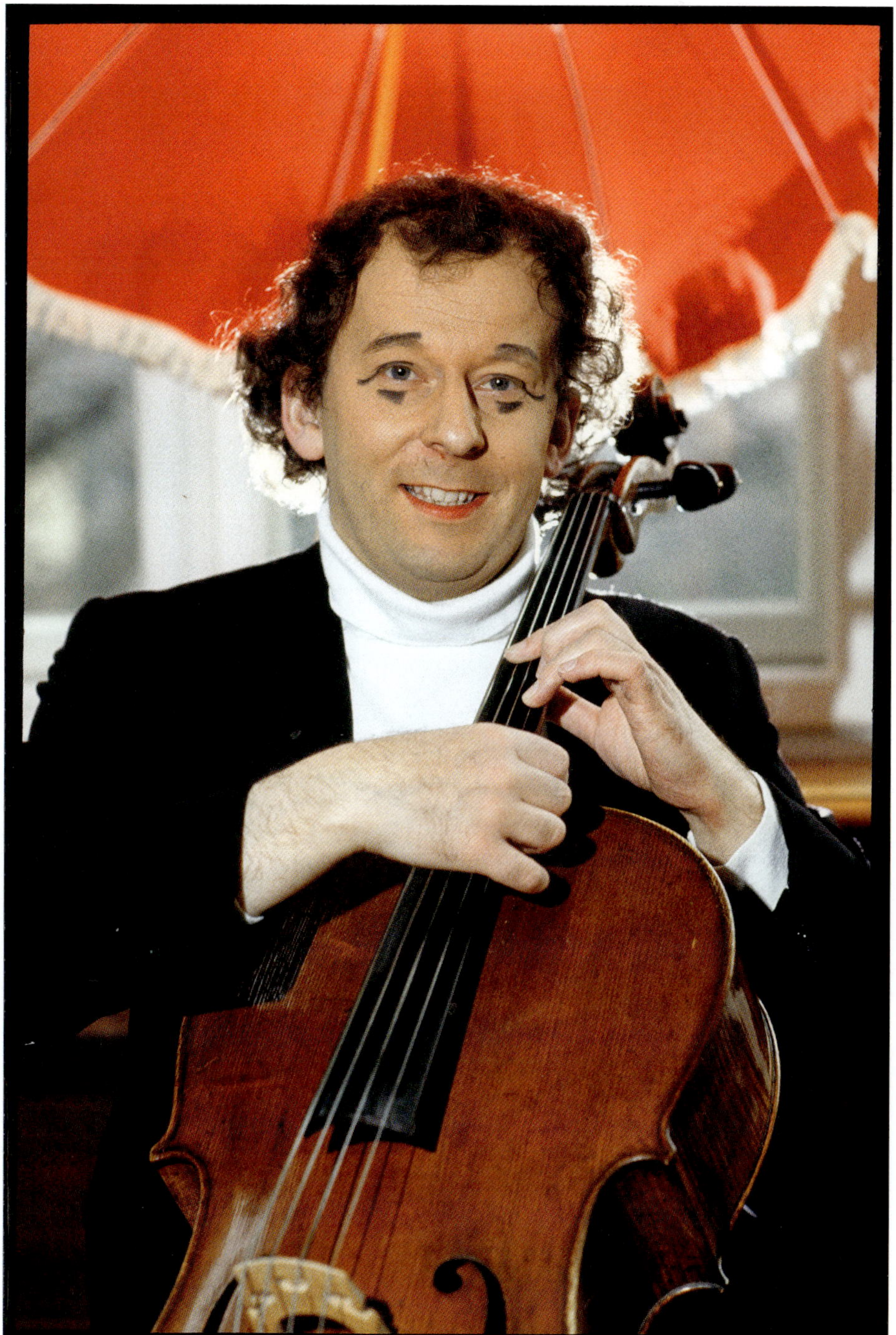

Als Musikclown Beatocello begleitet er seine witzigen Lieder auf dem Cello, 1984.

Sein erfolgreiches Debüt als Beatocello gab Beat Richner 1966 als Neunzehnjähriger beim Polyball, dem jährlichen Ball der beiden Zürcher Universitäten. Ab 1967 trat er mit einem abendfüllenden Programm unter dem Titel «Träumereien eines Nachtwächters» in Kleintheatern auf, zunächst in Zürich im Theater Heddy Maria Wettstein, dann in Basel im «Tabourettli» von Roland Rasser. Die NZZ veröffentlichte eine positive Kritik im Januar 1967 mit der Überschrift «‹Träumereien eines Nachtwächters› – von der Geburt eines Talents».

Beat Richner trat zusammen mit dem Pianisten Peter Schmutz auf, komponierte und textete seine Liedchen in Eigenregie und begleitete sich selbst mit dem Cello. Singen und gleichzeitig Cello spielen ist eine schwierige Übung, die nur wenige beherrschen – in der Schweiz ist der Kabarettist und Schriftsteller Franz Hohler für diese hohe Kunst bekannt. Beatocello produzierte mehrere Schallplatten und im Schweizer Fernsehen regelmässig sogenannte «Guetnachtgschichtli» für Kinder.

Weil ihm bald bewusst wurde, dass eine Karriere als Solist nicht möglich ist und eine Laufbahn als zweiter, dritter oder vierter Cellist eines grossen Orchesters, das nach dem Willen eines Dirigenten spielt, nicht gerade seinen Erwartungen ans Leben entsprach, entschied er sich mit 20 Jahren doch noch für ein Studium. Zuerst wählte er Jus, bald aber wechselte er dann zu Medizin wie die beiden Schwestern. Auch sein Cellolehrer Palm riet ihm, sich ganz der Medizin zu widmen. In einem freundlichen Brief vom 20. September 1966 schrieb Professor Palm: «Was deinen Entschluss betrifft, dich nun doch der Medizin ganz zu widmen, so kann ich nur zuraten, da konsequent zu bleiben. Zwar steht es ausser Frage, dass du enorm viel gelernt hast in diesem halben Jahr, aber Fleiss (den du in einem beneidenswerten Masse besitzest) allein, macht noch keinen Musiker. Das eigentlich Entscheidende hast du selbst erkannt: Deine Intelligenz würde dir das Dasein eines Tutti-Cellisten in einem mittleren städtischen Orchester derart zur Unleidlichkeit werden lassen, dass dein ganzes Leben darunter leiden würde. Dazu bist du mir aber zu schade. Nein, mein Lieber, ich finde deinen Entschluss richtig, vernünftig und sehr klug.»

Beim Entscheid fürs Medizinstudium spielten auch philosophische und politische Überlegungen eine entscheidende Rolle. Bei der Lektüre von zahlreichen schweizerischen und russischen Autoren interessierten ihn immer mehr grundsätzliche Fragen wie Ungerechtigkeit, Hunger, Krankheit und Armut. «Es interessierte mich, wie Ungerechtigkeiten, die immer Antrieb für Kriege sein werden, getilgt werden können», schrieb er. Figuren wie Martin Luther King, Gandhi oder Papst Johannes XXIII. faszinierten ihn. Persönlichkeiten, «die Gemüt, Wärme und Menschlichkeit ausstrahlten. In der Funktion des Arztes, dachte ich mir, können viele ernsthafte Fragen, Ungerechtigkeiten und Nöte am ehesten sinnvoll angegangen werden, ohne dabei Gefahr zu laufen, sich im leeren Gerede zu verlieren.»

Am meisten inspirierten ihn der Schweizer Heinrich Pestalozzi und der Russe Tolstoi: «Pestalozzis sozialpolitische Schriften sind aufs Tiefste von Menschlichkeit durchdrungen.» In seiner Schule auf dem Neuhof führte Pestalozzi einen Unterricht ein, bei dem gleichzeitig gearbeitet und gelernt wurde: Während seine Schüler am Spinnrad oder am Webstuhl werkten, führte er sie ins Lesen und Rechnen ein. Das ganze Leben in Pestalozzis Schulheimen war durchdrungen von seinem Willen, die Herzen der Kinder zu erwärmen für ein sittliches Leben in Wahrheit und Liebe. «Tolstoi, der grosse russische Dichter, hatte sämtliche Schriften Pestalozzis bestens gekannt und war von ihnen beeinflusst. Gandhi wiederum stand im regen Briefwechsel mit Tolstoi. Er führte sein Land in die Freiheit, indem er seine Mitbürger zur Arbeit antrieb und zum gewaltlosen, die Menschlichkeit wahrenden Widerstand gegen die Besatzungsmacht ermunterte. Die Idee des Spinnrades zu Hause als Symbol der selbständig machenden Arbeit hat Gandhi von Tolstoi und Tolstoi von Pestalozzi übernommen. Martin Luther King war wiederum auf seinem Weg, die Schwarzen Amerikas aus menschenunwürdigen Verhältnissen herauszuführen, stark durch das Beispiel Gandhis bestimmt.» Das Spinnrad wurde übrigens unter Gandhi zum Wappen des indischen Staates, nicht Adler, Löwe, Bär oder ein anderes Raubtier, wie es bei uns üblich ist.

«In diese Kette von Pestalozzi, Tolstoi, Gandhi, King, Nyerere (Tansania), reiht sich auch Nehru (Nachfolger von Gandhi) und dessen Freund Albert Schweitzer, der den Begriff ‹Ehrfurcht vor dem Leben› prägte, in dieser Kette ausserordentlicher Persönlichkeiten steht die Menschlichkeit an erster Stelle», schrieb Richner.

Das Projekt «Force humanitaire»

Kaum war er Medizinstudent, wurde Richner politisch aktiv. Allerdings nicht bei den lautstarksten linken Studentengruppen, die sich inspiriert von den Studentenunruhen in Paris im Mai 1968, in Berlin und Berkeley, «progressiv» nannten und die Revolution predigten. Er gehörte zu denen, die lieber konkrete studentische Anliegen diskutierten, als mit Zitaten von Marx, Hegel, Horkheimer, Marcuse und anderen in der Schweiz einen vorrevolutionären Zustand zu schaffen, wie es den «Progressiven» vorschwebte.

Er verspürte ein konkretes soziales Engagement und wollte handeln. Ihn trieb die Frage um: «Wie kommt es, dass Tuberkulose und Malaria, Krankheiten, die nur auf Armut beruhen, in unserer Welt zunehmen? Diese Krankheiten können nur zunehmen, wenn auch die Armut zunimmt. Was den Erdball schliesslich sprengen wird, ist der gewaltige Unterschied zwischen

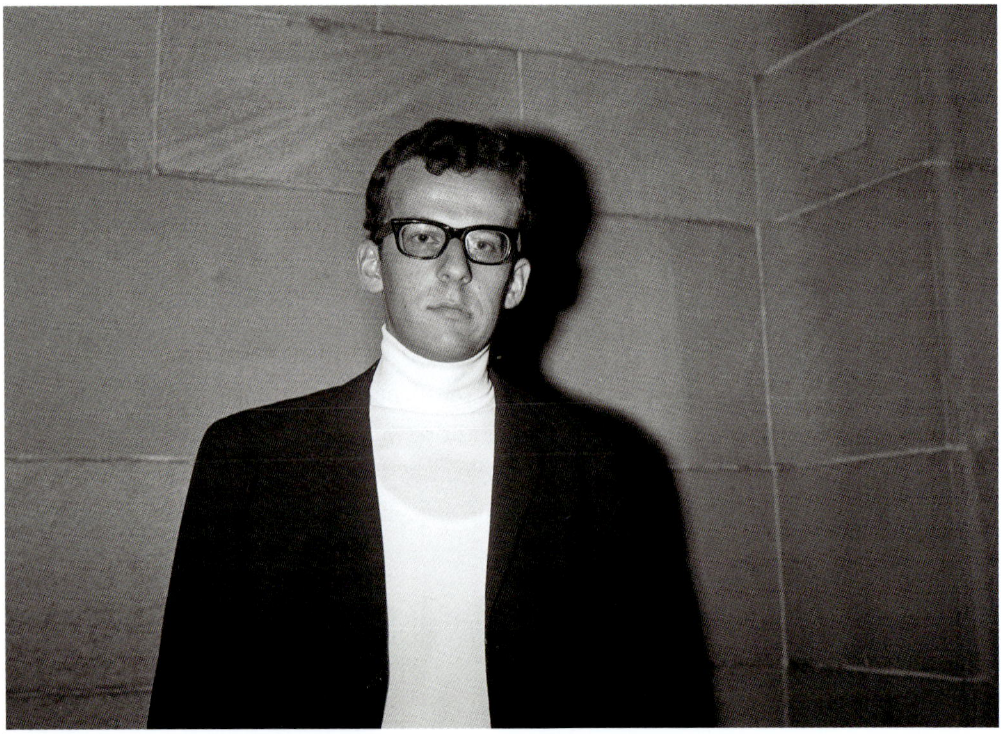

Als 22-Jähriger wird Richner Präsident des Kleinen Studentenrates und sorgt für Aufruhr.

Reich und Arm. Ich bin und war überzeugt, dass Gewalt, eine mörderische und kriegerische Revolution, diese Frage nie lösen wird.»

Beflügelt von solchen Ideen, lanciert Beat Richner zusammen mit anderem Zürcher Medizinstudenten ein ambitioniertes Projekt für medizinische Hilfe in den ärmsten Ländern, das er «Force humanitaire» nannte. Er suchte und erhielt die Unterstützung von den medizinischen Fakultäten von Zürich, Basel und Bern und dem Verband der schweizerischen Medizinstudenten. Das Projekt sah im Wesentlichen vor, dass der Bund eine permanente medizinische Hilfe sicherstellt, eine Art abrufbare Aussenstation der Schweizer Spitäler für Einsätze «in Kriegs- und Katastrophengebieten sowie bei allgemeinem Mangel an medizinischer Betreuung».

Getragen, finanziert und mit einer Einsatzzentrale ausgerüstet werden sollte die «Force humanitaire» durch den Bund. Der Bundesrat würde über die Notwendigkeit von Einsätzen entscheiden. Die Spitäler würden interdisziplinäre Teams mit einer Flotte von Spitalschiffen und mobilen Feldlazaretten in die Krisengebiete schicken.

Eine solche Organisation sei eine Chance für alle: für die Hochschulen, unsere Gesellschaft und die Weltgemeinschaft, meinte Beat Richner. Sie würde auch die inneruniversitäre Zusammenarbeit fördern, weil auch Soziologen, Ökonomen, Lehrer, Veterinäre, Architekten und andere je nach Bedarf beigezogen würden.

Die «Force» würde sich auf das Ansehen der Schweiz positiv auswirken und den Studenten eine wunderbare Möglichkeit bieten, das theoretisch angeeignete Wissen in der Praxis anzuwenden. Die mit der «Force» verbrachte Zeit würde der Ausbildungszeit voll angerechnet werden.

Richner war es sehr ernst mit diesem Projekt, er weibelte mit Vorträgen dafür, stellte es Behörden auf Bundes- und Kantonsebene vor. Im Nationalrat reichte Dr. Ernst Bieri eine Motion für die «Force humanitaire» ein. Doch gleichzeitig stand damals im Parlament das Projekt eines Katastrophenhilfekorps von Nationalrat Kurt Furgler zur Diskussion, das letztlich das Rennen um die Gunst des Parlaments gewann. Es sah eine punktuelle Mobilisierung von Hilfskräften im Fall von Katastrophen vor. Für zwei humanitäre Projekte war keine Mehrheit zu gewinnen. Furgler hatte die bessere Lobby. «Force humanitaire» wanderte in die Schublade.

Die intensive Reflexion über die geeignete Art, als Mediziner den Ärmsten zu helfen, liess aber den Medizinstudenten Richner nicht los.

Schon damals ging er von einem Konzept aus, das sich stark unterschied von dem der üblichen Hilfswerke. Er wollte die Begriffe «Hilfe» und «Wohltätigkeit» «langsam aus unserem Vokabular streichen», schrieb er in einem Zeitungsartikel. Lieber sprach er von «Friedenswerk», von «Gerechtigkeit», «Wiedergutmachung». «Es handelt sich hier um eine Frage der Vernunft, der Verantwortung und der Schuldigkeit.»

Er warnte, dass «die grösste Gefahr für das Abendland aus der Dritten Welt droht, wo Millionen Menschen hungern und entsetzlich leiden. Sobald sie können, werden sie sich mehr Raum verschaffen und sie werden losschlagen», schrieb er. Die beste Landesverteidigung sei es aber, «den Menschen der Dritten Welt entgegenzukommen und ihnen in ihrer Heimat ein menschenwürdiges Leben zu ermöglichen». Prophetische Worte.

Präsident des Kleinen Studentenrates (KStR)

Dann geschahen im Wintersemester 1969/70 an der Universität Zürich erstaunliche Dinge: Richner und seine Freunde errangen die Führung im Kleinen Studentenrat (KStR), der Exekutive der Studentenschaft, mit Beat Richner als Präsident.

Elektroingenieur Peter Wiesendanger, damals Assistent an der ETH, erinnert sich in seinem Buch «Die anderen 68er», an die erste Begegnung mit ihm: «Die Türe meines Büros am Hochspannungslaboratorium der ETH Zürich öffnete sich zaghaft, und ein schmächtiger, junger Mann schaute mich mit seinen ausdrucksvollen Augen fragend an. Ich kannte ihn, er mich nicht. Praktisch alle Studierenden an der Uni Zürich kannten den Medizinstudenten im weissen Arztkittel, der über die Mittagszeit im Lichthof der Universität Drehorgel spielend per Megafon zum Blutspenden aufrief.» Harro von Senger habe ihn angefragt, ob er für den Kleinen Studentenrat kandidieren würde, sagte Richner zu Wiesendanger, der ebenfalls kandidierte. Er sei bereit, «aber ich bin nur interessiert, wenn ich das Präsidium übernehmen kann», soll er erklärt haben. «Alle Wetter, dachte ich, ein steiler Einstieg», schreibt Wiesendanger.

«Ich wusste nicht einmal, dass es einen Kleinen Studentenrat gibt», erinnerte sich Richner später. «Ich war beliebt wegen dem Cabaret und wegen ‹Force humanitaire›, ich habe es mir überlegt und gemerkt, dass dies eine

«Die Schweizer müssen daran denken, dass die, die nichts haben, am Ende doch die Mehrheit ausmachen.»

Beat Richner

sehr ernsthafte Sache ist, diese Problematik mit der linken Intoleranz. Ich dachte, es ist eigentlich haarsträubend, was da läuft, und ich wurde gewählt zu Semesterbeginn 1969.»

Es geschah an der Sitzung des Grossen Studentenrates vom 9. Juli 1969. Als Quästor wurde Gerold Bührer gewählt, der spätere Nationalrat und Präsident des Wirtschaftsverbandes economiesuisse sowie späteres Mitglied des Bankrates der Schweizerischen Nationalbank, und als weiteres Mitglied der «anderen 68er» Peter Wiesendanger. Die Progressiven waren vertreten durch Bernd Dieter Niebuhr und Ruedi Bubendorfer, also eine Minderheit.

«Ich war eigentlich ein Kandidat der Mitte, aber Leute wie Christoph Blocher und andere Rechte haben mich im Grossen Studentenrat vorgeschlagen. Auch viele, die nicht rechts standen. Mir wurde sofort vorgeworfen, dass ich polarisiere. Dabei ging es mir nur um die Art und Weise, und ich sagte damals, die Art und Weise, wie man das Ziel erreichen will, ist für das tägliche Leben viel wichtiger als das Ziel selbst, weil man das Ziel sowieso nie erreichen wird.» Kurz, für Richner galt, dass der Zweck nie die Mittel heiligen darf.

«Das war damals eine revolutionäre Aussagc, denn für die Linken war das Ziel am wichtigsten: Sie haben gesagt, man müsse alles aufs Stadium null runterbringen, dann sei man objektiv genug, um wieder von vorne anzufangen. Genau so sprach Pol Pot in Kambodscha, genau so sprach Mao in China, alle gleichmachen, alle Privilegien weg und dann beim Stadium null neu beginnen. Das war die grosse Lüge der chinesischen Kulturrevolution.»

Die Konsternation über die Wahl dieses Medizinstudenten war bei den Progressiven riesig, selbst die Medien meldeten den überraschenden Ausgang der Wahl als aussergewöhnliches Ereignis, denn zur gleichen Zeit wurden Studentenräte in Berlin, Paris oder den USA fast ausschliesslich von linken, sich revolutionär gebärdenden Mitgliedern geleitet.

Es lohnt sich, folgende Sätze zu lesen und sich langsam auf der Zunge zergehen zu lassen, um in den Jargon der linken Studentenschaft von damals einzutauchen: «Erst wenn ursprüngliche Satzung und darauf aufbauender emanzipatorischer Wissenschaftsbegriff, der sich mit einem positivistischen, nach reiner Erkenntnis streben vorgebendem Wissenschaftsbegriff nicht verträgt, konsequent zu Ende gedacht und als Basis der Aktion angenommen werden, ergeben sich sinnvolle Massstäbe des Handelns. Emanzipation aus entmündigender Abhängigkeit als Ziel studentischer Politik bedeutet, faktisch bestehende Herrschaftsstrukturen an der Universität in einer kritischen Reflexion blosszulegen und davon ausgehend zur konkreten Aktion zu schreiten [...] dass es sinnlos ist, in den neuen KStR noch zwei Mitglieder zu wählen, die hinter der Politik der jetzigen Exekutive stehen.» Und so weiter und so fort.

Interessant ist, dass diese kompromisslose Geisteshaltung, die direkt auf den Umsturz der «herrschenden Verhältnisse» zielte, damals von Leuten geteilt wurde, die sich später zu Stützen der Gesellschaft entwickelten. Persönlichkeiten, die einer pluralistischen, von Kompromissen geprägten Politik das Wort redeten und im Fall von Altbundesrat Moritz Leuenberger sogar die höchsten Stufen des konkordanten Polit-Establishments erklommen haben.

Ein prominenter Leader der Progressiven war auch Thomas Held, der spätere Direktor des bürgerlichen Thinktankts Avenir Suisse. «Meinungspluralismus» und «Kompromiss» waren in der linken Szene Schimpfwörter, genau wie in Maos China oder beim Sozialistischen Deutschen Studentenbund SDS. Die Helden der «Progressiven» taten später, als sie weit nach rechts rutschten, ihre extremen Positionen als lässliche Jugendsünden ab. Man kann in ihnen auch Opportunisten sehen oder Maulwürfe, die beim «Gang durch die Institutionen» gelernt haben, sich anzupassen.

Nach der überraschenden Wahl von Richner traten die zwei progressiven Mitglieder mit sofortiger Wirkung zurück und erklärten, «warum wir einen pluralistischen KStR nicht für arbeitsfähig halten». Der bisherige KStR, zu dem auch Moritz Leuenberger gehörte, demissionierte unverzüglich. So musste Richner sein Amt schon im Sommer antreten, drei Monate vor Semesterbeginn. Er nutzte die Zeit, um seine Position zu markieren: Mit einem Brief an den Regierungsrat, in dem er ihn aufforderte, das Projekt der neuen Uni auf dem Strickhofareal voranzutreiben, und mit einer Rede zum Jahrestag der Invasion der Tschechoslowakei.

Die berühmte Fraumünster-Rede

Die «Positivisten», wie die Studenten um Richner genannt wurden, waren gewissen Reformen gegenüber keineswegs abgeneigt: «Die Forderung nach Liberalisierung und Erneuerung der Strukturen an den Hochschulen war verständlich und legitim, hatte aber wenig zu tun mit der extremen ‹Neuen Linken›, die keine hochschulpolitischen, sondern revolutionäre Ziele auf ihr Panier geschrieben haben», hält Richner in seinem Buch fest. Die Verbesserung der Studienfinanzierung, die Einführung einer einheitlichen Krankenkasse, die Gründung einer Kinderkrippe und ein Plädoyer für die Realisierung des Hochschulgebäudes beim Strickhof waren die legitimen, pragmatischen Anliegen der «anderen 68er», allesamt weniger revolutionär als die Gesellschaftsveränderungsprogramme der «Progressiven».

Richner war wegen der totalitären Tendenzen, die auch das Kulturleben erfassten, sehr besorgt. Was sich zum Beispiel am Zürcher Schauspielhaus abspielte, war für ihn eine Katastrophe. Heute kaum vorstellbar, was dort geschah: Der neue Direktor Dr. Peter Löffler, dem die NZZ vorwarf, er habe aus dem Theater ein «Propagandainstitut der sogenannten neuen Linken» gemacht, strebte nichts weniger an, als «das alte Publikum aus dem Theater zu drängen und die jungen Menschen ins Theater zu bringen. Die Hälfte meines Programms habe ich bereits erfüllt. Die Alten sind weg!» Die andere Hälfte des Programms, das Hereinströmen der Jungen, liess leider lange auf sich warten. Die Kassen waren bald leer, und Löffler wurde vom Verwaltungsrat gekündigt.

Beat Richner «war von uns allen derjenige, der vielleicht am empfindlichsten auf die totalitären Tendenzen reagierte», schreibt Wiesendanger.

Weil auch der Jahrestag des Einmarsches sowjetischer Panzer in der Tschechoslowakei zur Niederschlagung des «Prager Frühlings» von den Progressiven für prosowjetische Propaganda genutzt wurde, regte Richner an, den Jahrestag mit einer grossen Feier im Fraumünster zu begehen.

Er würde eine Rede halten, und ein zweiter, berühmterer Redner sollte eingeladen werden. Er griff zum Telefon und rief den grossen Friedrich Dürrenmatt an. Einfach so. Dürrenmatt plauderte in aufgeräumter Stimmung mit Richner, war aber nicht abkömmlich, empfahl dafür, den tschechischen Schriftsteller Peter Lotar anzufragen, der dann auch prompt zusagte.

Die Fraumünster-Rede Richners in den Abendstunden des 21. August wurde zum denkwürdigen Ereignis. Der hagere Medizinstudent rechnete vor einer prallvollen Kirche mit den Progressiven knallhart ab, vor allem mit den Angriffen auf seine Person. Unter anderem zitierte er ein Schreiben, in dem die Frage gestellt wurde, «ob eine psychiatrische Behandlung jener Genossen (wie Richner…), angesichts ihrer katastrophalen Fehler, die Linken nicht billiger zu stehen käme als ihre weitere Mitarbeit».

Solche scharfe, wenn auch etwas arg gedrechselte Sätze, erinnerten ihn «an nationalsozialistische Zeiten, wo mit der Medizin Unfug betrieben

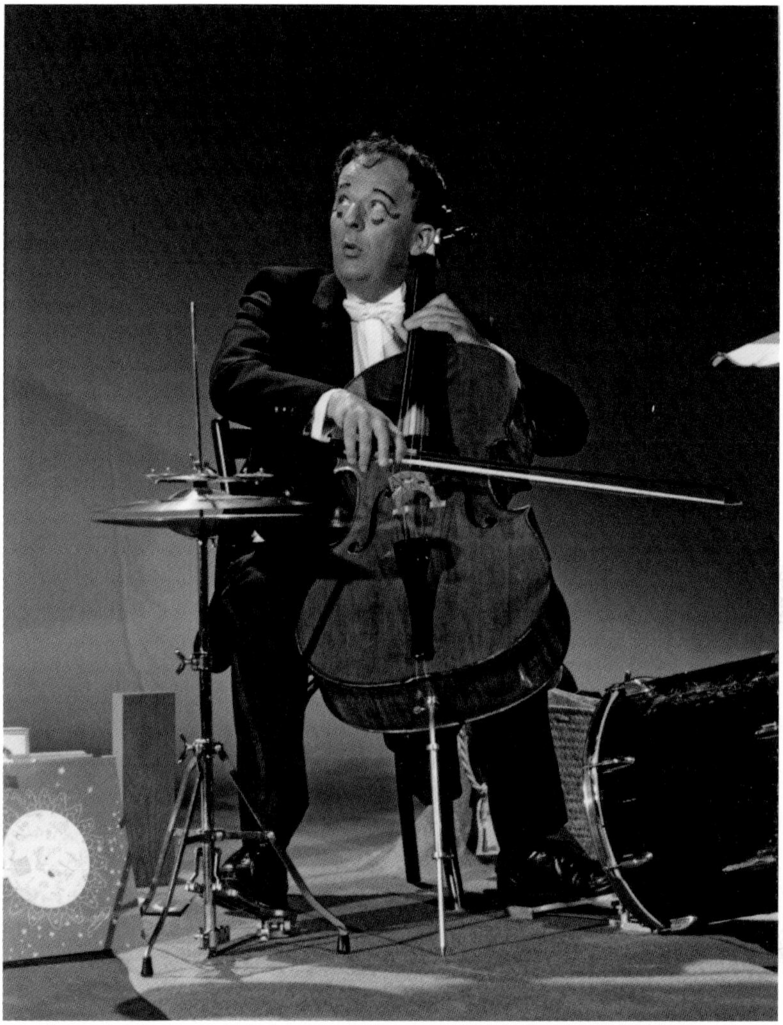

Nach dem Rückzug aus der Politik erntet Beatocello grossen Erfolg in den Kleintheatern.

wurde, sie empören mich als Mediziner noch mehr als jeder sichtbare Terror. Überlassen wir das Feld nicht denjenigen, die eine Katastrophenpolitik führen wollen, die darauf abzielt, die Fronten zwischen Dozenten und Studenten so zu verhärten, dass das ganze System in sich zusammenbricht.»

Den Revolutionsparolen hielt er sein Credo entgegen, das fast ein bisschen nach Ulrich Zwingli tönte: «Unsere Revolution ist Arbeit, nur mit dieser lassen sich Fortschritte erreichen und nicht mit in theoretischen Sphären sich erschöpfenden Diskussionen [...] Nur eine positive Haltung, die in irgendeiner Weise vom Glauben an das Gute im Menschen durchzogen ist, von Glauben, Liebe, Hoffnung, macht schöpferische, aufbauende und künstlerische Arbeit überhaupt möglich.»

Das Liebesgedicht von Paulus in seinen Briefen an die Korinther hat Beat Richner sein ganzes Leben lang immer wieder zitiert: «Nun aber bleibt Glaube, Hoffnung, Liebe, diese drei. Am grössten aber ist die Liebe.»

Zu seinem späteren Praxispartner Fredi Löhrer hat er, als er schon in Kambodscha war, gesagt: «Weisst du, für mich entsprechen meine Beatocello-Symbole diesen Worten, die Sterne sind der Glaube, die Palme ist die Hoffnung und die Lotusblume ist die Liebe.» Diese drei Symbole tauchen auf den Zeichnungen von Richner immer wieder auf.

«Das Wesentlichste, das sich irdisch je abgespielt hat»

Wenn er überhaupt gläubig war, dann war dies sein wichtigster Glaubenssatz. Er glaubte an das Gute im Menschen, an den Wert jedes einzelnen Individuums, an die Liebe. Er war aber kein Kirchgänger, überhaupt eher kritisch mit jeder Form von religiösem Radikalismus, «nur mit Hängen und Würgen» hätte ihn die Familie durch die Konfirmation gebracht, erzählt seine Schwester Katharina, aber die Kirchensteuer habe er bis zuletzt bezahlt.

Er hat auch nie erwähnt, dass er mütterlicherseits jüdische Vorfahren hat. Ob es eine Hommage an seine Vorfahren war, dass er das berühmte Kol Nidrei in sein Programm aufgenommen hat? Dieses melancholische Cellostück, das der reformierte Komponist Max Bruch der jüdischen Gemeinde von Liverpool zur Abendfeier des Jom Kippur gewidmet hatte. Oder hat ihn vor allem das Thema des Liedes interessiert, nämlich Verzeihung und Vergebung?

Dazu gibt es eine bedeutende Anekdote. Bei seinem Konzert in der Carnegie Hall in New York ist eine ältere jüdische Dame auf ihn zugekommen und hat ihn gefragt, ob er eigentlich jüdische Vorfahren habe, sein Name klinge jüdisch und er habe Kol Nidrei gespielt. Falls dies der Fall sei, könne sie viel für ihn tun – Geld sammeln in den gut betuchten jüdischen Kreisen New Yorks. «Beat wurde fuchsteufelswild», erinnert sich Christine Zwygart, die ihn für die Schweizer Illustrierte nach New York begleitet hatte «Kinderleben zu retten sei keine Frage der Religion, wetterte er. Und er erzählte mir danach, dass er tatsächlich jüdische Vorfahren habe.»

Ein inspirierender Kraftort von grosser Bedeutung war für ihn das Kloster Einsiedeln, wo er fast jedes Jahr bei seiner Schweizer «Betteltournee» in der Kirche auftrat. «Ja, diese Kirche hat es in sich. Mit der magischen schwarzen Madonna. Meine Mutter war stets beeindruckt von ihr. Sie und ihr Kind – was sich zwischen den beiden abspielt, gehört wohl zum Wesentlichsten, was sich irdisch je abgespielt hat. Die schwarze Madonna hat eine enorme Ausstrahlung. Nach jedem Konzert in Einsiedeln gehe ich noch mal an ihr vorbei.»

Wenn es für Dr. Richner etwas Heiliges gab, an das er mit fast religiöser Inbrunst glaubte, weil er es täglich beobachten konnte, dann war es diese magische Mutter-Kind-Beziehung.

Gegen Ende seiner Tätigkeit in Kambodscha sprach er immer wieder auch vom (christlichen) Prinzip der Versöhnung und Vergebung. «Du musst vergeben, sonst kannst du nicht weitermachen», sagte er. «Sonst wirst du crazy!»

Die «prominenten Studentenpolitiker aus wohlhabendem Haus»

Zum Schluss seiner Fraumünster-Rede legte Richner noch ein Brikett aufs Feuer und denunzierte den «Nihilismus» der linken Studenten. Und zwar mit Worten, die ihm seine Freunde ausreden wollten, weil zu hart, zu direkt, zu verletzend. Doch er liess sich nicht bremsen: «Nihilismus ist heute modern, weil es vielen von uns zu gut geht – prominente Studentenpolitiker verfügen als verwöhnte Söhnchen und Töchterchen aus wohlhabendem Haus oft über nicht wenige finanzielle Mittel – Nihilismus hat aber schon schreckliche Folgen nach sich gezogen, wie wir sie in der deutschen Geschichte und der Geschichte der Ostblockstaaten nachlesen können.»

Die «prominenten Studentenpolitiker aus wohlhabendem Haus» goutierten die Rede gar nicht. Er hatte offenbar den Nagel auf den Kopf getroffen – die meisten Progressiven waren effektiv Sprösslinge der Zürcher Bourgeoisie mit vollem Portemonnaie und Aussicht auf ein schönes Erbe. Sie denunzierten in der Studentenzeitung «Zürcher Student» umgehend «die bodenlose politische Dummheit», «die Demagogie, die Unterstellungen und unqualifizierten Tiraden Richners» und betrieben systematisch seine Demontage, forderten die sofortige Absetzung dieses «Verräters». Dies war jedoch laut Statuten nicht möglich.

Bevor er dann freiwillig zurücktrat, gelang Richner noch ein grosser Coup: Die Progressiven verlangten, dass die Studentenschaft (mit Zwangsmitgliedschaft für alle Studierenden), sich nicht nur zu Anliegen der Universität, sondern auch zu allgemeinen politischen Fragen äussern können sollten, also zu Vietnamkrieg, Kulturrevolution in China, Palästina, Streiks in Frankreich und so weiter.

Richner befürwortete eine Abstimmung zu diesem politischen Mandat im Grossen Studentenrat. Sie fiel positiv aus. Dann verlangte er aber postwendend eine Urabstimmung der gesamten Studentenschaft. Es kam zu einem heissen Abstimmungskampf mit vielen Flugblättern, gegenseitigen Beschimpfungen, spontanen Sitzungen und schliesslich zur peinlichen Niederlage der Progressiven: Mit 4000 gegen 800 Stimmen lehnte die Mehrheit der Studentenschaft das politische Mandat ab. Sehr zum Verdruss der Neuen Linken, die ihm nachriefen: «Beat, du hast uns verraten!»

Richner hatte bei der Lektüre der Statuten zufällig herausgefunden, dass er als Präsident ein solches Plebiszit (eine Abstimmung der Studentenschaft) anordnen konnte, ohne Zustimmung des Parlaments. «Wie es de Gaulle gemacht hat», erzählt er Jahre später. «Der Rektor hat mich beschworen, das nicht durchzuziehen, weil sonst der Strickhof nicht durchkommt, wenn ich das Plebiszit verlieren sollte.» Doch Richner zog die Abstimmung durch und gewann.

Es war die erste Universität Europas, wo die gesamte Studentenschaft zu Worte kam und nicht nur das «Geplärre der Linken», wie Richner sagte.

Schliesslich fanden die Linken doch noch einen Weg, den unbequemen Präsidenten aus dem Amt zu bugsieren. Sie warfen ihm Amtsmissbrauch und Kompetenzüberschreitung vor, weil er dem Regierungsrat eigenmächtig diesen Brief geschrieben hatte, in dem er aufrief, mit dem Erweiterungsprojekt der Universität auf dem Strickhofareal endlich vorwärts zu machen. Ein Projekt, das den Progressiven nicht gefiel, weil die engen Platzverhältnisse an der alten Uni eher ein vorrevolutionäres Klima schaffen konnten.

Die Neue Linke war gegen eine neue Universität: Bevor die Gesellschaft nicht revolutionär umgestaltet sei, könne die Uni nur «ein Lakai der herrschenden Klassen» sein. «Die entmündigende Abhängigkeit» werde durch eine neue Uni nur zementiert. Das war ein beliebtes Schlagwort der Linken: «Die entmündigende Abhängigkeit».

«Nie mehr Politik!»

Heute steht die Uni auf dem Strickhofareal. Präsident der Parlamentarischen Untersuchungskommission des Grossen Studentenrates war übrigens Moritz Leuenberger, der sich auch im späteren Verlauf seiner Karriere als PUK-Präsident zu profilieren wusste.

So kam es in der Sitzung des Grossen Studentenrates vom 10. Dezember zum Antrag «Abwahl von Beat Richner». Richner erklärte Forfait und gab umgehend seinen Rücktritt bekannt. Die NZZ fand zum Rücktritt einen bezeichnenden Titel: «Flurbereinigung in der Universität Zürich». Richner weg, Flur bereinigt.

Die Vorgänge zeigen: Richner war schon damals ein engagierter Redner, der angstfrei und mutig gegen den Strom schwamm, wenn es seiner Überzeugung entsprach. Und: Er war ein guter Stratege. Aber kein Diplomat... Und er reagierte auf Gegenwind äusserst sensibel. Die Niederlage hat ihn sehr geschmerzt, noch in den 2000er-Jahren sprach er immer wieder von diesen Auseinandersetzungen, von der schrecklichen Intoleranz der Linksextremen, die später, aus Opportunismus, zu Stützen der bürgerlichen Gesellschaft mutierten.

Er erzählte mir Ende 2000 bei einem Besuch in Kambodscha: «Ich bin nachher nie mehr an die Uni gegangen, habe nicht mal die Staatsexamen-Urkunde im Lichthof entgegengenommen. Weil von unten bis oben alle opportunistisch waren, es ging mir gar nicht um die Frage links oder rechts, nur um die Frage der Mittel, um diese militante Intoleranz.»

Beat Richner schwor sich damals, nie mehr Politik zu betreiben. «Der Witz ist, dass viele Mitläufer dieser extremen Linken nachher mit ihren Kindern zu mir ins ‹Lädeli› gekommen sind. Ich habe selbst nie mehr etwas gegen Linke gesagt, ich habe auch eingesehen, dass viele, die sehr idealistisch waren, damals etwas angeheizt worden sind. Es ist ja dann alles gut herausgekommen.»

Der junge Arzt und Clown

Das Medizinstudium absolvierte Beat Richner problemlos, er fand genügend Zeit für seine Auftritte als Musikclown Beatocello, dies mit zunehmendem Erfolg. Die abwechselnd lustigen, bissigen, melancholischen Liedlein kamen gut an. Er zog mit seinem Programm von einem Kleintheater zum andern, spielte bei Bazaren, Wohltätigkeitsveranstaltungen, in Schulen und Spitälern. Schwester Katharina begleitete ihn oft, sie war für die Requisiten zuständig: einen schwarzen Hut, einen Stuhl, zwei Schirme und eine Lampe. Pianist Sandro Pieraccini, Sohn der berühmten Geigenprofessorin Aida Stucki (Lehrerin von Anne-Sophie Mutter) begleitete den Celloclown auf dem Klavier. Sein früherer Begleiter Peter Schmutz war früh verstorben.

Die Erfahrungen als Musiker im Tonhalle-Orchester, als Nachtwächter und Studentenpolitiker flossen in die Liedchen ein. Er schilderte, wie Orchestermusiker aus Langeweile zwischen den Stühlen Schach spielten oder auf dem Notenständer in einer Illustrierten blätterten.

Erfolg als Beatocello

Aber die meisten Lieder waren für die Kinder gedacht. Das berühmteste ist wohl das von der Katze und der Maus, die beide Opfer des Autoverkehrs werden, sich im gleichen Spitalzimmer wiederfinden,

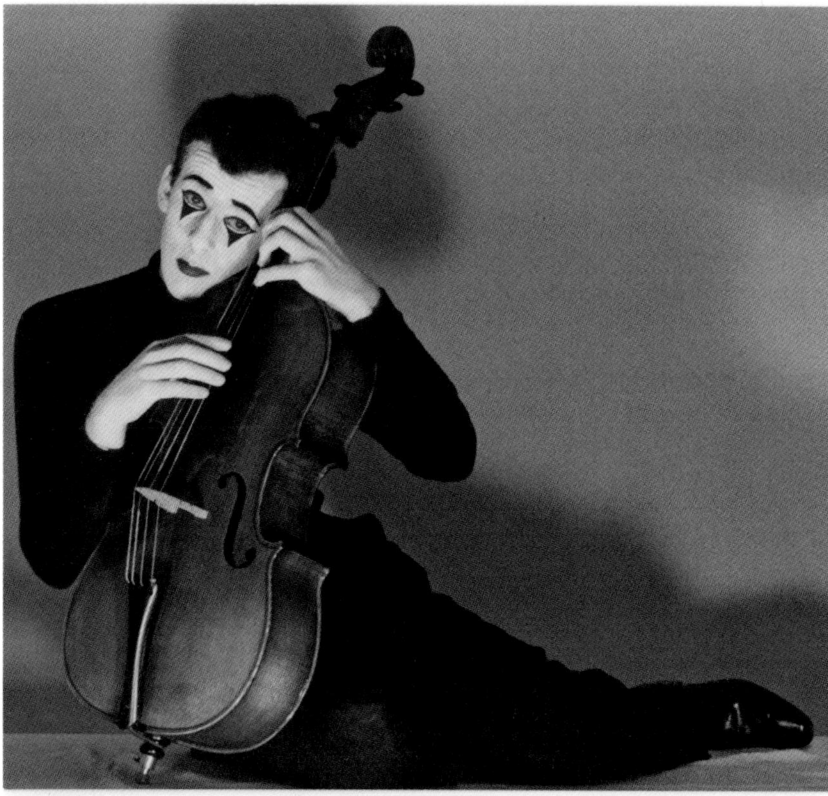

Richner ist der erste Spitalclown, der schwer kranke Kinder mit Liedern aufheitert.

wo sie schliesslich Frieden schliessen. Beats Kunst war poetisch, eigenartig, einzigartig, er verfasste und illustrierte mit seinen typischen Kritzelzeichnungen auch kleine Kinderbücher.

«Das war eine gute Zeit, 1972 bis 1974, bevor ich nach Kambodscha kam. Ich habe mich als Beatocello von diesem Studentenzeugs, das mich total geschlissen hatte, wieder erholt, unter diesem roten Schirm.» In Zürich waren die Theater zunächst wegen der Uni-Wirren noch sehr zurückhaltend, darum spielte er längere Zeit in Basel, im Tabourettli von Roland Rasser, oft als Nachbar von Emil Steinberger, der im etwas grösseren Fauteuil-Theater im gleichen Haus auftrat.

Beat Richner studierte zuerst Allgemeinmedizin, entschloss sich dann für Pädiatrie und Neonatologie, absolvierte ein Jahr Anästhesie am Triemlispital und landete schliesslich als Assistenzarzt im Kinderspital, wo schon damals eine menschlich angenehme Atmosphäre herrschte, in der er sich sehr wohlfühlte.

Wenn immer ein Kind schwer krank war und nicht mehr essen wollte, ging Beatocello zu ihm ins Zimmer und spielte ein paar Liedchen. Die Kinder zeigten neue Lebensfreude und assen wieder. Beat Richner erfand damals, was ab 1993 die berühmten Spitalclowns der Stiftung Theodora weiterführten.

In diese Zeit fiel auch seine erste und einzige Ehe. Er verliebte sich in die Pianistin Verena Pfenninger, mit der er auch Hauskonzerte gab. Es kam zur «kürzesten Ehe Zürichs», wie er später lachte. Die beiden trennten sich schon nach drei Monaten. Die Scheidung verlief friedlich. Verena hat später einen anderen Mann geheiratet und Kinder gekriegt. Beat verliebte sich noch zweimal, einmal in eine Praxishilfe und in Kambodscha in eine Stewardess, aber es blieb beim Flirt. Beat blieb privat ein einsamer Mensch,

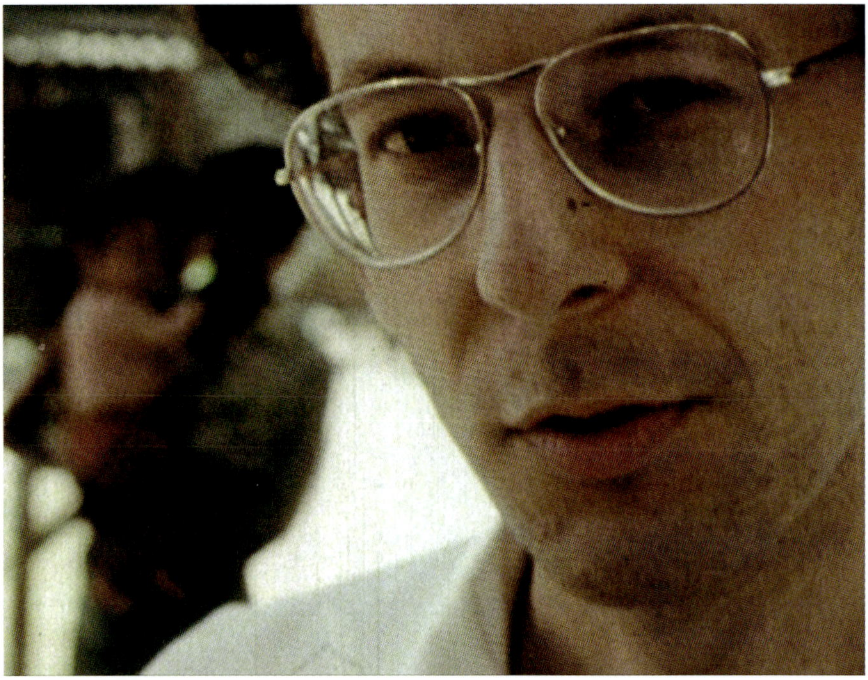

Der junge Dr. Richner bei seinem ersten Einsatz im Spital Kantha Bopha, kurz bevor die Roten Khmer alle Ausländer aus Kambodscha vertreiben.

ohne enge Freundschaften. Selten hat er Mitarbeiter oder Freunde zu sich nach Hause eingeladen.

Immer noch beseelt von der Idee der «Force humanitaire», meldete er sich beim Roten Kreuz für einen Auslandeinsatz. Der Direktor des Kinderspitals, Professor Dr. Andrea Prader, ein allgemein beliebter Chef, unterstützte sein Projekt. So ging die erste Reise 1970 zusammen mit seinem Kommilitonen und Freund Peter Fuchs nach Daressalam. Fuchs wurde viel später Generaldirektor des IKRK.

In Tansania konnte er sich mit dem Gesundheitsminister über den Sinn seiner «Force humanitaire» unterhalten. Dieser fand die Idee spontan hervorragend. Sein Land wünsche sich keine einfache Medizin für arme Menschen, wie es von China propagiert wurde, mit dem Tansania eng verbunden war. «Nein, wir wollen die modernen Techniken kennenlernen, und zu diesem Zweck brauchen wir Spezialisten mit vorbildlichen Kompetenzen, die hier bei uns zum Einsatz kommen und uns beraten, ausbilden und unterstützen.» Deshalb sei diese Idee der Partnerschaft mit den Universitätsspitälern der Schweiz sehr willkommen.

Eine Woche vorher hörte Richner an der Universität von Daressalam noch einen gewissen Professor Wood erklären, dass sich eine Blinddarmoperation für einen tansanischen Patienten nicht rechtfertigen lasse, sie liege beim knappen Gesundheitsbudget des Staates nicht drin. Auf die provokative Frage eines Studenten, was er im Falle eines geplatzten Blinddarmes bei sich selbst machen würde, antwortete der Professor, er sei eine wichtige Person für die Gesellschaft, deshalb würde er sich sofort ausfliegen und operieren lassen. Diese Überheblichkeit, diese selbstverständliche Diskriminierung der Armen durch die Reichen waren Beat Richner stets ein Gräuel. Dagegen wollte er kämpfen, wo immer er tätig sein würde.

Hilfseinsatz in Kambodscha

Er meldete sich 1974 für einen zweiten Hilfseinsatz mit dem Roten Kreuz, diesmal in Phnom Penh, wieder mit der vollen Unterstützung von Professor Prader. Er flog allein in das ferne Land und wirkte als Kinderarzt im Kinderspital Kantha Bopha, das der König Norodom Sihanouk in Erinnerung an seine an Leukämie erkrankte Tochter Kantha Bopha (duftende Blume) benannt hatte. Das Spital war damals gut organisiert, die Ärzte bestens ausgebildet, Kantha Bopha hatte die Qualität der Spitäler von Thailand.

Doch schon nach wenigen Monaten, am 15. April 1975, kam es zum Umsturz durch die kommunistischen Roten Khmer. Ihr Führer, Pol Pot, ein Lehrer, der in Paris längere Zeit im linksextremen, maoistischen Milieu verbracht hatte, wollte nun in seinem Land eine «kulturelle Revolution» nach chinesischem Vorbild durchführen, allerdings mit einer kambodschanischen Prägung: Die treibende Kraft seiner Revolution war nicht nur der klassische Klassengegensatz zwischen Arm und Reich, sondern auch jener zwischen hart arbeitender Landbevölkerung und begüterten Städtern.

Zum Feind des Volkes erklärt wurden alle ausländischen Mächte, die über Jahrhunderte Land und Volk von Kambodscha erobert, ausgebeutet, gedemütigt und bombardiert hatten, allen voran Thailand, Vietnam und die USA, und natürlich alle Kambodschaner, die mit diesen paktiert hatten, das heisst die Städter, die Funktionäre der Regierung, kurz: die Elite des Landes.

Das Programm der Roten Khmer war so simpel wie brutal: Die «alte Welt» musste ausgerottet werden. Die Ausländer mussten das Land verlassen, die gesamte Elite der Städte – Ärzte, Anwälte, Unternehmer, hohe Beamte – sowie alle Menschen mit einem bürgerlichen Hintergrund wurden zur «Umerziehung» mitsamt Frauen und Kindern aufs Land verbannt, wo die meisten entweder an Hunger starben oder gefoltert und hingerichtet wurden. Pol Pot wollte nur noch «neue Menschen» für die Zukunft des Landes. Er rekrutierte deshalb in der tiefen Provinz Halbwüchsige, bildete sie zu Soldaten aus und machte sie zu perfekten Gefängniswärtern, Folterern und Mördern. Schätzungen zufolge wurden 1,7 bis 2 Millionen Menschen ermordet.

Richner harrte zunächst aus, doch als der Beschuss der Hauptstadt mit Raketen begann und die Roten Khmer alle Ausländer ultimativ aufforderten, das Land zu verlassen, musste er fliehen. «Es war dramatisch», erzählt sein späterer Praxispartner Dr. Fredi Löhrer. «Richtig wegrennen mussten sie, denn Pol Pot fing an, Menschen hinzurichten, neun von zehn der damaligen Kollegen im Kinderspital wurden in den Killing Fields umgebracht. Beat fuhr mit anderen Ausländern in aller Eile zum Flughafen und erwischte dort gerade noch ein Flugzeug nach Bangkok, wo er wartete und hoffte, bald wieder zurück fliegen zu können. Daraus wurde nichts. Er flog nach Hause.» Denn es gab auch keinen Funkkontakt mehr zu Phnom Penh, und es wurde bekannt, dass auch die Einwohner ihre Stadt verlassen mussten.

Die Grausamkeit der Roten Khmer kannte keine Grenzen: Später, als die Massengräber ausgegraben wurden, fiel auf, dass sich unter den ermordeten Menschen keine Kleinkinder befanden. Der Grund: Sie wurden vor den Augen der Eltern den Krokodilen zum Frass vorgeworfen.

Zum Gedenken an den Horror steht in Phnom Penh das Tuol-Sleng-Genozid-Museum, eingerichtet in einer der Folterstätten der Roten Khmer, in einem der 196 Gefängnisse, genannt S-21. Dort sieht man Fotos von Gefolterten und Hingerichteten. Die Kommissäre der Roten Khmer hatten vieles mit den Nazis gemeinsam, auch deren bürokratischen Irrsinn: Über alle Opfer wurde eine Akte angelegt. Sie gingen mit der Zeit und schossen von jedem Gefangenen ein Porträtfoto.

Die Hermes Baby blieb zurück

Am 17. April 1975 ist Phnom Penh in die Hände der Roten Khmer gefallen. Beat Richner hat das Land am 11. April mit den letzten noch verbliebenen Ausländern verlassen. Der König hatte sie mehrmals dringend gebeten, abzureisen. Es blieb dem jungen Arzt keine Zeit, den Koffer richtig zu packen. In seine Hosentasche steckte er den Schlüssel zum Spital, den er noch jahrelang wie einen Talisman auf sich trug. Zurück in Zürich meldete er sich bei Professor Prader, der wissen wollte, was geschehen war und sich erkundigte, ob er denn die Dissertation abgeben wolle, die er bei der Abreise in Arbeit gehabt hatte. Da musste Richner passen, es tue ihm leid: Sowohl seine Schreibmaschine, eine Hermes Baby, wie auch seine Dissertation seien bei der Flucht auf den Flugplatz irgendwo liegengeblieben.

Prader hatte Verständnis und half seinem Assistenzarzt, der von den Gräueltaten in Kambodscha offensichtlich traumatisiert war, seine Dissertation trotzdem zu vollenden. Richner schrieb eine verkürzte Fassung seiner «Inauguraldissertation zur Erlangung der Doktorwürde der Medizinischen Fakultät der Universität Zürich» zum Thema «Hearing Impairment following Therapy of Haemophilus Meningitis».

«Er hatte immer das Gefühl, seine kambodschanischen Kollegen im Stich gelassen zu haben. Er sei geflohen, und die Kollegen seien nachher auf den Killing Fields umgekommen. Das hat ihn sehr beschäftigt», erzählt Fredi

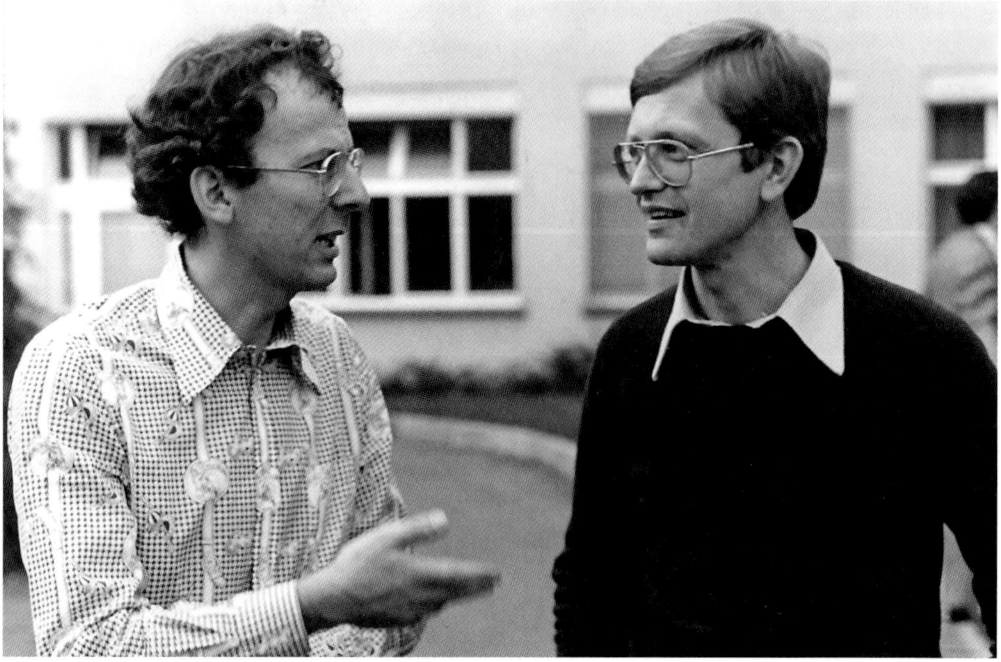

Beat Richner mit Freund und Praxispartner Dr. Fredi Löhrer, mit dem er von 1979 bis 1992 am Zürcher Römerhof ein «Lädeli» für Pädiatrie führt.

Löhrer, der Beat seit der Jugendzeit kannte, auch einmal zusammen mit ihm in einem Pfadfinder-Skilager war und ihn dann im Kispi wieder traf. Er als Oberarzt, Richner als Assistenzarzt.

Die beiden verstanden sich sehr gut und eröffneten am 1. November 1979 eine gemeinsame Kinderarztpraxis am Zürichberg. «Aber er hat immer gesagt: ‹Wenn die Grenzen wieder offen sind, dann gehe ich wieder hin.›» Die jungen Ärzte machten es unkompliziert: Richner fand an der Klosbachstrasse 111 eine geeignete Wohnung und meinte: «Da müssen wir nur noch ein paar Brünneli reintun, dann können wir anfangen.» Doch der Bauunternehmer Hansjörg Diener, den Löhrer konsultierte, war anderer Meinung: Da gehörten noch ein paar Bewilligungen eingeholt. Schliesslich half ein befreundeter Architekt, die Wohnung korrekt einzurichten.

Beat hatte noch einen speziellen Wunsch: Er wollte eine Modelleisenbahn, die ganz oben der Wand entlang vom Konsultationszimmer bis zum Labor fahren würde, sodass die Kinder sehen könnten, wo das Blut hinfährt, das er ihnen für Tests entnehmen musste. Er hatte schon eine Lokomotive

Spur 1 gekauft, ein Riesending. «Es war glatt mit ihm, er hatte immer Ideen, die ein bisschen verrückt waren», lacht Fredi. «Dein Isebähnli, das geht nicht», entschied der Architekt.

Dafür gabs für die Kinder etwas zum Spielen: einen Bauernhof mit allen Tieren, einen Zirkus mit Clowns, Raubtieren, Affen und Artisten und ein Musikkarussell auf dem Pult des Kinderarztes. «Am Schluss war vom Zirkus nur noch das Zelt da, denn die Clowns und die Raubtiere sind abhanden gekommen.»

«Wir hatten nie Krach wegen irgendwas»

Die beiden führten ihre Praxis ohne jegliche Streitereien, auch ganz ohne schriftliche Verträge. «Wir haben einfach gesagt, wir machen das so und so. Er sagte: ‹Du kannst ungefähr schauen, was wir pro Jahr ausgeben. Und dann berechnen wir den Umsatz und teilen die Kosten danach auf.›» Da Fredi Löhrer für die FDP im Kantonsrat sass (FDP heisse Fredi der Politiker, sagte Richner), machte er 40 Prozent des Praxisumsatzes, Richner 60. So beschloss Richner, dass er 60 Prozent der Kosten übernahm und Fredi 40.

Wenn Löhrer, der zur ersten Garde der Zürcher FDP gehörte und als Zunftmeister ein angesehenes Mitglied der Zürcher Gesellschaft war, einen Tag lang im Kantonsrat sass, übernahm Richner seine Patienten, und umgekehrt, wenn Richner, der ein erfolgreicher Künstler der Kleintheaterszene war, zu einem Kabarettauftritt fuhr, empfing Löhrer die Patienten von Richner.

«Es war alles völlig unkompliziert, grosszügig, wir hatten nie Krach wegen irgendwas», sagt Löhrer. Beide hatten Freude am Beruf. «Wir wollten beide mehr auf die Patienten und ihre Mütter eingehen, aber waren nicht die allwissenden Ärzte, wir wussten immer genau, wann wir es nicht mehr wissen, und suchten deshalb von Anfang an eine gute Zusammenarbeit mit dem Kinderspital. Sobald wir Zweifel hatten, schickten wir die kleinen Patienten ins Kispi.»

Die Leute kamen gerne in die Praxis. Zu Richner vor allem die Künstler, Sängerinnen, Musiker, Werber und Journalisten; zu Löhrer eher die Politiker, aber nicht nur bürgerliche. Die Praxis hatte auch bei prominenten Sozialdemokraten einen guten Ruf, gerade weil man wusste, dass die Ärzte eng mit dem Kispi zusammenarbeiteten.

Gewisse Kunden lernten auch die direkte, schon damals nicht gerade diplomatische Art Richners kennen. Einem jungen Banker, der fünfzehn Minuten auf die Konsultation warten musste und sich beschwerte, er habe keine Zeit, er müsse zu einer Sitzung, gab Beat Richner prompten Bescheid: «Ich schaue jetzt, ob Ihr Kind etwas Schlimmes hat. Dann gehen Sie zur Praxishilfe, sie gibt Ihnen eine Liste von 90 sehr guten Kinderärzten. Hier will ich Sie nie mehr sehen. Adieu.»

Bekannte Opernsängerinnen wie Hildegard Behrens oder Ursula Volbeding brachten ihre Kinder in die Praxis und beschenkten die Kinderärzte mit Freikarten: «Wir sassen in der Loge, und die Sängerin schaute mal kurz mit einem deutlichen Augenzwinkern zu uns rauf», erinnert sich Fredi Löhrer.

Was Fredi auffiel: «Beat hatte ein phänomenales Gedächtnis. Ich habe bei den Konsultationen die Krankengeschichte immer laufend aufgeschrie-

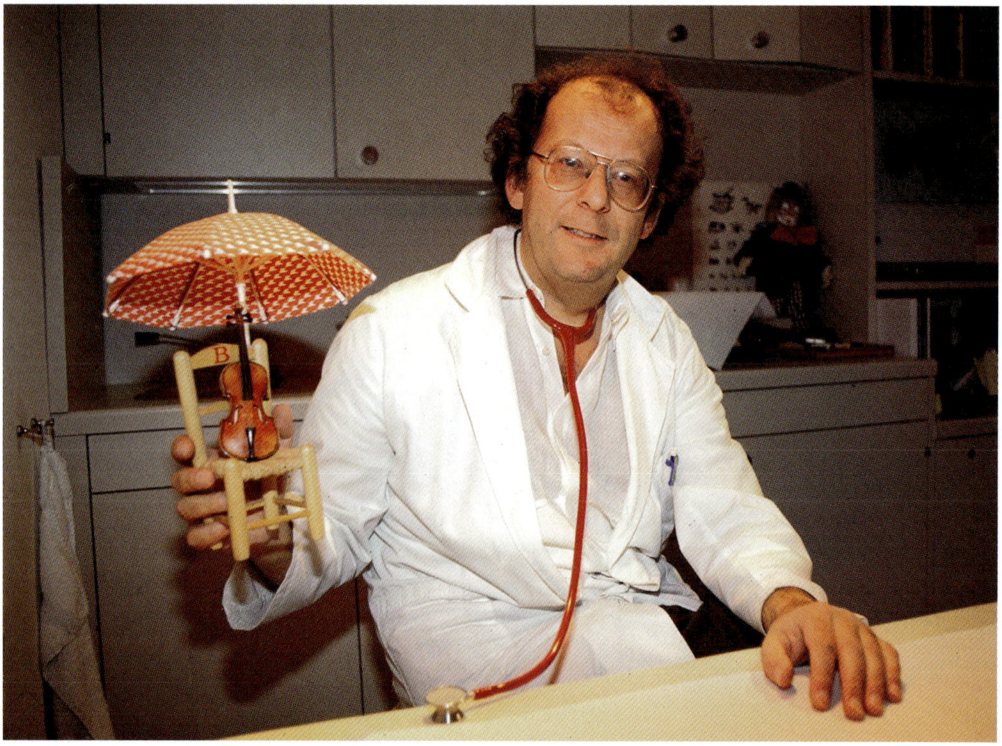

Den Müttern genau zuhören und die Kinder mit einem Karussell oder seinem Mini-Cello aufmuntern ist Richner stets wichtiger als der Papierkram.

ben. Er hat meist gewartet bis am Abend und dann alle aufgeschrieben, manchmal 30 am Tag. Und: Es hat immer alles ganz genau gestimmt! Allerdings hat er manchmal in der Rubrik ‹Gespräch mit der Mutter› einfach einen Frauenkopf mit Sprechblase gezeichnet.»

Beat Richner fuhr regelmässig über die Mittagszeit ins Seefeldquartier, setzte sich im Restaurant Conti gleich hinter dem Opernhaus zu befreundeten Musikern, Sängerinnen und Sängern, Dirigenten oder zu Journalisten aus den benachbarten Medienhäusern Ringier oder NZZ, mit denen er gerne Medienkritik betrieb. Gerne traf er sich dort mit seinem Zahnarzt, Dr. Urs Loosli, einer prägnanten Figur des Seefeldes: schlanker Mann mit Brille, graue Langhaarfrisur, Schnauz und Tabakpfeife; oder mit Georges Müller, einem Reisefachmann, mit NZZ-Redaktor Andreas Honegger, mit Rechtsanwalt Hansjörg Hug (Nobel & Hug) oder mit Ebi Müller, Textchef beim SonntagsBlick.

Der Kinderarzt wohnte in einer kleinen Villa, die an der Krönleinstrasse am Zürichberg und im Besitz der Familie Lusso (Glacen) war, fuhr einen Mercedes Break, die Praxis florierte, das Bühnenprogramm kam gut an, die Freizeit verbrachte er in der Oper, mit eigenen Auftritten oder beim Lesen und Musizieren. Kurz: Er konnte mit seinem Leben glücklich und zufrieden sein. Doch da war immer der Gedanke an das Kinderspital in Kambodscha und an die Kollegen, die er zurücklassen musste. In der Hosentasche hatte er immer noch den Schlüssel zum Spital.

Die Premiere von «Lulu» in Paris

Es war die Freundschaft mit einem Opernsänger, die ihn wieder mit Kambodscha in Berührung brachte. Jedes Mal wenn Tenor Peter Straka irgendwo Premiere hatte, versuchte Beat Richner, ihm nachzureisen. Er folgte ihm bis zu dessen Met-Debüt in New York, flog zu einer Premiere seines Freundes am 25. Februar 1991 hin und am nächsten Tag wieder zurück.

Zur Premiere von «Lulu» am 27. September 1991 im Pariser Théatre du Châtelet ging Susanna Cohen Straka allein. Beat war verhindert, wünschte seinem Freund noch toi, toi, toi und Susanna eine schöne Reise.

Als Susanna am Flughafen Kloten eincheckte, stand plötzlich Richner hinter ihr und fragte: «Ist hier noch frei?» Richner hatte sich im letzten

Moment noch freigenommen und sich zur Mitreise entschlossen. Die beiden nahmen in Paris ein Taxi in die Stadt, am Steuer sass ein kambodschanischer Chauffeur, der von der Friedenskonferenz sprach, die gerade mit dem König von Kambodscha in Paris stattfand.

Nach dem Kollaps des kommunistischen Blocks hatte sich Vietnam als Besatzungsmacht aus Kambodscha zurückgezogen, 20 Regierungen trafen sich in Paris, um unter der Ägide der UNO die zerstrittenen Parteien aufzufordern, eine Koalitionsregierung zu bilden. Im Jahre 1993 sollten dann unter der Aufsicht einer UNO-Verwaltung namens UNTAC (United Nations Transitional Authority in Cambodia) die militanten Gruppen entwaffnet und freie Wahlen durchgeführt werden. Das Land war ab sofort wieder zugänglich für Ausländer. Auf diesen Moment hatte Beat Richner seit Jahren gewartet.

In Paris war auch der kambodschanische König Norodom Sihanouk. In diversen Artikeln wurde seither die Geschichte erzählt, Beat Richner habe an dieser Friedenskonferenz den König getroffen und ihm berichtet, dass er gerne zurück nach Phnom Penh ins Spital Kantha Bopha kommen möchte, worauf der König ihm auf einem Zettel den Auftrag notiert habe, nach Phnom Penh zu kommen, um das baufällige Kinderspital wiederaufzubauen.

«Im Taxi hat Beat beschlossen, nach Kambodscha zu fliegen»

Susanna Cohen Straka, die mit ihm in Paris war und später die engste Mitarbeiterin Richners wurde, dementiert diese Version kategorisch: «Die Zeit reichte gar nicht für einen solchen Besuch, und man kann nicht einfach in eine Friedenskonferenz reinmarschieren und eine Unterredung mit einem König verlangen.» Beat, Susanna und Peter gingen nach der Opernaufführung noch in ein Restaurant, und frühmorgens gings wieder per Taxi zum Flughafen, wiederum war ein Kambodschaner am Steuer. «Und hier, auf dieser Heimfahrt, hat Beat beschlossen, so rasch wie möglich wieder nach Kambodscha zu fliegen und zu schauen, wie es im Kinderspital aussieht», sagt Susanna Cohen Straka.

Richner war einer der ersten Ausländer, die ein Visum für die Einreise nach Kambodscha beantragten. Er wollte die Weihnachtsferien nutzen, um sich in Phnom Penh umzusehen.

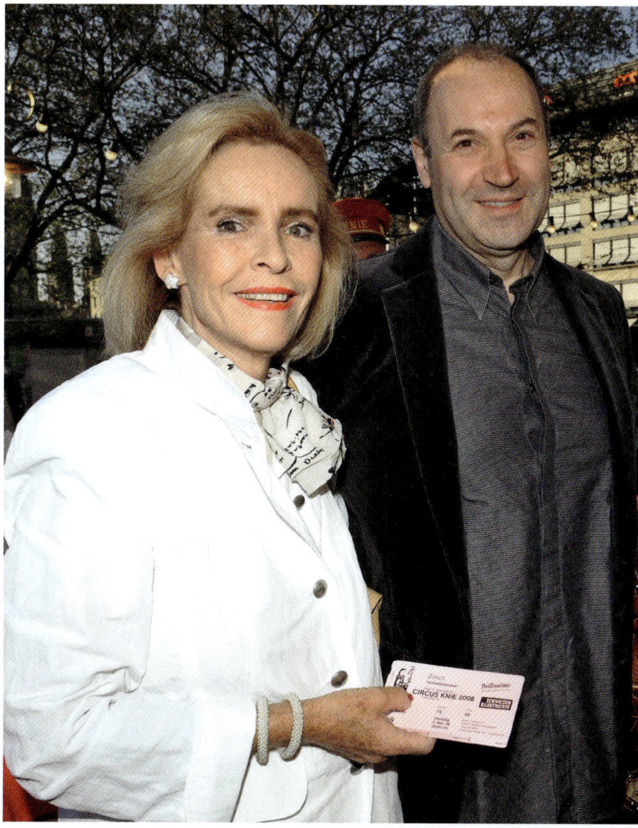

Beste Freunde von Beat Richner: Susanna Cohen Straka und Ehemann Peter Straka.

Und hier kommt der Autor dieses Buches selbst ins Spiel: Am 3. April 1991 gebar meine Frau Mara unseren ersten Sohn Pierangelo im Spital Hirslanden, und zu meiner Überraschung kam Beat Richner im weissen Arztkittel zur Prüfung des Neugeborenen. Ich kannte ihn natürlich als Beatocello und regelmässigen Gast des Restaurants Conti, wo er schon Jahre vorher, als ich noch Chefredaktor vom SonntagsBlick war, regelmässig mit meinem Textchef Ebi Müller über Gott, die Welt und die Medien diskutiert hatte.

Richner wurde wie selbstverständlich unser Kinderarzt, wir besuchten seine Praxis mehrmals. Kurz vor Weihnachten sassen wir mit dem Baby vor seinem Pult, auf dem ein kleines Karussell prangte. Meine Frau fragte eher beiläufig, was er denn über Weihnachten vorhabe. Da erzählte er uns von Kambodscha und dass er dort das Kinderspital Kantha Bopha wiederaufbauen möchte, das er vor fünfzehn Jahren Hals über Kopf verlassen musste. Ich fragte ihn, wer das denn finanzieren solle, Kambodscha sei doch mausarm.

Da meinte er: «Ach, es gibt genug Geld in Zürich, ich werde die Banken, die Versicherungen und die reichen Leute fragen, und der Bund wird sich sicher auch engagieren.» Als Chefredaktor der Schweizer Illustrierten mit Erfahrung in Sachen Geldsammlungen für gute Zwecke meinte ich nur: «Ich glaube, Sie sind da zu optimistisch. Ich denke, es wird Ihnen niemand was geben, schon gar nicht die Banken und die Reichen. Es sind immer die einfachen Leute, die spenden, oder Reiche, von denen man nie gedacht hätte, dass sie es sind.» Da fiel mir meine Frau Mara ins Wort und sagte: «Mach doch mal etwas Vernünftiges mit deinem Blatt. Du kannst doch einen Spendeaufruf für Dr. Richner machen.»

Kantha Bopha I

Keine schlechte Idee. Ich gebe zu, dass ich das Projekt des Musikclowns und Kinderarztes für recht verrückt hielt, aber eine gute Geschichte war es allemal, als Kinderarzt hat er mich immer beeindruckt, vor allem mit der Ernsthaftigkeit, mit der er den Müttern zugehört hat.

Ich hatte ihn mal gefragt, ob es ihn nicht nerve, diesen wohlstandsverwöhnten Müttern vom Zürichberg zuhören zu müssen, die immer meinen, ihr Kind habe irgendetwas Schlimmes und die fürs kleinste Wehwehchen zum Kinderarzt rennen. Er korrigierte mich sofort: «Die Mütter haben immer recht, sie stehen dem Kind am nächsten und merken sofort, wenn etwas nicht stimmt, wir hören deshalb immer sehr genau auf die Mütter.» Ich habe das demütig zur Kenntnis genommen.

Von seiner Erkundungsreise nach Kambodscha kam Richner mit dem Auftrag des Königs und des Gesundheitsministeriums zurück, Kantha Bopha wieder aufzubauen: Am 5. Februar 1991 unterzeichnete er ein «Memorandum of Understanding» zwischen dem Gesundheitsministerium und der Stiftung für kambodschanisch-schweizerische Partnerschaft in Pädiatrie, die noch kaum gegründet war.

Von den Ärzten, mit denen er in den 70er-Jahren zusammengearbeitet hatte, traf er nur einzelne wieder. Unter Pol Pot wurde jeder, der eine Brille trug, umgebracht. Von 953 Ärzten sind 900 umgebracht worden. Kaum vorstellbar dieser Massenmord.

Der erste Spendenaufruf in der Schweizer Illustrierten

Am 26. Februar 1991 publizierte ich in der Schweizer Illustrierten eine grössere Reportage über den Zürcher Kinderarzt, der wild entschlossen war, ein darniederliegendes Kinderspital im fernen, vom Krieg zerstörten, mausarmen Land Kambodscha wieder aufzubauen – und forderte die Leser zum Spenden auf. Das sei die einzige Möglichkeit für den Arzt, seine Arbeit in Kambodscha zu beginnen.

Die Story schlug ein. Der Aufruf der Schweizer Illustrierten hat ganze 60000 Dollar zusammengetragen. Richner konnte am 27. März in Zürich seine Stiftung gründen, deren erster Präsident er selbst war, Vizepräsidenten wurden Rechtsanwalt Hans-Jürg Hug (von Nobel & Hug) und Dr. Fredi Löhrer. Richners

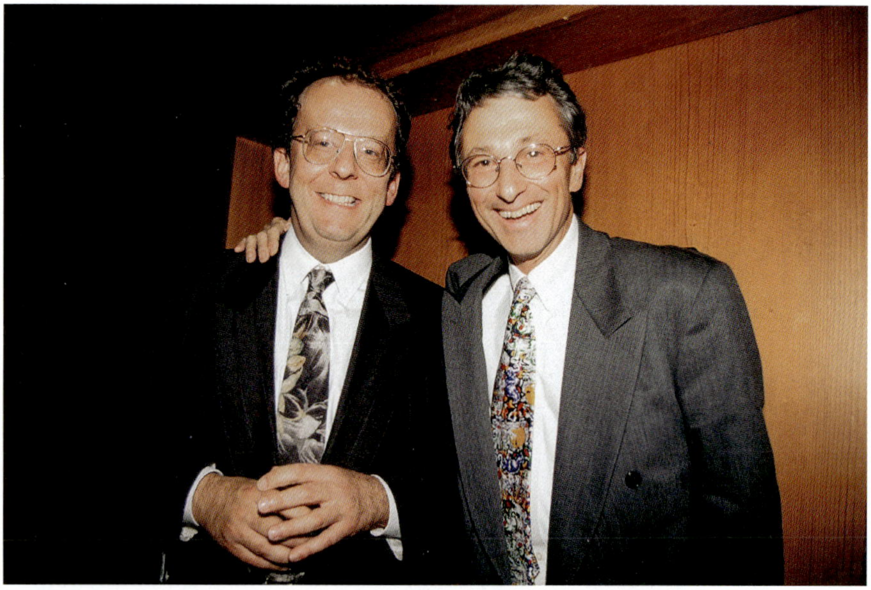

Beat Richner mit dem Autor Peter Rothenbühler, 1994.

Studienfreund Dr. Peter Wiesendanger wurde Quästor, der pensionierte Direktor des Kinderspitals, Professor Dr. Adi Fanconi, und der Kinderarzt Dr. Ulrich Lips vom Kinderspital sowie meine Wenigkeit waren auch von Anfang an dabei.

Das Präsidium gab Richner schon bald an Heini Wiki von Ernst & Young ab, der Quästor wurde schon bald durch die Treuhandfirma Intercontrol

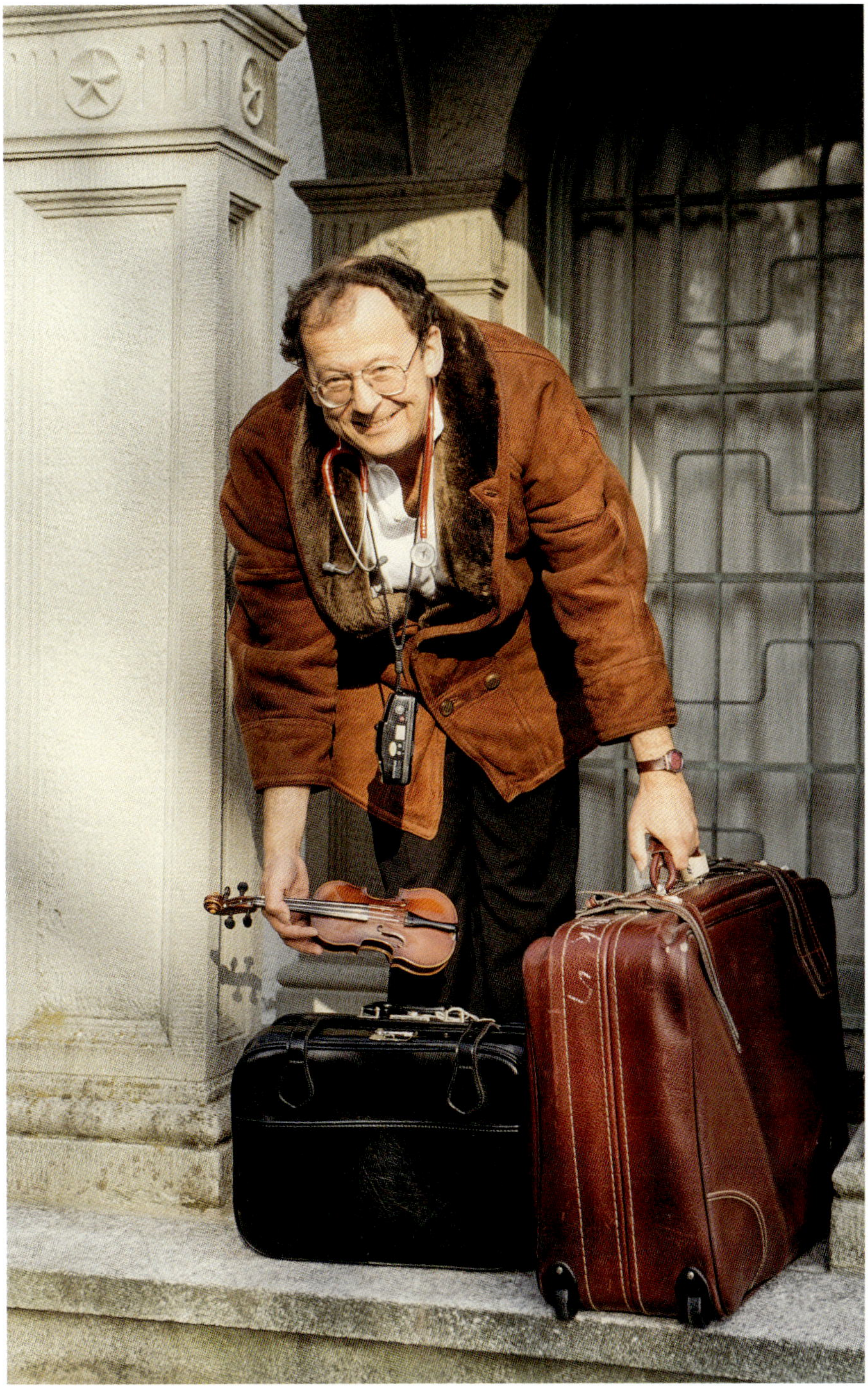

Kurz vor der Abreise nach Kambodscha. Im Gepäck die ersten Spendengelder in bar.

abgelöst, und als wichtiges Mitglied trat Susanna Cohen Straka bei, die für Richner als Assistentin auf Distanz waltete, ihm sämtliche Sorgen abnahm, die ihn als Schweizer betrafen.

Im April 1991 reiste Richner definitiv nach Kambodscha. In der Tasche die 60000 Dollar der Schweizer-Illustrierte-Leser – in bar! Es war nicht möglich, das Geld sicher von Bank zu Bank zu überweisen. Ohne dieses Grundkapital hätte die Renovation des Spitals nicht beginnen können. Er annullierte noch schnell die Bestellung eines eleganten Mercedes-Sportcoupés. Den Aktenberg auf seinem Pult der aus Zeugnissen für die Invalidenversicherung und für die Krankenkassen bestand, übergab er seinem Praxispartner Löhrer mit den Worten: «Das kannst du einfach wegwerfen, es ist nur Papier.» Der gewissenhafte Löhrer brauchte dann allerdings mehrere Wochen, um den Aktenberg im Sinne der Versicherungen abzutragen.

Höchstens fünf Jahre wollte er in Kambodscha bleiben. Er dachte sogar, dass er nach zwei Jahren wieder nach Zürich zurückkehren könnte, deshalb hat er seine Praxis und sein (gemietetes) Haus an der Krönleinstrasse nicht aufgegeben. Doch bald stellte sich heraus, dass diese Rechnung nie aufgehen konnte. Aus fünf sind 27 Jahre geworden. Aus einem Spital sind fünf geworden, mit Maternité, Kongresszentrum und allem Drum und Dran. Es waren nicht nur die vielen kranken Kinder, die ihn motivierten, ständig weiterzumachen, es war vor allem das Geld.

Die grösste Sorge: das fehlende Geld

Das Geld für die Bauten, Löhne und den Unterhalt kam ausschliesslich aus der Schweiz, die Regierung des ausgebluteten Landes verfügte über kein entsprechendes Budget. Der Bund und seine Direktion für Entwicklung und Zusammenarbeit (DEZA) wollten das Projekt zunächst nicht unterstützen. So war von Anfang an die grösste Sorge des Kinderarztes die Suche nach Geld. Sie blieb für ihn eine quälende Obsession bis zum Lebensende. Er fand es immer zutiefst ungerecht, dass er für die Arbeit, die er in Kambodscha leistete, betteln musste, er hat das immer wieder gesagt, in Interviews, bei den Konzerten: «Das ist demütigend, es machte mich fertig.»

Doch er musste einsehen, dass ohne ihn und sein Cello das Geld nicht mehr fliessen würde. Er war die Marke. Die Glaubwürdigkeit. Die gute Story.

Wegen ihm spendeten die Leute. So musste er wohl oder übel in Kambodscha bleiben und mehrmals pro Jahr mit dem Cello, das er «meine Frau» nannte, in die Schweiz kommen, um im Kloster Einsiedeln, im Grossmünster Zürich, im Hotel Beau-Rivage in Genf, im KKL in Luzern, in Chur, im Tessin, im Wallis, in der Kathedrale Lausanne und in einer jährlichen Gala im Zirkus Knie Cello zu spielen, über seine Arbeit zu berichten und um Geld zu betteln. Die Thai Airways reservierte für seine «Frau» jeweils einen zusätzlichen Sitz im Flieger. Die Swissair wollte ihn ursprünglich zu einem ihrer Botschafter machen, doch dann kam das Grounding…

Die Idee, man könnte jährlich eine Gala im Zirkus Knie organisieren, hatte Stiftungsratsmitglied Max Wiener (ab 1993), ein Altmeister der Schweizer Werbung. Die Familie Knie, mit Beat schon lange befreundet, machte gerne mit, die Gala fand jeweils Anfang Mai während des Zürcher Gastspiels statt.

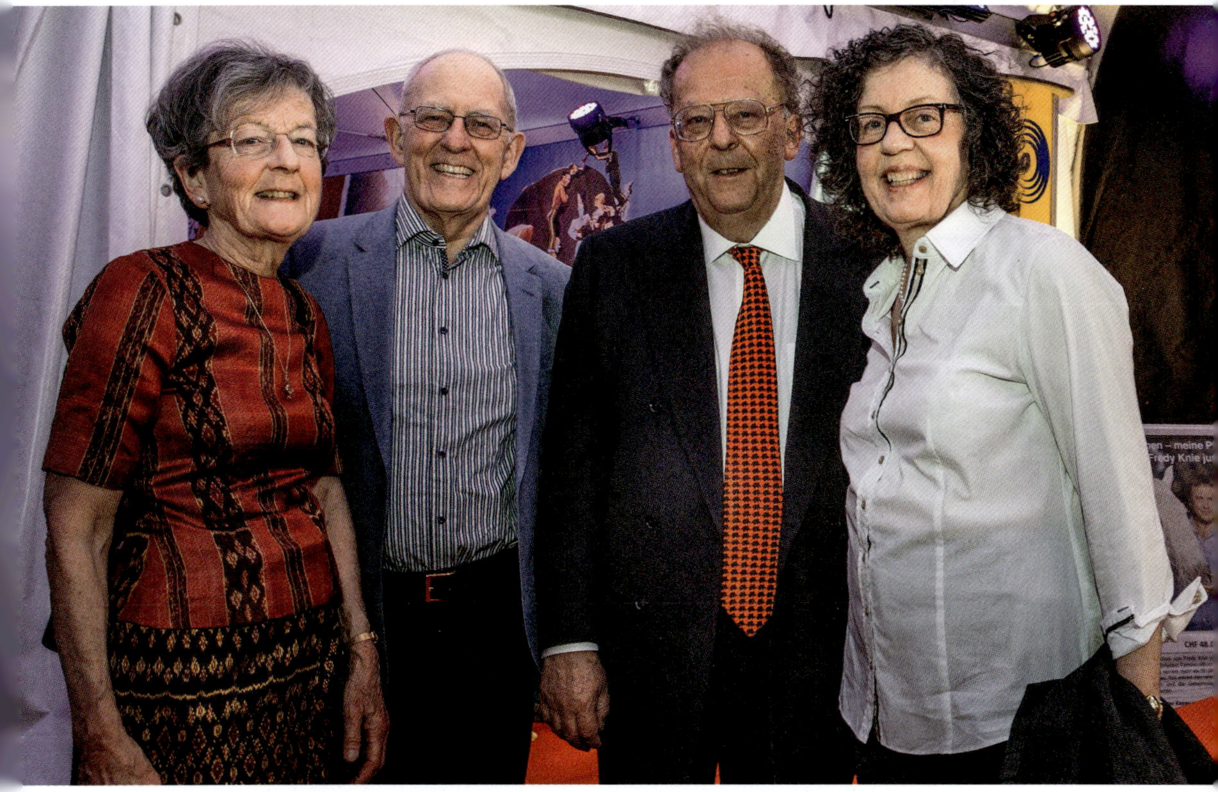

Mit seinen Geschwistern bei der Knie-Gala, von links: Annaregula Lutz-Richner, Christian Richner und Katharina Fahrenkamp-Richner, 2015.

Die Familie Candrian von der Bahnhofgastronomie spendete den Champagner zum Apéro. Ein Komitee von prominenten Unterstützerinnen wie Barbara Frey (Gattin von Automobil-König Walter Frey), Yvonne Estes-Bär, Annina Müller-Bodmer und Helen Zimmer organisierten zusammen mit ihren Kindern die Verteilung von diversen Häppchen. In der Vorstellung trat Beat Richner mit seinem Cello auf, spielte ein paar von seinen Liedchen und berichtete vom Spital.

Die Schweizer Illustrierte unterstützte Beat Richner ununterbrochen über dreissig Jahre hinweg mit regelmässigen Reportagen und Spendenaufrufen. Jedes Jahr flog ein Reporterpaar nach Kambodscha und brachte die neusten Bilder und Interviews zurück. Die Reporterinnen Nina Siegrist und Christine Zwygart sowie die Fotografin Monika Flückiger besuchten Richner und seine Spitäler mindestens je ein Dutzend Mal, sie wurden zu wichtigen Bezugspersonen für den Arzt: Wöchentlich rief Dr. Richner Nina Siegrist oder Christine Zwygart morgens früh an und wollte wissen, wie das Wetter in der Schweiz ist und ob es neuen Polit-Tratsch aus Bern gab.

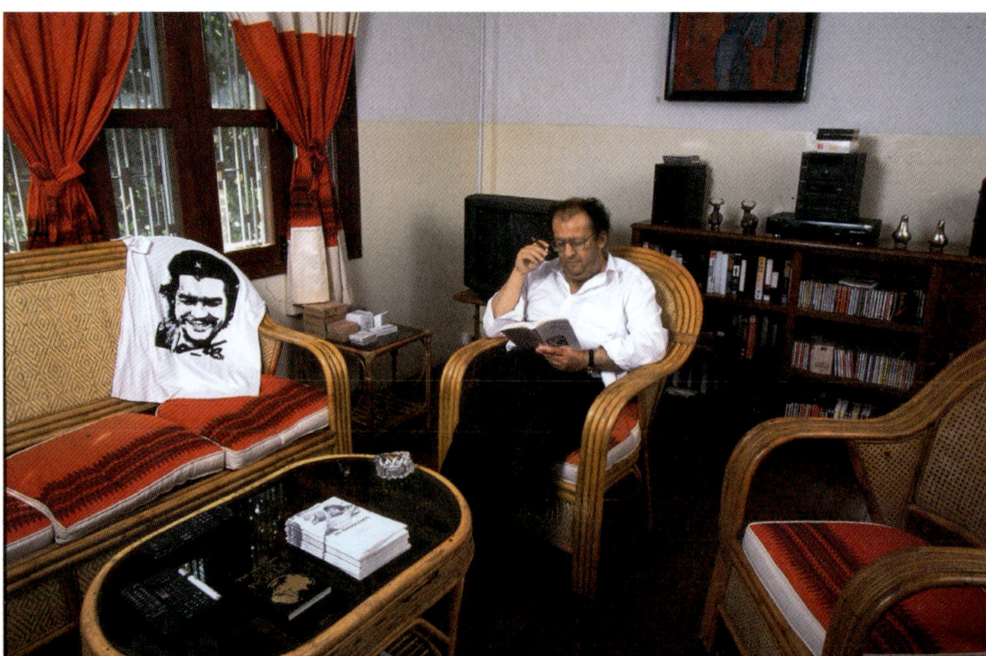

Ein seltener Anblick: Richner geniesst ein wenig Freizeit beim Lesen in seinem Mietshaus in Phnom Penh, 2000.

Die SI-Reporterinnen gehörten zu den wenigen Personen, denen der Kinderarzt sein Haus in Phnom Penh gezeigt hat: ein zweistöckiges Gebäude, im Parterre eine Küche, die er nie gebraucht hat, im ersten Stock ein grosser Raum, in dessen Mitte er sein Bett eingerichtet und den er mit Vorhängen abgeschirmt hatte, ein Tisch, ein Stuhl, eine Bibliothek und das Cello, alles recht karg, einfach und praktisch. Er las viel, vornehmlich politische Literatur wie die Memoiren von Kissinger oder den Bonjour-Bericht zum Zweiten Weltkrieg und viele Krimis. Zuletzt las er «Zwei Männer am Strand», ein imaginäres Gespräch zwischen Churchill und Chaplin. «Er fand, das sei das beste Buch, das er seit Ewigkeiten gelesen habe.» (Siehe auch Gespräch mit den SI-Reporterinnen ab S. 204.)

Beat Richner war auch später immer recht findig in Sachen Geld sammeln: Er erfand (für den Bau von Kantha Bopha IV) die berühmte «Zwänzgernötli-Aktion», bei der in jeder Poststelle ein Einzahlungsschein mit einem Flyer aufgelegt wurde, auf dem Richner beschrieb, was man mit zwanzig Franken schon alles machen kann, um kranke Kinder zu pflegen, heilen und impfen. Die bewusst tief angesetzte Barriere für einen Spenderentscheid hatte positive Folgen: Die Leute konnten nicht anders, als den Schein auszufüllen. Die meisten setzten noch eine Null oder zwei oder drei dahinter. Ein voller Erfolg.

Auch eine Idee von Richner, die Spenden brachte: Die Textinserate in den grossen Tageszeitungen, ohne Bilder, eine Art persönliche Briefe, in denen er erklärte, wie viele Patienten behandelt werden konnten und welche Krankheiten die grössten Probleme darstellten. Diese Transparenz war und ist einmalig im Spende- und Hilfswesen. Sie hat sich bei der Schweizer Bevölkerung sehr positiv ausgewirkt: Hier weiss man, wohin das Geld geht.

Genau das wollte Dr. Richner garantieren: Jeder Rappen geht direkt ins Spital. Allerdings geriet er dadurch in Konflikt mit der kambodschanischen Regierung und der Regierung in Bern. Es entspricht internationalen Gepflogenheiten, dass Hilfsgelder zuerst an die Regierung gehen, wo dann meist ein Teil unter mysteriösen Umständen verschwindet.

Richner bestand von Anfang an darauf, dass alles Geld von seiner Stiftung in Zürich verwaltet und nur von dieser, ihm selbst und seinem Buchhalter in Kambodscha, Denis Laurent, ausgegeben werden durfte. Auf die daraus folgenden nervenzermürbenden Konflikte mit Regierung, Gesundheitsministerium und mit den Schweizer Regierungsstellen, die den kambodschanischen Standpunkt verteidigten (verteidigen mussten?) kommen wir noch zurück.

Der erste Mitarbeiter vor Ort: Laurent Gross

In Phnom Penh logierte Richner zunächst im «Cambodiana», dem damals einzigen grossen Hotel der Stadt, wo auch alle Botschafter und Chefs von Hilfsorganisationen wohnten, auch die Leute vom IKRK. Beim Abschiedsfest des Koordinators des IKRK traf Richner seinen ersten Mitarbeiter, den Schweizer Bauspezialisten Laurent Gross, einen Walliser, der in Lausanne aufgewachsen war.

Ein Jahr später kamen die Krankenschwestern Irma Hug und Danielle Storrer und der Schweizer Kinderarzt Dr. Peter Studer aus Reinach dazu. Studer war der Erste, mit dem Dr. Richner noch in der Schweiz eine Zusammenarbeit vereinbart hatte, er wurde dann der wichtigste Mitarbeiter und Berater Richners, später sein Stellvertreter, heute ist er sein Nachfolger als Leiter der Spitäler. Auch er ein Glücksfall.

Aber zuerst zu Laurent Gross: Er war ursprünglich Laborant, Spezialist für erneuerbare Energien und bioklimatische Architektur, hatte in verschiedenen Ländern Spitäler wieder aufgebaut, war in Kabul, Somalia und zuletzt drei Jahre in Kambodscha, wo er beim IKRK zum Departement «Sanitation» gehörte, das heisst die Probleme der Wasserversorgung, der Abwasseraufbereitung, der Elektrizitätsproduktion und der Abfallverwertung lösen half. Er beherrschte die Sprache des Landes, Khmer.

«Ich hörte von diesem Doktor, der Cello spielt und das Kinderspital Kantha Bopha wieder aufbauen will, und war natürlich sehr skeptisch, denn es kamen viele seltsame Figuren nach Kambodscha, verkrachte Existenzen, vor allem aus Frankreich, die hier neu anfangen wollten. Eines Tages habe ich ihn getroffen, beim Abschiedsfest für den Koordinator des IKRK. Wir haben uns guten Tag gesagt, und er hat zwei Stunden lag nonstop auf mich eingeredet. Ich merkte, dass er keinesfalls ein ‹Farfelu›, ein Wirrkopf war, nein, der wusste, wovon er sprach, hatte ein klares Konzept.»

Richner fragte Gross, ob er mal die Arbeiten des Wiederaufbaus von Kantha Bopha anschauen möchte, die damals von einem Ingenieur des Gesundheitsministeriums geleitet wurden. Gross machte einen Rundgang, zog sich mit Richner in ein Büro zurück und eröffnete ihm: «Docteur, ich bin schockiert. So wie die das machen, wird das Spital nie funktionieren, sie machen das wie eine Villa, eine schlecht konzipierte Villa, die Volumen sind falsch berechnet, das Gefälle der Abwasserleitungen, die Klärgruben, die

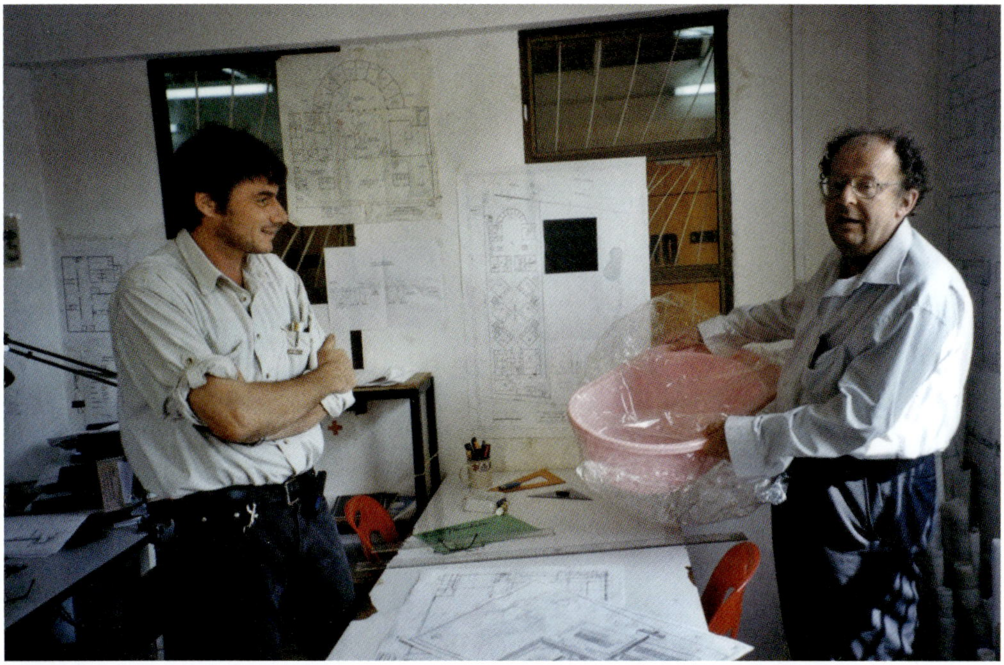

Laurent Gross, der erste Mitarbeiter, hat auf dem Markt kleine Badewannen gefunden. Der Biologe und Baumeister konzipiert zusammen mit Richner die Spitäler und führt die Bauarbeiten.

Elektrizität, das ist alles reine Bastelei, darin wirst du nie ein Spital führen können. Ohne korrekt eingerichtete Elektrizität, ohne einwandfreie Wasserversorgung kannst du dein Spital gleich schliessen.»

Gross wusste aus Erfahrung, dass sich ein Spital auch baumässig keine Fehler leisten darf. «Hier ist alles essenziell. Wenn es eine Panne gibt, weil die Konzeption falsch war, kann man Patienten verlieren».

Richner fragte den gross gewachsenen, temperamentvollen Walliser mit der wilden Frisur und den stechenden Augen, der seine Zigaretten selber drehte, ob er mit ihm zusammenarbeiten wolle. Gross kam, installierte ein kleines Büro und übernahm die Bauführung. Ohne Vertrag, einfach im gegenseitigen Vertrauen. «Er fragte, wieviel ich koste. Wir fixierten einen Tagestarif, der war ganz korrekt, und wir fingen an.»

«Wir waren zu zweit, ganz allein. Ich habe meine Arbeit für Kantha Bopha auf etwa ein Jahr veranschlagt, danach würde ich Kambodscha verlassen. Doch ich war kaum einmal ein paar Monate weg und bin wiedergekommen, um für ihn zu arbeiten.»

«Es gäbe kein Kantha Bopha ohne Laurent Gross. Er ist zwar nicht Architekt, aber er hat alle Pläne gemacht und sagte: ‹Architekten vergessen oft, dass es in den Gebäuden Menschen gibt mit Bedürfnissen.› Hier haben wir zuerst an die Bedürfnisse der Kranken gedacht, an das Kind und die Mutter, und dann gebaut.»

Beat Richner

«Es war ein Albtraum»

Heute, wo Hochhäuser, moderne Hotels und eine ganze Reihe chinesischer Casinos die Skyline von Phnom Penh prägen, kann man sich kaum mehr vorstellen, wie prekär die Situation damals auf dem Baumarkt war.

«Es war ein Albtraum», sagt Laurent Gross. «Das wenige Material, das wir fanden, war von einer furchtbaren Qualität, Ausschuss, einfach scheisse, sorry; aber es war so. Das Zeug kam aus China und Vietnam und war nicht gut. Ich kannte jemanden in Thailand, der mir half, bessere Ware zu bestellen. Ich ging tausend Mal auf den Markt hier, habe gesucht, was am wenigsten schlecht war, aber die Ziegel zum Beispiel, die in Kambodscha gemacht wurden, waren nichts wert. Nur die Backsteine konnte man brauchen. Und die Farben waren verdünnt. Sie machten aus einem Kessel Farbe drei, indem sie sie mit Benzin verdünnten, die Farbe, die wir auftrugen, war nach drei Tagen wieder weg. Es war zum wahnsinnig werden.»

Und es wurde nicht besser: Im Bauwesen war die Korruption auch zehn Jahre später immer noch omnipräsent. «Selbst, wenn du danebenstehst, vom Morgen bis am Abend, gelingt es ihnen, hier oder da zu sparen, es geht nur um den Gewinn.»

Am schlimmsten seien die Ausländer gewesen, ein paar Franzosen, denen man tendenziell eher vertrauen möchte, weil sie Europäer sind, aber denkste: «Nach Kambodscha kommen viele Sozialfälle, die keinen Ausweg mehr sehen. Die bauen dann hier ein Unternehmen auf und denken, sie sind nun unter sich, und machen dann was sie wollen.»

Laurent Gross wählte seine Arbeiter selbst aus Handlanger fand er jeden Tag vor dem Tor: Bis zu fünfzig Männer und Frauen standen jeweils Schlange und bettelten um Arbeit. Als Vorarbeiter wählte er Leute vom IKRK, die er abwerben konnte, natürlich mit dem Einverständnis des IKRK. Diese empfahlen ihm wiederum andere, möglichst verlässliche Leute. Aber es gab immer wieder «Nieten», auch unter den Ausländern, die entlassen werden mussten: «Ich versuchte, so anspruchsvoll wie möglich zu sein, was die Qualität anbelangt, habe alle dauernd kontrolliert. Wenn du das nicht machst, wird geschlampt, und es kommt nicht gut.»

Den Lohn gab er jedem Einzelnen bar in die Hand, alle fünfzehn Tage. Über sein Beziehungsnetz fand er auch einen Elektriker, «der ganz einfach exzellent war». Ihm hat er gesagt, wo welche Apparate hinkommen, und der Elektriker hat alles selbst eingerichtet, perfekt und ohne Fehler.

Auch für andere lebenswichtige Bereiche wie die Sanitär- und Rohrleitungsarbeiten waren ihm nur die besten Fachleute gut genug: «An das ganze System der Klärgruben, die Verteilung des Wassers, die Evakuation darf man niemand anders ranlassen. Wenn es eine verstopfte Toilette gibt und dadurch die Wasserflüsse eingeschränkt werden, kann es zur Katastrophe kommen. Wenn der Betrieb der Intensivstation nur eine Stunde blockiert ist, können Kinder sterben.»

«Zum Glück sprach ich Khmer»

Wer nicht gut arbeitete oder faulenzte, flog raus. In Siem Reap musste Laurent Gross einmal 200 von insgesamt 700 Leuten entlassen, «weil sie einfach nur herumstanden und nichts machten». Leute zu entlassen, war nicht ungefährlich. Gross erhielt Todesdrohungen, hatte aber seine eigene Methode, darauf zu antworten: Er verbreitete die Nachricht, dass bei der nächsten Drohung der Bau eingestellt und alle Leute entlassen werden würden. Das genügte. Zur Sicherheit stellte er zwei bewaffnete Wächter an und befahl seinen führenden Leuten, eine Zeit lang zu Hause zu bleiben und abzuwarten, bis sich alles beruhigte. Bei der Entlassung und Auszahlung der 200 Leute wurde er von einem Wächter mit Kalaschnikow begleitet. «Da kam einer mit einer Machete, die er bei mir auf den Tisch legte, und er schaute mir direkt in die Augen. Das waren schon bedrohliche Szenen.»

«Zum Glück spreche ich Khmer. Wenn man die kambodschanischen Mechanismen nicht kennt, kann man Probleme kriegen. Es ist hier sehr hart, es gibt viel Gewalt, und die Korruption ist allgegenwärtig.»

Auf der Baustelle wurde jeweils von sieben bis elf und von dreizehn bis siebzehn Uhr gearbeitet, anfänglich sieben Tage die Woche, das galt auch für den Chef. «Du hast kein soziales Leben mehr, du arbeitest nur. Wenn du mehrmals bei den Tempeln von Angkor Wat warst, den Steinhaufen, wie Beat sagte, hast du keine andere Möglichkeit mehr, dich kulturell abzulenken. Wenn du von der Arbeit heimkommst, hast du keine Lust mehr auszugehen. Ich habe meine Abende mit Lesen verbracht.» Abwechslungsweise zu Hause und in der «Zanzibar» in Siem Reap.

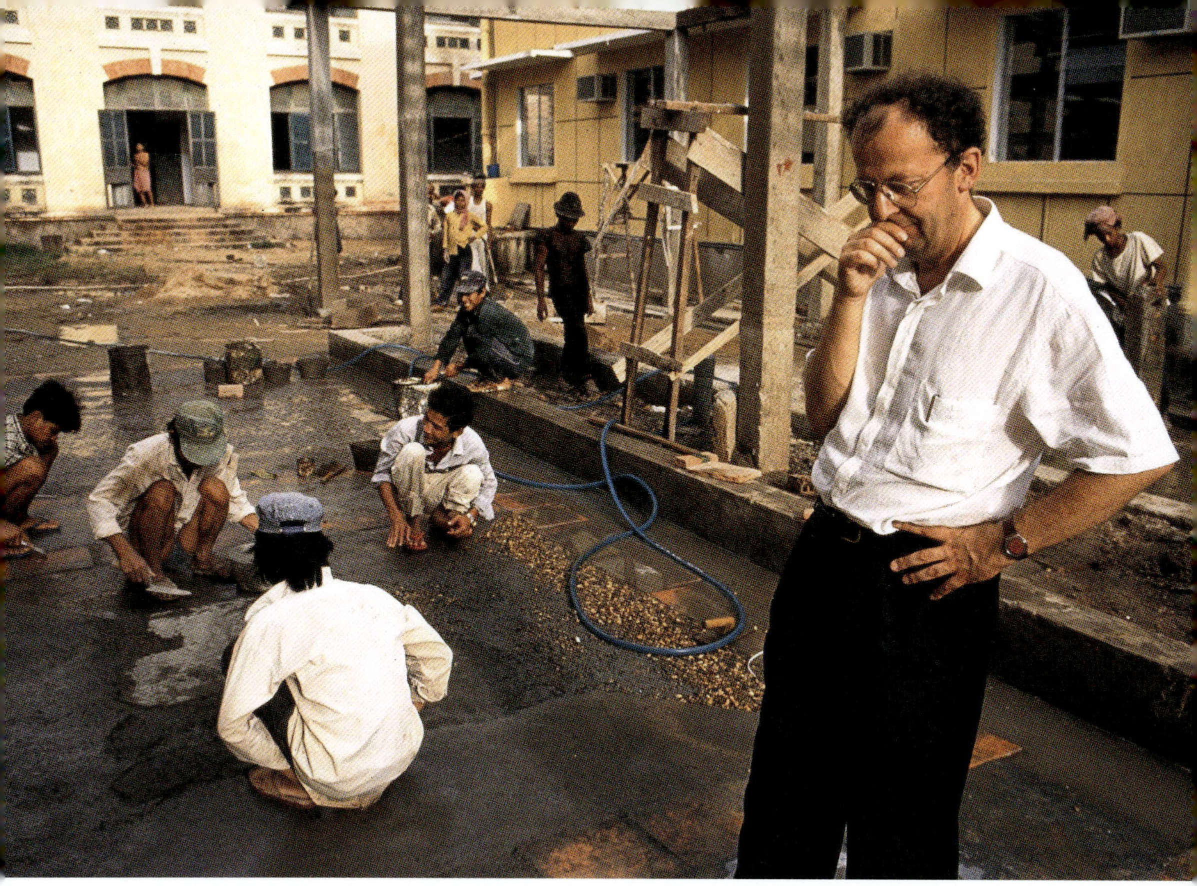

Hat er an alles gedacht? Richner beim Wiederaufbau des Spitals Kantha Bopha I, 1992.

Nach einem Jahr in Phnom Penh wollte Laurent Gross eigentlich heimfahren, aber «mit Beat langweilt man sich nie», lacht er. «Er hatte dauernd neue Projekte. Als wir mit Kantha Bopha I fertig waren, sagte er: ‹Jetzt machen wir Kantha Bopha II.› Und als er ein Terrain in Siem Reap für ein Spital bekam, fragte er mich, ob ich das auch machen möchte. Ich habe natürlich nicht abgelehnt, und wir begannen mit den Arbeiten im Norden.»

«Als das Spital Jayavarman VII in Siem Reap fertig war, bin ich heimgeflogen und habe mal zwei Monate freigenommen. Dann rief er mich an und sagte, er werde eine Maternité bauen, ob ich komme. Ich war bei mir in Frankreich, in meinem Haus bei Uzès, konnte im Garten Côte de Bœuf grillieren und Pétanque spielen und hatte Chantal kennengelernt. Le bonheur!»

Doch wieder verpflichtete er sich fürs Weitermachen – und flog nach Siem Reap.

Die Menschen arbeiten, kochen und waschen anders

Worauf kommt es eigentlich an beim Spitalbau? Man darf keine Kompromisse machen, nur weil man in einem armen Land ist: «Ein Operationssaal muss überall auf der Welt gleich funktionell und sauber sein, ein Scanner braucht auch überall die gleiche Umgebung. Der menschliche Körper ist überall gleich», sagte Beat immer wieder. Also ist ein Operationssaal in Phnom Penh mit einem OP in Neuenburg vergleichbar? «Ich habe in der Schweiz OPs gesehen, die eine Katastrophe waren», lacht Gross.

Wichtig sei es, den Bedürfnissen der Patienten und des Personals Rechnung zu tragen. Dafür müsse der Baumeister den Leuten gut zuhören: «Ich habe genauso viel Zeit verbracht mit den Leuten, die die Böden putzen und für die Hygiene zuständig sind, wie mit den Chirurgen.»

Mit den Kambodschanern gibt es beim Zuhören ein zusätzliches Problem: «Sie sagen gerne sofort, dass etwas gut ist. Sie wollen keine Verantwortung übernehmen, auf keinen Fall kritisieren, weil sie fürchten, die Stelle zu verlieren. Man muss ihnen die Informationen regelrecht aus der Nase ziehen. Ich habe das schnell gelernt und jeweils neue Vorschläge gemacht, bis ich merkte: Ja, so wollen sie es haben.»

Gewisse Bräuche sind anders, die Menschen arbeiten, kochen und waschen in der Hocke. «Sie sind von einer unglaublichen körperlichen Souplesse, wie aus Kautschuk, können stundenlang in der Hocke verharren. Wir schaffen das nur ein paar Minuten», sagt Gross. Die Wäscherei und die Toiletten mussten entsprechend konzipiert werden. Ausser für Behinderte gibts nur türkische Toiletten, ohne Spülung. «Denn selbst auf einer europäischen Toilette machen sie es in der Hocke, stehen einfach auf den Rand.»

Eine Spülung ist zu heikel für Leute, die noch nie eine benützt haben, die geht schnell kaputt. Das Wasser können sie aus einem Eimer schöpfen und ins Loch schütten. Gekocht wird bei den Leuten zu Hause auf dem Land mit einem Brasero am Boden. «Wenn ich den Leuten einen Kochherd mit Induktionsplatten einbauen würde, sähe ich sie am nächsten Tag in der Hocke auf dem Kochherd mit einem Brasero.»

«Er war ein Workaholic, kannte keine Grenzen»

Wie war die Zusammenarbeit mit Beat Richner? «Ich habe dreimal hingeworfen und sofort gekündigt! Weil ich einfach nicht mehr konnte. Wenn du selbst gestresst bist und da einer ist, der dich noch mehr stresst, nervt das. Wenn ihm etwas nicht passte, konnte er sehr hart sein, und manchmal fand ich ihn ungerecht. Da ich auch nicht den einfachsten Charakter habe, kam es zu harten Auseinandersetzungen, aber wir waren nicht wirklich im Konflikt, haben uns nie persönlich angegriffen oder beschimpft.»

«Er war ein ‹bourreau de travail›, ein Workaholic, er kannte keine Grenzen, er hatte eine unglaubliche Arbeitskapazität. Er war immer der Erste am Morgen. Er leitete immer die Morgenkonferenz um sieben, war schon um Viertel vor sieben da. Die Khmer kamen um 6.30 Uhr, um sicher rechtzeitig zu sein. Er war extrem fordernd, auch mit sich selbst, er hat aber die Leute immer respektiert, vom Chefarzt bis zur Putzfrau. Für die Kambodschaner war er eine Art Marsmensch, aber ein Marsmensch, der als Retter gekommen ist. Er hatte eine absolut einmalige Berufsethik, er ertrug unehrliche Leute nicht, er war von einer exemplarischen Aufrichtigkeit, sehr fordernd, aber zum Glück immer mit einem grossen Sinn für Humor.»

«Er war die Lokomotive und wir waren ganz kleine Wagen, die versuchten, ihm zu folgen, manchmal auch zu helfen, ein bisschen Kohle in den Ofen zu schieben und die Weichen zu stellen. Er sah einfach das Leiden der Kinder und wollte so schnell wie möglich alle behandeln können. Er hielt es nicht aus, wenn er Kinder sah, die er nicht behandeln konnte. Da wurde er wahnsinnig.»

Wie hat er denn Laurent Gross dazu gebracht, seine Demissionen rückgängig zu machen? Mit Humor?

«Nein, da war er viel diabolischer. Nach einem grossen Clash, wo ich grün war vor Zorn, in sein Büro ging und Lust hatte, alles zusammenzuschlagen und ihn zu erwürgen, und über dieses Scheissland geflucht habe, sagte ich nur: ‹Diesmal ist Schluss, ich gehe.›, bin in mein Büro zurückgegangen und habe mir einen Tripel-Espresso gebraut, um mich zu beruhigen. Da rief er mich an und sagte: ‹Bonjour Laurent, ça va? Kannst du schnell auf die Intensivstation kommen?› Dort sah ich all die kleinen Kinder, die da liegen wie gekreuzigt, mit Schläuchen überall. Et voilà, da denkst du nicht mehr an eine Demission!»

Die beiden dachten beim Spitalbau immer zuerst an die Bedürfnisse der Kinder und deren Betreuer und an jene des Pflegepersonals: Zum Beispiel hatte Beat Richner die Idee, dass in den Krankensälen die Schwestern und Pfleger an einem Tisch in der Mitte des Saales arbeiten, von wo aus sie jederzeit alle Betten im Blick hatten und auf das geringste Signal reagieren konnten. Er wollte nicht, dass sie sich in ein abgeschlossenes Zimmer zurückziehen.

Natürlich wurden auch Fehler gemacht. So sagt Laurent Gross, dass er in der Aufnahme von Kantha Bopha einen fundamentalen Fehler gemacht habe. Der Eingang und der Ausgang kreuzten sich, nur ein wenig. «Das ging anfangs gut, aber als wir vor zehn Uhr morgens schon 1000 bis 1200 Konsultationen hatten, entstand ein komplettes Chaos. Eines Tages sah ich Irma, die Krankenschwester aus Zürich, wie eine Blumenvase auf einem Tisch mitten in diesem Meer von Müttern mit ihren Kindern stehen. Sie sah sich um wie eine Schiffbrüchige auf einer einsamen Insel, umringt von Haien... Ihr Ausdruck sagte: Es geht nichts mehr. Da bin ich zu Beat gegangen und habe ihm gesagt: ‹Wir müssen das verbessern, wir brauchen nur einen Teil der Mauer zur Apotheke zu entfernen, aber während dieser Zeit müssen wir die Konsultationen schliessen, wir werden Tag und Nacht arbeiten.› Da wurde er wütend und sagte: ‹Das kommt gar nicht infrage, wir können nicht Patienten zurückweisen.› Schliesslich konnte ich ihn überzeugen, und wir haben die Arbeiten an einem Wochenende begonnen und Tag und Nacht gearbeitet. Aber es war ein echter Kampf. Ich kann sagen, dass er nicht oft auf andere gehört hat, wenn es ums Grundsätzliche ging.»

Dr. Peter Studer: Freund, Partner, Stellvertreter, Nachfolger

Das Zweierteam Richner und Gross blieb nur wenige Monate allein. Im August 1992 stiessen die Krankenschwestern Irma Hug, Danielle Storrer und Dr. Peter Studer zum Team. Studers Rolle wurde in der Öffentlichkeit immer leicht unterschätzt, weil er wegen seiner Körpergrösse (193 cm) zwar alle überragte, aber immer darauf bedacht war, im Hintergrund zu bleiben und neben Richner klar die untergeordnete Rolle zu spielen. Studer wurde zum wichtigsten und treusten Mitarbeiter Richners während 27 Jahren.

Ein Tuktuk-Fahrer sagte zu seinem Passagier Dr. Fredi Löhrer: «Wissen Sie, Dr. Richner ist für uns wirklich so etwas wie Buddha.» «Er sieht auch so aus», antwortete Löhrer. «Das haben Sie gesagt», lachte der Tuktuk-Fahrer.

Die beiden waren sich in jungen Jahren nie begegnet. Studer hatte nie etwas von einem Cello spielenden Kinderarzt gehört. Dafür kannte er Kambodscha. Er war von Dezember 1979 bis Februar 1980 drei Monate in den Flüchtlingslagern des IKRK in Thailand stationiert gewesen. Er war sehr beeindruckt, wie das kambodschanische Pflegepersonal mit den kranken Roten Khmer umging, die im Flüchtlingslager Zuflucht gefunden hatten, mit Menschen, die viele andere Menschen auf dem Gewissen hatten. «Sie liessen sich nichts anmerken, als sie halfen, die Kranken zu befragen und für sie zu übersetzen.»

Dann kam Dr. Studer wieder 1981 mit den ersten drei Rotkreuz-Equipen aus dem Westen ins Land, zusammen mit einem Chirurgen und einer Anästhesieschwester, nach Kampong Cham. Dort weilte er dann nochmals drei Monate lang im Jahre 1982.

Dabei hat Dr. Studer eine grosse Sympathie für Land und Leute gewonnen, obschon er unter schwersten Bedingungen arbeiten musste: «Alles war zerstört, alles war kaputt, das Terrorregime der Roten Khmer war gerade 1979 zu Ende gegangen, die Vietnamesen haben das Land besetzt und sehr streng kontrolliert, wir haben während Wochen nur Reis und Bananen gegessen, einmal sogar Kakerlaken. Fleisch gab es nur von natürlich gestorbenen Tieren. Es gab keine Restaurants, wir durften nicht in der Stadt spazieren, nicht mal an das Ufer des Mekong runtergehen. Aus Lautsprechern wurden die Menschen von morgen früh bis abends angeschrien. Wir Ausländer wurden als CIA-Agenten beschimpft. Ich hätte es nie gewagt, zu jemandem nach Hause zu gehen oder jemanden einzuladen.»

Doch es herrschte Aufbruchstimmung, die Roten Khmer waren weg, die Menschen lächelten wieder. «Und es war einfach ein schönes Land, diese Reisfelder mit den Palmen, diese paradiesischen Landschaftsbilder, alles so unberührt. Das hat mir sehr gefallen.»

Dass Menschen wie die Kambodschaner, die stets so freundlich und friedliebend sind, sich unter besonderen Umständen zu einer mordenden Verbrecherbande wandeln können, gibt Peter Studer noch heute zu denken: «Wenn diese Menschen einen Genozid anrichten können, dann kann es auch anderswo wieder geschehen.»

Studer hat in den langen Jahren auch ein paar Fetzen Khmer gelernt. Im Gegensatz zu Dr. Richner, der sich immer mit Französisch und Englisch durchgeschlagen hat. Als Legastheniker hatte er mehr Mühe mit dem Lernen exotischer Sprachen.

Studer, Sohn von Korpskommandant Eugen Studer (1913–1977), ist lange als Junggeselle durchs Leben gegangen. Er liebte seine Freiheit, träumte als junger Kinderarzt immer davon, mal «in den Busch zu gehen» wie sein älterer Bruder, der in Laos im Einsatz war. Es zog ihn nach Afrika, Südamerika, in die sogenannte Dritte Welt.

Erst um die sechzig traf ihn Amors Pfeil. Und zwar zum zweiten Mal mit dem gleichen Ziel. Er verliebte sich 2006 noch einmal in seine Jugendliebe, die Schulleiterin Geneviève Cattin, die er vierzig Jahre lang nicht mehr gesehen hatte. Er hatte ihr zum 60sten Geburtstag eine schöne Karte geschickt, und sie antwortete zu seiner Überraschung sofort. Die beiden sind heute ein wunderbar harmonisches Paar.

Knie-Gala, von links: René und Ilona Schwarzenbach, Geneviève Cattin, Peter Studer, 2019.

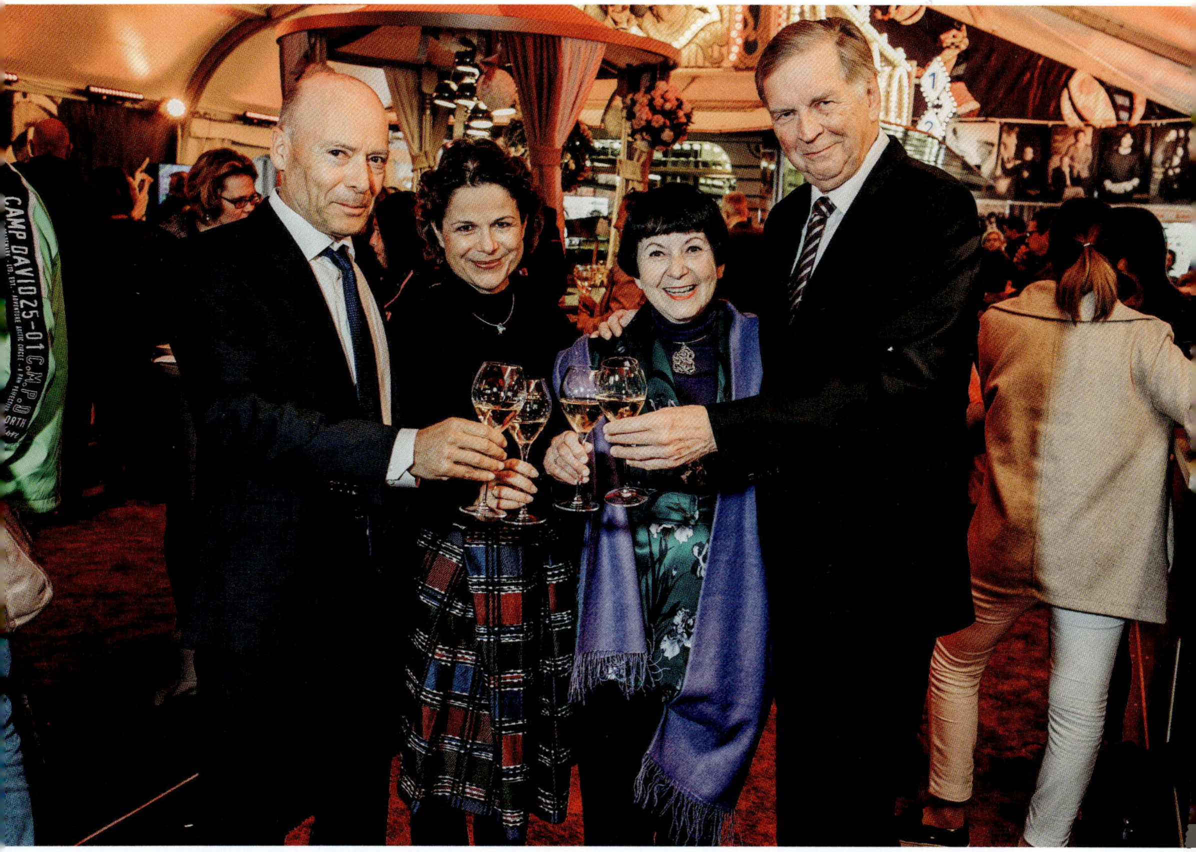

«Wenn diese Generäle und Halboffiziellen mit ihrem Lexus oder Landcruiser rumfahren, stellt es mir ab, diese Wagen sind teuer, kosten 60 000 Dollar, das ist eine Frechheit, alles gestohlenes Geld.»

Beat Richner

Vielleicht kommen sie so gut miteinander aus, weil sie vierzig Jahre lang nicht zusammen waren, würde der Zyniker sagen. Diese Liebesgeschichte hatte auch für Richner ihre Wichtigkeit, weil Geneviève seit ein paar Jahren in der Beziehung zu den Kambodschanern eine unschätzbare Rolle spielt, in Phnom Penh und Siem Reap alle Herzen gewonnen hat und bei offiziellen Anlässen mit Peter Studer in der vordersten Reihe steht – eine ideale Botschafterin der Kantha-Bopha-Spitäler.

Beat Richner mochte Geneviève gut, er nannte sie «Madame Geneviève» oder «Kleopatra», vielleicht wegen ihrer altägyptisch anmutenden Frisur, vielleicht war er auch etwas neidisch, dass sie jetzt bei Peter «die erste Geige spielte».

Formulare produziert und Betten eingekauft

Studer war sofort neugierig interessiert, als er in einer Zürcher Zeitung zufällig las, dass ein Zürcher Kinderarzt in Phnom Penh ein Kinderspital wieder aufbauen wollte. «Ich dachte: ‹Das muss ein Verrückter sein, aber es lohnt sich gleichwohl, ihn mal anzurufen.›» Studer hatte seit vier Jahren eine eigene Praxis, wusste nicht, was er dem Sonderling aus Zürich bieten konnte, liess die Sache erst einmal ruhen, rief erst nach drei Wochen an: «Ich sagte ihm, ich sei Kinderarzt, habe keine Familie und sei schon in Kambodscha gewesen und ob ich etwas für ihn tun könne.» Richner sagte nur: «Ja, das ist sehr nett von ihnen, vielen Dank.» Und legte auf.

«Am nächsten Tag rief er mich an und fragte: ‹Sind Sie der Kinderarzt, haben keine Familie und waren schon in Kambodscha? Wir müssen uns unbedingt heute Nachmittag treffen, denn morgen fliege ich definitiv nach Kambodscha.›»

Studer bat die Praxishilfe, alle Termine abzusagen, setzte sich auf sein grosses Motorrad und fuhr nach Zürich. «Wir diskutierten eine Zeit lang und vereinbarten, dass wir uns bei der Knie-Gala zugunsten von Kantha Bopha im Mai wieder treffen würden, zu der die Schweizer Illustrierte von Peter Rothenbühler einladen werde.» Als er ihn bei der Gala traf, zögerte dieser einen Moment lang, «doch dann erinnerte er sich an mich». Die beiden einigten sich darauf, dass Studer im August 1992 erstmals nach Kambodscha fliegen würde.

Yay Chantana: Vom Nachtwächter zum Chefarzt

Das war knapp zwei Monate vor der offiziellen Einweihung des Spitals, die am 23. September 1992 gefeiert werden sollte, mit König Norodom Sihanouk und Königin Norodom Monineath. Am 2. November sollten dann die ersten Patienten empfangen werden. Die Zeit drängte. Studer half bei der Konzeption und Organisation des Spitals, entwarf beispielsweise die nötigen Formulare, die heute noch gültig sind, für die Radiologie, die Labors, die Krankendossiers. Tag und Nacht gestaltete er in Harvard Graphics neue Formulare.

Dann ging er zusammen mit den Krankenschwestern Danielle Storrer und Irma Hug Betten einkaufen, meistens gebrauchte Kinderbetten, die schon irgendeinmal in einem Spital gedient hatten. Sie gingen von Stand zu Stand und erwarben Büromaterial, Thermometer, Reinigungsmaterial, Bleistifte, Radiergummis etc., einfach alles, was ein Spitalbetrieb so braucht und auf dem Markt verfügbar war. Leintücher und Matratzen liess Studer in einem Nähatelier anfertigen, sie sind solid und dienen heute noch im Spital. Was nicht zu finden war, etwa Medikamente, Waagen, Absauggeräte, Untersuchungstische etc., bestellten sie in Thailand.

Richners verschworene Truppe bezog zum Arbeiten ein Haus in der Stadt, tipptopp eingerichtet mit Pulten, Telefon/Telefax, PC, Sitzgruppe.

Hier wirkte ein kambodschanischer Medizinstudent, Yay Chantana (1967 geboren), als Nachtwächter und Concierge für Dr. Richner. Er öffnete jeweils das Tor, schaute zum Elektrizitätsgenerator und half, wenn er tagsüber nicht an die Uni ging, bei der Administration, begleitete die Krankenschwestern auf den Markt, half bei der Kontrolle der Medikamente und der Einrichtung der Apotheke. «Er war für uns ein grosser Glücksfall, wir konnten in allen Situationen auf ihn zählen», erinnert sich Irma Hug.

Chantana bezog von der Stiftung für kambodschanisch-schweizerische Zusammenarbeit in Pädiatrie ein für lokale Verhältnisse anständiges Gehalt. Seine Frau So Rany, ausgebildete Medizinische Assistentin, wurde ebenfalls eingestellt, sie richtete zusammen mit Irma Hug die Konsultationsräume ein.

Paradoxerweise waren die Mietzinse in diesem mausarmen, vom Krieg zerstörten Land zu dieser Zeit recht hoch, die 30000 Mitglieder der UNTAC-Blauhelme, die Wahlen vorbereiten sollten, trieben die Preise in die Höhe. Sie mieteten alle verfügbaren komfortablen Wohnungen und Häuser.

«Nachtwächter» Yay Chantana ist heute Chefarzt des Kinderspitals Jayavarman VII in Siem Reap. Er gehörte damals zu den zehn Medizinstudenten, die Dr. Richner persönlich aus den vielen Praktikanten der medizinischen Fakultät der Universität Phnom Penh rekrutiert hatte, acht von ihnen sind immer noch in seinen Spitälern in leitender Funktion tätig. Chantana machte 1994 sein Doktorexamen und wurde gleich von Richner fulltime als Arzt eingestellt.

«Dr. Richner war der erste weisse Mann, dem ich in meinem Leben begegnet bin», erzählt Professor Chantana, der ihn immer wie einen zweiten Vater betrachtet hat. Der eigene Vater, Arzt und hoher Beamter des Gesundheitsministeriums, war selbst Gefangener der Roten Khmer, wurde mit Frau und Kindern in die Berge bei Battambang verbannt. Die Familie hat gehungert, der Vater konnte glücklicherweise verbergen, dass er zur Elite des Landes gehörte, sonst wäre er sofort umgebracht worden. Die Familie überlebte, der Vater wäre fast verhungert, konnte sich aber nach Ende des Terrorregimes in die USA absetzen.

Sohn Chantana musste dann unter der vietnamesischen Regentschaft in der Schule Russisch und Vietnamesisch lernen. Es war verboten, Englisch, die Sprache des damaligen Feindes Amerika, zu lernen. Chantana war 1987 beim landesweiten Russisch-Wettbewerb der Beste; Englisch hat er erst bei seiner Ausbildung zum Arzt im Spital gelernt, heimlich, hinter verschlossenen Türen.

In der weissen Villa im Stadtzentrum traf sich die verschworene Truppe jeden Morgen früh zur Arbeit: Eine Woche vor Peter Studer waren die Krankenschwestern Irma Hug und Danielle Storrer in Phnom Penh angekommen. Irma Hug hatte Richner schon Mitte der 70er-Jahre auf einer Rotkreuz-Mission in Kambodscha kennengelernt. Als sie hörte, dass er nach Kambodscha zurückkehren will, meldete sie sich bei ihm und wurde gleich für die Organisation der künftigen Apotheke eingespannt. Sämtliche Medikamente wurden bei der Schweizer Firma Diethelm in Bangkok bestellt.

Danielle Storrer wollte eigentlich auf Reisen gehen und kündigte ihren Vertrag im Triemlispital Zürich. Kurz bevor sie das Spital verliess, wurde sie vom Kinderchirurgen Hans-Jürg Kundert, der für Dr. Richner in Phnom Penh die Kinderchirurgie aufbauen sollte, gefragt, ob das Projekt von Richner nicht auch etwas für sie wäre.

«Ich habe ihn angerufen. Am nächsten Tag trafen wir uns in seiner Praxis», erzählt Danielle Storrer. «Ich sagte ihm, ich hätte keine Erfahrung in der Entwicklungsarbeit. Da meinte er, das sei gut so, dann sei ich nicht verdorben. Ich bin also unvoreingenommen nach Kambodscha gegangen.»

Zu Beginn hat Dr. Richner seinen neuen Mitarbeiterinnen ein paar andere Spitäler gezeigt, damit sie ein Bild von der Misere erhielten. Danielle Storrer: «Die Situation war äusserst schwierig, es war kaum etwas vorhanden. An den Bettchen hingen vereinzelt Fieberkurven. Nadeln wurden zum mehrmaligen Gebrauch wieder aufsterilisiert. Diese Armut machte mich sehr betroffen. Oft fiel auch der Strom für Stunden aus, und fliessendes Wasser gab es nicht überall.»

Beat Richner sagte ihnen: «Macht eine Liste, was es alles braucht.» «Ich kam ein bisschen ins Schwitzen», erzählt Danielle Storrer. «Ich bin im Kopf die Räumlichkeiten meines letzten Arbeitsplatzes durchgegangen, habe eine Materialliste zusammengestellt und bin mit Irma nach Bangkok geflogen, um alles einzukaufen. Auf dem lokalen Markt fanden sich lediglich gebrauchte Artikel, und diese nur in kleineren Mengen.»

Der vielseitige Handwerker Laurent Gross baute einiges selbst, zum Beispiel die Wärmebettchen für die Frühgeborenen.

Die in Bangkok bestellten Betten kamen erst am Abend vor der Eröffnung in Phnom Penh an. Irma Hug: «Wir hatten es sehr streng, es gab eine grosse Unsicherheit, wir fragten uns immer, ob wir bis zur Eröffnung alles fertigbringen. Wir wussten ja, dass viele Gäste und das Fernsehen da sein würden. Wir haben dann am Abend vorher noch alles zusammengesetzt: Gitterbettchen, Matratze. Die Betttücher brachten teilweise die Familien selbst mit, teilweise waren sie von uns, und es gab bereits eine Wäscherei.»

Irma Hug war für die Apotheke zuständig, sie hat gleich eine wichtige Massnahme vorgeschlagen, um der Korruption vorzubeugen: «Ich wusste vom Krieg her, wie wahnsinnig man aufpassen muss, dass wichtige Medikamente nicht einfach verschwinden und auf dem Markt verkauft werden.» Irma Hug liess in der Schweiz einen Stempel anfertigen, auf dem «Not for sale, Kantha Bopha» steht und der noch heute gebraucht und auf jedes Medikament gedrückt wird.

Eine zweite Massnahme zur Unterbindung von Korruption war die Pflicht für alle Abteilungen, gebrauchte Medikamentenfläschchen oder Packungen an die Spitalapotheke zurückzuliefern, wo sie noch heute genau abgezählt werden.

Irma Hug ist «Infirmière Santé Public», sie hat später auch die Prävention und die Spitalhygiene aufgebaut, mit einer besonders originellen Form von Patientenerziehung: Da viele Angehörige nicht lesen konnten, mussten grosse Poster entwickelt werden, auf denen bildlich gezeigt wird, worauf es ankommt.

Danielle Storrer hat als Kinderkrankenschwester das ganze Bettenhaus eingerichtet und geführt. Das Pflegepersonal wurde vom Gesundheitsministerium zugeteilt. Ziel war es, Beat Richners Ansprüchen gerecht zu werden und seine Vorstellungen von Fachlichkeit, Disziplin, Hygiene und Umgang mit den Patienten zusammen mit dem einheimischen Personal umzusetzen. «Am ersten Tag mussten alle putzen, Beat Richner wollte, dass sich alle an einer grossen Putzaktion beteiligten. Das Spital musste einwandfrei sauber sein.»

Die Stimmung war aber von Anfang an angenehm, «weil Beat immer an die Menschen glaubte und eine sehr feine Haltung gegenüber allen hatte. Er wollte auch, dass man freundlich ist mit den Leuten, mit allen. Auch unter den Kambodschanern gab es ja Hierarchien, das hat er ein bisschen aufzuweichen versucht, ohne die Kultur zu stören. Er machte es vor, indem er mit allen gleich freundlich war», sagt Irma Hug.

«Wir haben uns auch an den Kambodschanern orientiert, ihre Bedürfnisse berücksichtigt, kulturelle Gepflogenheiten respektiert. Man kann ja nicht einfach kommen und denken: ‹Wir machen es so wie bei uns, das wird schon richtig sein›, sagt Danielle Storrer.

Die Idee zum Beispiel, dass mindestens ein Elternteil zusammen mit dem Kind hospitalisiert wird, hat sich aus der Tradition ergeben und als hervorragende Lösung für die Betreuung und Ernährung der kleinen Patienten erwiesen. «Wir mussten uns gar nicht in die Essensversorgung einmischen, da haben die Eltern geschaut. Die sind teilweise von sehr weit hergekommen, sind vier bis fünf Stunden auf einem Töffli mit ihrem schwer kranken Kind hergefahren. Sie kannten auch nichts anderes, sie blieben beim Kind, und für die Pflegenden war das auch normal», berichtet Danielle Storrer. «In der Schweiz war es nicht immer so, dass ein Elternteil beim Kind übernachten konnte. Es gab Besuchszeiten für Angehörige. Heute ist das Übernachten auch bei uns selbstverständlich. In dieser Hinsicht waren die Kambodschaner fortschrittlicher. Die Mutter weiss, was das Kind hat und was es gerne isst.» – «Und es erhält die Liebe», ergänzt Irma Hug. «Das ist wichtig.»

Wie haben die Krankenschwestern die Kritik an Beat Richner erlebt? Danielle Storrer: «Es war offensichtlich, dass die meisten nicht daran glaubten,

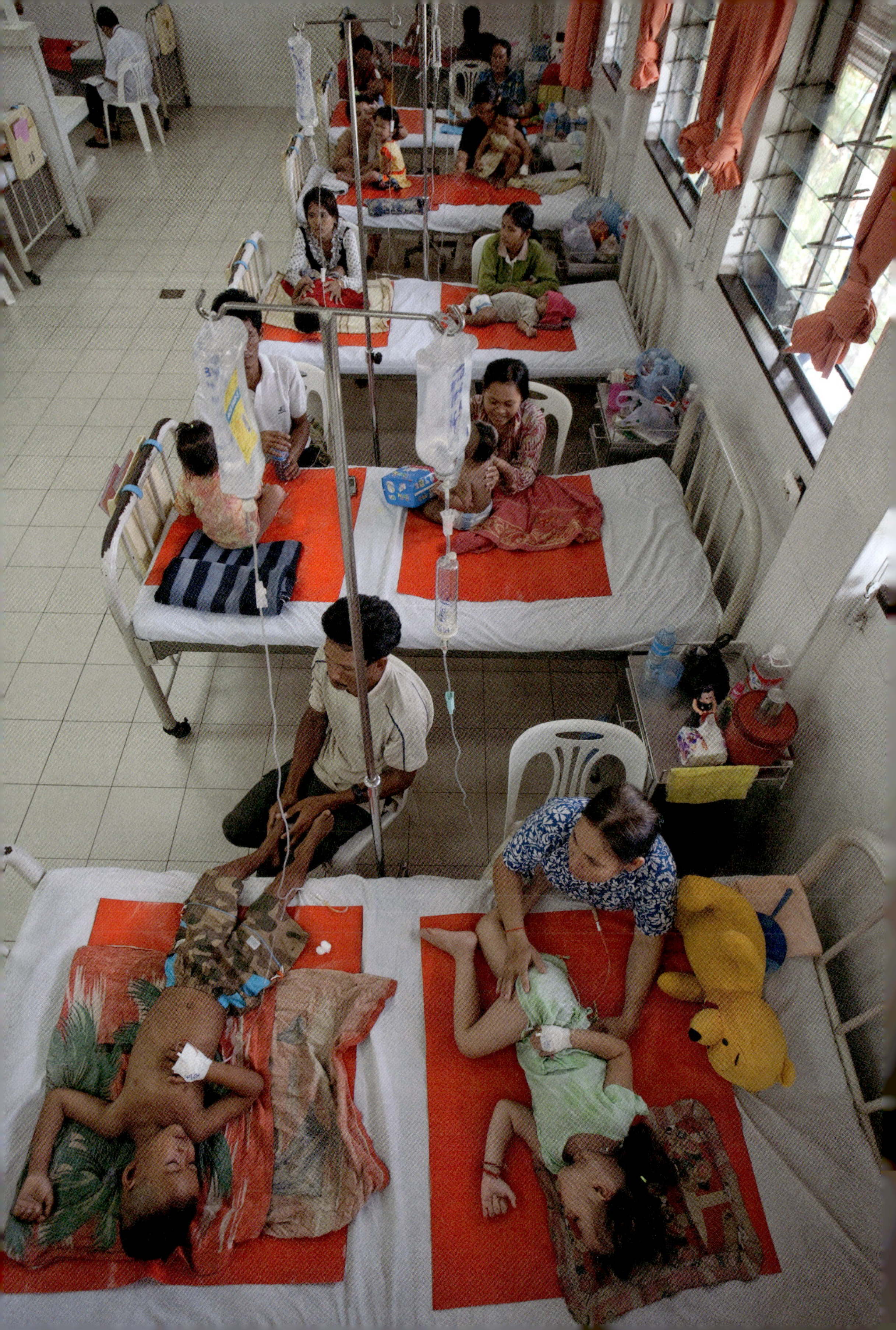

dass es Beat Richner je gelingen würde, ein Spital zu eröffnen. Aber Beat hat sich von Organisationen, die Kritik geübt haben, distanziert, weil alles viel zu schwerfällig war. Es waren sehr viele Organisationen vor Ort. Ich hatte manchmal den Eindruck, dass Leute mehr Zeit damit verbrachten, in einem Büro Konzepte zu erarbeiten, die nie umgesetzt wurden. Beat hat einfach angefangen, gemacht, er wollte, dass es vorwärts ging. Wir wurden ja auch innert kürzester Zeit von Familien mit kranken Kindern fast überrannt.»

«Man muss älter werden, um zu realisieren, was es bedeutet, 25 Jahre dort unten zu arbeiten, immer mit dieser Geldfrage im Nacken. Er konnte nicht mehr schlafen wegen dem Geld», sagt Irma Hug. «Aber wenn man eine Generation von Kambodschanern geheilt hat, war es das schon wert. Wir wissen ja auch nicht, ob morgen eine Katastrophe über die Schweiz hereinbricht. Und wollen wir dann die Hände in den Schoss legen? Nein, wir würden nicht aufhören zu arbeiten.»

Nach und nach kamen weitere Mitarbeiter aus der Schweiz: Patrizia Altherr, Absolventin der Hotelfachschule Lausanne und Partnerin des Chefs der IKRK-Delegation in Kambodscha, wurde von Stiftungsratsmitglied Dr. Peter Wiesendanger für die Buchhaltung verpflichtet und eingearbeitet. Das Hirslanden-Spital stellte halbjährlich eine klinische Laborantin zur Verfügung. Die Laborantinnen Sabine Fichtel und Mirjam Riesch richteten unter der Leitung von Professor Dr. Peter Tuchschmid und Professor Dr. David Nadal aus Zürich das Labor ein und instruierten das einheimische Laborpersonal.

In Richners Büro diskutierte das kleine Team jeden Morgen, was zu tun war, und dann strömte es in alle Richtungen aus, abends um fünf hatten sie wieder eine Besprechung und berichteten, was sie gefunden und erledigt hatten. Richner selbst ging nie mit auf den Markt.

Die Doktor-Studer-Bäume

Studer zeigte in all den Jahren grossen, selbstlosen Einsatz, flog dreimal im Jahr für einen Monat nach Kambodscha, liess sich zu Hause in Reinach von Kolleg(inn)en vertreten, machte während 13 Jahren insgesamt nur zwei Wochen Ferien. Die ersten fünf Jahre berappte er Reisen und Aufenthalte in Kambodscha aus der eigenen Tasche.

Das Spital ist chronisch überfüllt. Pro Bett müssen zwei Kinder hospitalisiert werden, jeweils zusammen mit einem Elternteil.

Erst als Beat Richner entschied, doch nicht nach fünf Jahren aufzuhören, wie eigentlich abgemacht, bestand dieser darauf, seinen Stellvertreter zu entschädigen. «Doch ich habe es immer sehr gerne gemacht. Auch ohne Honorar», sagt Dr. Studer.

«Ich war wirklich zufrieden mit meiner Aufgabe, ich wollte immer nur Nummer zwei sein, hatte natürlich schon einen gewissen Einfluss auf Beat, aber ich konnte ihn nicht überall bremsen, wo ich ihn gerne gebremst hätte», lacht Dr. Studer. «Er hat mich immer konsultiert, jahrelang hat er mich mehr als einmal täglich angerufen.»

Studer hat sich jedes Mal auf seinen Einsatz in Kambodscha gefreut, nicht nur, weil auch ihm die Hilfe für die vielen kranken Kinder am Herzen lag, sondern weil er das Land und die Leute wirklich liebte. Der Chauffeur des Spitals zeigt Besuchern auf der Fahrt vom Flughafen zum Spital die Frangipani, eine Magnolienart mit weissen Blüten, die den Strassenrand säumen und sagt: «Das sind die Doktor-Studer-Bäume.» – «Warum?» – «Weil er sie so gerne hat und das auch immer sagt.»

Peter Studer geht auch gerne in die Stadt, auf den «russischen Markt», besucht auch die verschiedensten Restaurants. Im Gegensatz zu Dr. Richner, der stets in dasselbe Lokal ging, dort immer das gleiche Menü bestellte: In Phnom Penh war es zuerst das «Happy Herb Pizza» am Ufer des Mekong, wobei Richner nicht realisierte, dass der Name eine Spezialität des Hauses verrät, nämlich eine Pizza mit Cannabis.

Er ass am liebstens Entrecôte mit Rigatoni ohne Sauce. Später wurde das «Atmosphère» sein Stammlokal, ein kleines, feines Lokal, das 1995 von einem Franzosen eröffnet wurde, den alle «Didier» rufen. «Richner hat jeden Tag hier gegessen, wenn er in Phnom Penh war. Er kam früh, zwischen elf und zwölf, sass immer am gleichen Tisch und bestellte Entrecôte, manchmal auch mit Pommes frites oder Kartoffelstock. Er wollte nicht gestört werden, war aber sehr nett», erzählt Didier.

Noch häufiger war er im «Campuccino» in Siem Reap, direkt hinter dem Old Market. Dort ass er immer Rigatoni à la chef. Die Besitzer mussten extra Büsche vor seinen Stammtisch pflanzen, damit man ihn von der Strasse her nicht so gut sah. Das Problem waren die vielen Leute, die ihn unbedingt sehen wollten, um eine Stelle zu bekommen. Sie kamen mit dem Lebenslauf unter dem Arm ins Restaurant. Bis Dr. Richner deutlich machte, dass keinen Job krieget, wer ihn beim Essen störet. So kehrte Ruhe ein.

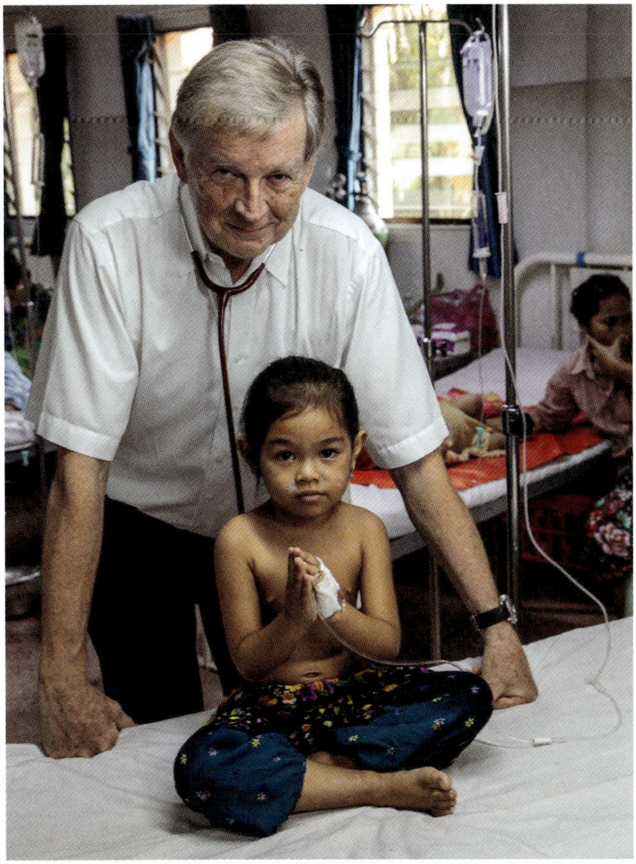

Dr. Peter Studer, Leiter der Spitäler seit 2018, reist regelmässig nach Kambodscha.

Das Kinderspital Zürich als wichtigster Partner

Ein wertvoller erster Partner war auch das Zürcher Kinderspital: Es ging mit Richner eine Partnerschaft ein und sandte regelmässig Professoren und Ärzte für kurze Zeit nach Kambodscha, als Helfer beim Aufbau der verschiedenen medizinischen Dienste. Die Besitzerin des Spitals, die Eleonorenstiftung, hat die Zusammenarbeit offiziell abgesegnet. Das Engagement des Zürcher «Kispi» war von entscheidender Bedeutung für den Aufbau von Kantha Bopha. Nur dank der Hilfe der Schweizer Professoren konnte Dr. Richner sein Konzept realisieren, den Kindern von Kambodscha eine Medizin zu bieten, die dem europäischen Standard entspricht.

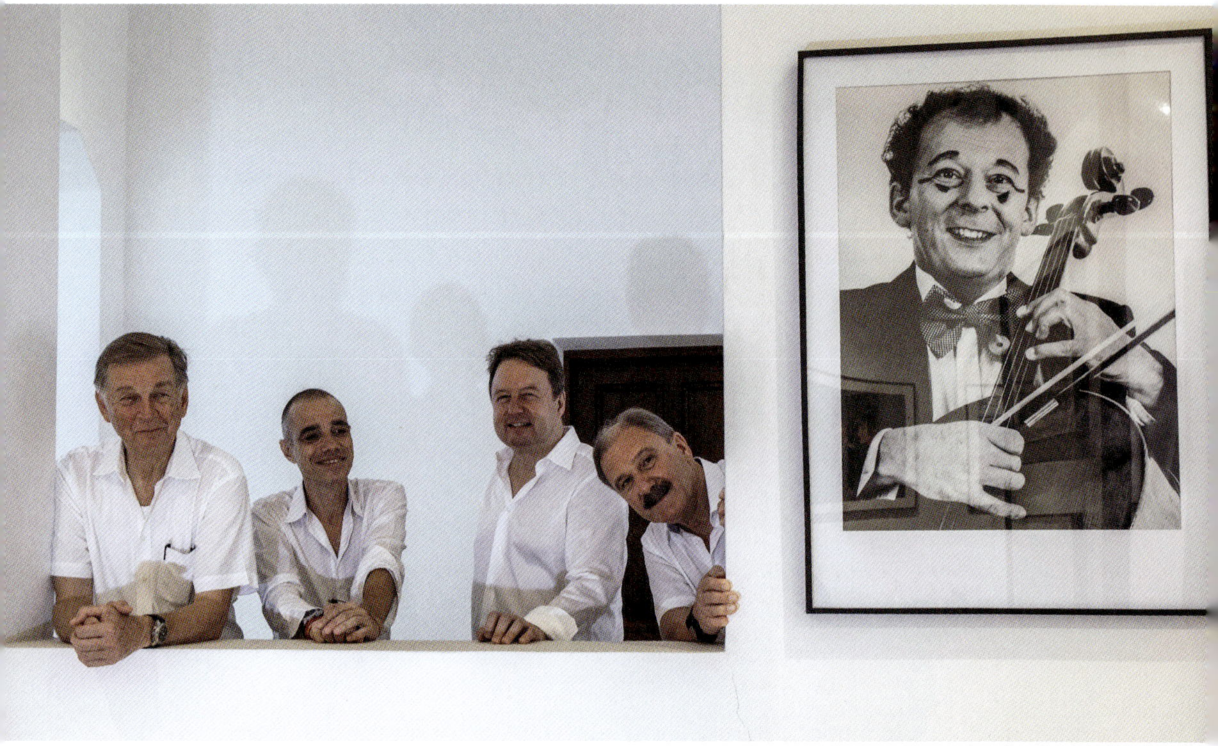

Eine enge und wichtige Beziehung zum Kinderspital Zürich (Kispi), von links: Dr. Peter Studer, Dr. Denis Laurent, Professor Dr. Michael Grotzer, Direktor des Kispi, Professor Dr. Felix Sennhauser, sein Vorgänger.

Der Infektiologe Professor David Nadal half beim Aufbau des Labors, Professor Ulrich Willi kümmerte sich um die Bilddiagnostik, Professor Christian Braegger wirkte als Gastroenterologe und Ernährungsspezialist wiederholt in Kambodscha, Ärztin Giuseppina Sparta baute die Nephrologie auf, Professorin Francesca Navratil kam für die Jugendgynäkologie, für die Pneumologie reiste Professor Alex Möller nach Kambodscha. Professor Oliver Kretschmar führte den Herzkatheter ein und war schon mehrmals in Kambodscha. Professor Felix Niggli führte die Leukämiebehandlung ein, Professor Eugen Schorle die Behandlung der Diabetiker.

Diese Kooperation begann unter der Direktion von Professor Dr. Adi Fanconi, wurde von dessen Nachfolger Professor Felix Sennhauser mit Feu sacré weitergeführt, und dessen Nachfolger Professor Michael Grotzer war zur «Stabübergabe» auch schon in Kambodscha. «Die Kooperation war für uns alle immer eine Win-win-Situation, es ging nicht nur um das Bringen und Exportieren von Know-how, es war immer auch ein Gewinn für uns selbst. Zu sehen, dass man es anders machen kann, einfacher, effizienter. Ich musste meine Leute nie überzeugen, dorthin zu gehen, sie kamen immer begeistert zurück, es war für sie eine Horizonterweiterung. Und als Ärzte haben sie erlebt, dass sie wirklich gebraucht werden, die Dankbarkeit der Mütter hat alle gerührt», sagt Professor Felix Sennhauser (siehe auch Interview mit Felix Sennhauser, ab S. 105).

Das wieder aufgebaute und renovierte Spital war nach einem halben Jahr Bauzeit (April 1992 bis September 1992) bezugsbereit, es bot alles, was ein reguläres Spital auch im Westen ausmacht, aber eigentlich darf man keine Vergleiche machen: Das neue Zürcher Kinderspital wird seit 15 Jahren geplant, es kostet 600 Millionen, der erste Spatenstich fand am 4. Mai 2018 statt, der Umzug vom heutigen Standort ist auf Ende 2022 geplant, wenn alles gut geht.

Im Parterre von Kantha Bopha I liegen Empfang und Untersuchungsräume, Labor, Röntgen, Echografie, Fluoroskopie und ein klinisches Biologie-Laboratorium mit fünf computerisierten Maschinen (für 180 Analysen pro Tag), Infektiologielabor für Serologie und Mikrobiologie, Blutbank, zwei Operationssäle mit moderner Sterilisation, Vorbereitungs- und Umkleideraum, Apotheke, Ärzte- und Schwesternräume, im ersten Stock die grossen Patientenzimmer, die je bis zu vierzig Patienten fassen, insgesamt 240 Betten. In einem Anbau die Wäscherei, neben dem Hauptgebäude eine Poliklinik für ambulante Behandlungen und so weiter.

Wegen fehlender Infrastruktur mussten Wasser- und Stromversorgung selbst organisiert werden. In 23 Metern Tiefe fand Laurent Gross mithilfe der UNICEF sauberes Wasser, er konstruierte auch ein neues Abwassersystem, den Strom produzieren zwei riesige Generatoren rund um die Uhr, Abfall wird in einer eigenen Verbrennungsanlage entsorgt.

Von Anfang an wurde mit jedem Kind eine Begleiterin oder ein Begleiter hospitalisiert, meistens die Mutter, der Vater oder wer immer, eine Person, die 24 Stunden pro Tag beim Patienten ist und ihn mit Nahrungsmitteln versorgt, die draussen vor der Tür an diversen Ständen gekauft werden können. Das entspricht auch der Kultur des Landes. Das Spital gab den ärmsten Patienten 1,25 US-Dollar pro Tag für den Einkauf von Speisen.

«Beat war nicht gläubig, aber er hatte grossen Respekt vor dem Glauben der andern, er installierte im Spital auch einen Gebetsraum für die Eltern der kranken Kinder. Er hat eine ganze CD in einer Pagode aufgenommen, ‹Bach at the Pagoda›, das war nicht nur wegen der dekorativen Umgebung. In seiner Bibliothek stehen viele Bücher über den Buddhismus.»

Peter Studer

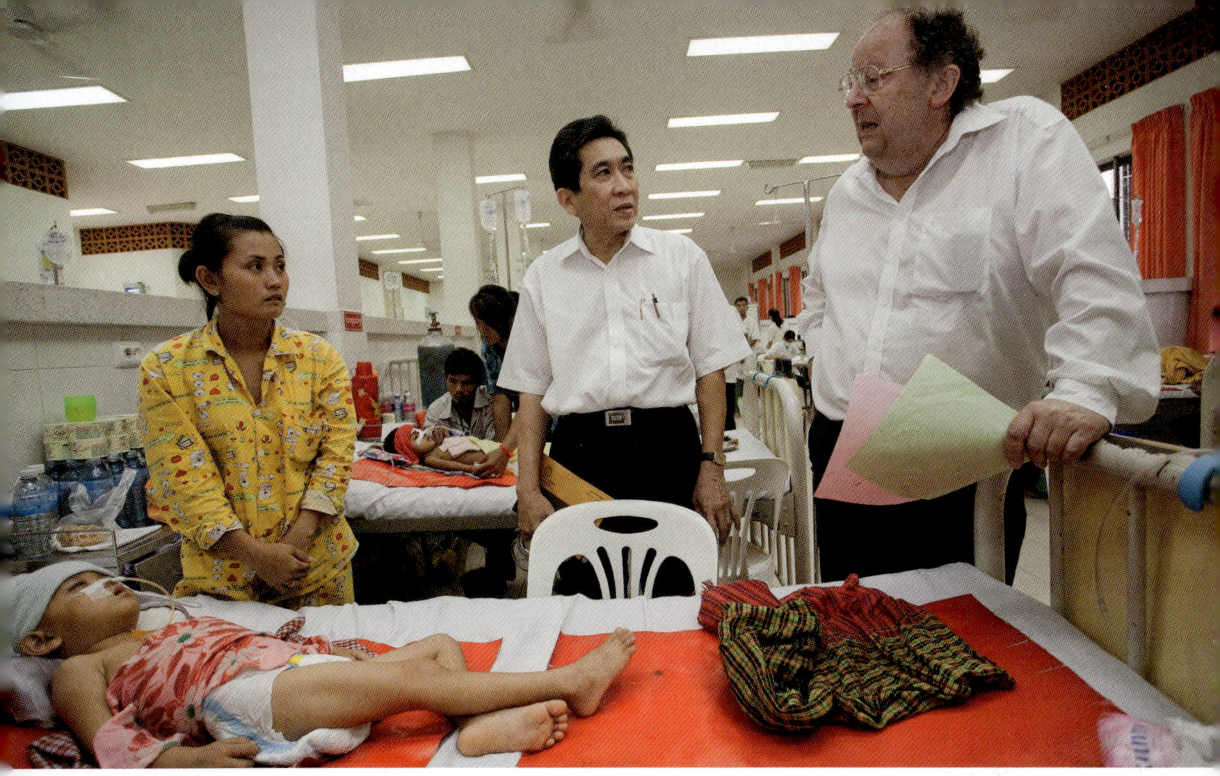

Professor Dr. Yit Sunnara (Mitte) war der erste Chefarzt von Kantha Bopha, heute ist er Staatssekretär im Gesundheitsministerium.

Die Mütter sind für Beat Richner sowieso die besten Ratgeber, was die Gesundheit des Kindes anbelangt. «Die Mutter kennt das Kind am besten», hat Richner mir schon in Zürich eingeschärft. «Wenn eine Mutter sagt, das Kind sei anders als sonst, heisst das meistens, dass es schwer krank ist. In der Pädiatrie kann man achtzig Prozent der Diagnose durch die Anamnese stellen. Früher haben die Ärzte bei uns kein Gespräch mit der Mutter geführt, sie haben das Kind ein bisschen abgehört und dann Medikamente gegeben. Die schwersten Fehler geschahen im Kinderspital, wenn die Ärzte das Gefühl hatten, die Mutter erzähle Mist, sie sei hysterisch.»

Man muss es gesehen haben, um es zu glauben: In jedem Bett liegen je zwei Kinder, betreut von der jeweiligen Mutter. Die Mutter (oder der Vater) schläft unter dem Bett. Es geht alles friedlich zu und her, die Stille wird nur vom Weinen einzelner Kinder unterbrochen, sonst gibts weder Spannungen noch Aufregungen. Unvorstellbar in einem Schweizer Spital.

Beat Richner hat den kambodschanischen Ärzten jahrelang vorgemacht, wie man bei der Visite am Bett zuerst mit der Mutter sprechen muss: «Ich kann die Sprache nicht, aber ich habe immer mit den kambodschanischen

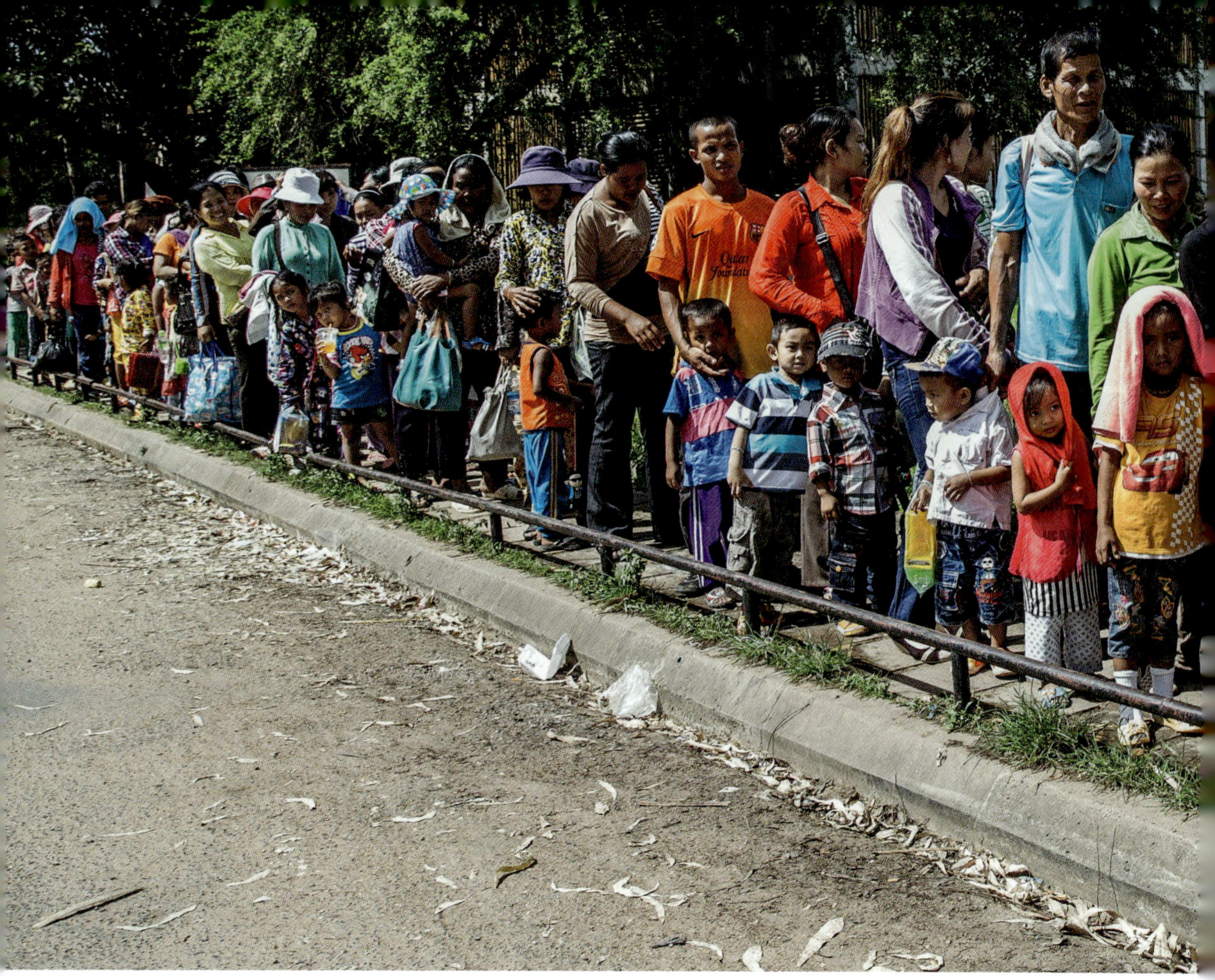

Jeden Morgen das gleiche Bild: Bis 1500 Mütter und Väter mit ihren Kindern warten geduldig vor dem Spital.

Ärzten die Visite gemacht. Sie haben von mir gelernt, wie ich es mache, weil sie übersetzen mussten.»

Das Gesundheitsministerium sandte Ende Oktober die gewünschte Anzahl Schwestern und Ärzte. Anfangs insgesamt 100 Personen. Am 2. November 1992 konnten die ersten Patienten behandelt werden. Richner hatte bei der Abmachung mit der Regierung ausbedungen, den kambodschanischen Chefarzt frei zu wählen: Er berief Dr. Yit Sunnara, den ihm ein Mitarbeiter des IKRK, Dr. Markus Michael, ein Bekannter von Sunnaras Vater, empfohlen hatte.

Sunnara sagte Richner schon in den ersten Gesprächen, das Hauptproblem der Schwestern und Ärzte werde die Motivation sein, das heisst: ein korrekter Lohn. In den bestehenden medizinischen Institutionen sitzt das

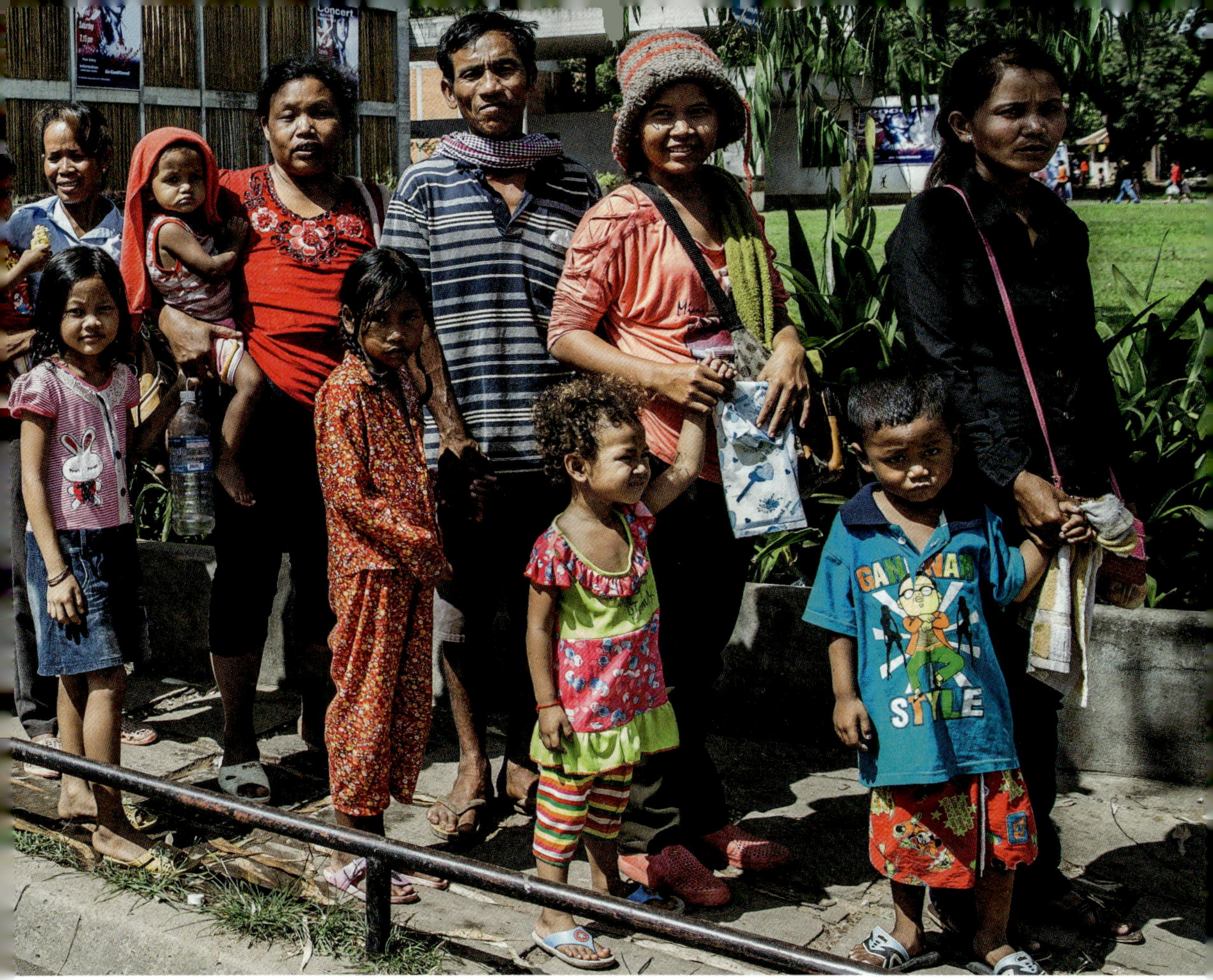

Die Kinder werden alle noch am gleichen Morgen empfangen, behandelt und, wenn nötig, hospitalisiert.

Personal herum, wenn es überhaupt da ist. Die Ärzte sind oft nur zwei Stunden pro Tag präsent, auch in Institutionen, die von westlichen Hilfsorganisationen geführt und gesponsert werden. Die übrige Zeit verbringen sie in Privatpraxen, um den miserablen Lohn aufzubessern.

Überleben ohne Korruption

Die Ärzte wurden von der Regierung nach undurchsichtigen Kriterien in die Spitäler und Gesundheitszentren der Provinz geschickt und bekamen so wenig Lohn, dass sie fast gezwungen waren, ihn mit Nebenjobs aufzubessern.

Das passte Richner nicht ins Konzept. Sein Ziel war ein korruptionsfreies Spital. Er bestand darauf, Mitarbeiter künftig selbst anzustellen, und zwar zu einem besseren Tarif als in den öffentlichen Spitälern. In Kantha Bopha bekamen die Ärzte von der Regierung nur 14 bis 18 Dollar im Monat(!), Richner bezahlte zusätzlich 120 bis 200 Dollar, damit ihre Existenz und das wirtschaftliche Überleben der Familie ohne Korruption möglich war. Daran hat sich bis heute nichts geändert.

Das führte zu grossen Spannungen mit dem Gesundheitsminister. Auch zwischen den Leuten, die die Regierung geschickt hatte, und denen, die Richner selbst rekrutierte, zumal die Ersteren oft «nicht viel taugten», wie Dr. Studer sich erinnert: Entweder waren es alte Ärzte, die nicht mehr neugierig und arbeitseifrig waren, oder junge Ärzte, die nach Vitamin B ausgewählt worden waren, also wegen familiärer Beziehungen. Richner wollte nur die Besten, korruptionsfrei.

Er konnte schnell die erfreuliche Feststellung machen, dass Leute, die ein korrektes Salär erhielten, motiviert und diszipliniert an die Arbeit gingen und erstaunlich viel leisteten. Schlendrian war eigentlich immer nur ein Resultat von Korruption.

Wer sich nicht an die Regeln hielt, zum Beispiel Medikamente klaute und weiterverkaufte, wäre fristlos entlassen worden. Auch Ärzte, die nicht bereit waren, Nachtdienst zu schieben, weil sie einem Nebenjob nachgingen, entliess Richner. Es schmerzte ihn zwar persönlich, jemanden entlassen zu müssen, aber er sagte: «Wenn man nicht sofort für Disziplin und Ordnung sorgt, bricht alles zusammen.» Er wusste auch, dass Entlassungen in Kambodscha nicht risikolos waren, denn für Kränkungen aller Art war Rache an der Tagesordnung, weil jeder ums Überleben kämpfen musste.

Zum Personal, das sich korrekt verhielt, schaute der Swiss Doctor gut, er schenkte zum Beispiel allen Mitarbeitern, die mit dem Moped zur Arbeit kamen, einen Töffhelm, der einigen das Leben gerettet hat. Und was völlig ungewöhnlich war für die Kambodschaner: Er war als Chef mit allen genau gleich freundlich, machte keinen Unterschied zwischen einem Chefarzt und einer Wäscherin – ein echter Kulturschock für die Menschen in einer traditionell stark hierarchisch strukturierten Gesellschaft.

«Beim Management können wir von ihm lernen»

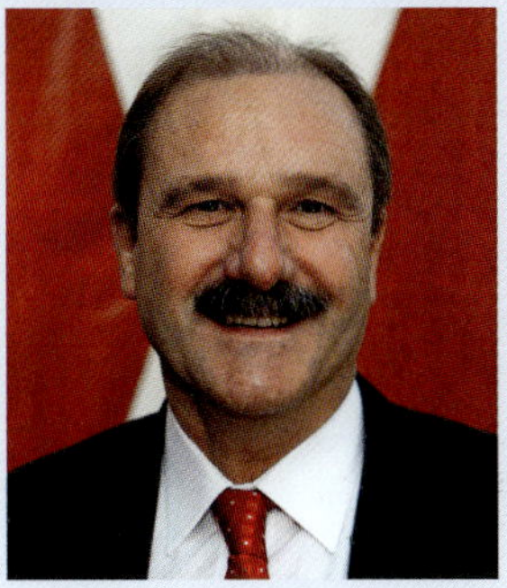

Interview mit
Prof. Dr. Felix Sennhauser
Direktor des Zürcher Kinderspitals von 1996 bis 2018

Sie haben Dr. Richner unterstützt und begleitet, wie beurteilen Sie ihn und sein Werk?

Er war beseelt, aber auch besessen, er war ein Visionär, hat weit vorausgedacht, ging dann die Schritte zum Ziel sehr pragmatisch und enorm gradlinig an. Er war nicht abgehoben, aber er war hartnäckig, unerbittlich.

Wie beurteilen Sie seinen medizinischen Erfolg?

Er wusste von Anfang an, dass es nicht der Apparat oder die Bauten sind, die eine nachhaltige Entwicklung garantieren, sondern das Personal.

Er hat keine weissen Elefanten gebaut?

Ja, das ist ganz wichtig, man baut häufig ein riesiges Spital in einem armen Land, ein fantastisches Labor, aber dann hat man nicht das Personal, das es optimal nutzen kann. Bei ihm war es umgekehrt, er hat zuerst das Personal ausgewählt, ausgebildet und dann schrittweise weitergebracht, mit Investitionen ins Material und in pharmazeutische Produkte, sodass es in der Lage war, das alles anzuwenden. Das ist ein raffiniertes Konzept, damit garantierte er die Nachhaltigkeit.

Er hat auch von Anfang an jede Korruption unterbunden.

Ja, er hat erkannt, dass die Aus- und Weiterbildung auch Korruptionsprävention ist, zugleich ein Wettbewerbsvorteil für die Akquisition des Personals, aber auch für das Verbleiben des Personals in seinen Institutionen. Das war für mich ein sehr cleverer Schachzug.

Und er wollte die gleiche Qualität von Medizin bieten wie bei uns.

Ja, Qualität und Sicherheit der Medizin war für ihn unabhängig von Kultur und ökonomischem

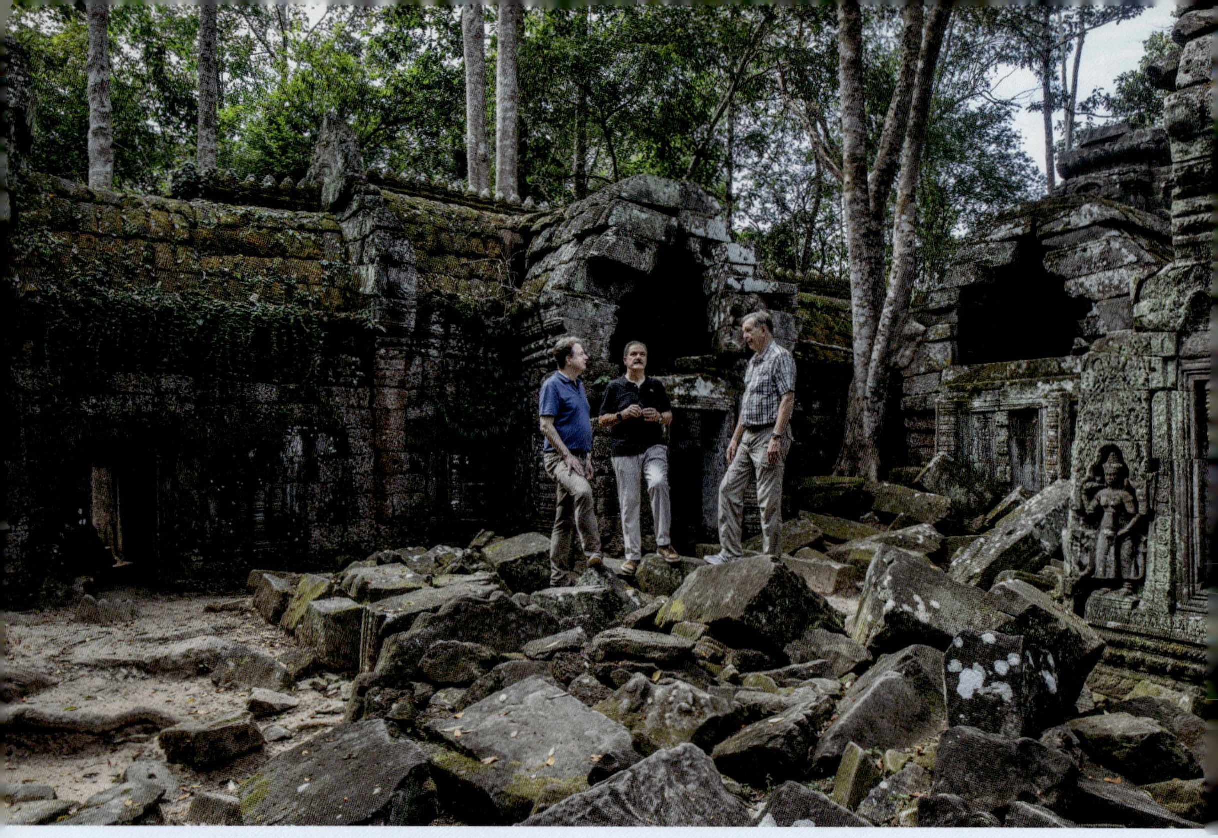

Ärzte auf «alten Steinen», wie Richner die Tempel von Angkor Wat nannte, von links: Michael Grotzer, Felix Sennhauser, Peter Studer.

Status ein grundlegender humanistischer Anspruch. Das hat er gelebt, da war er unerbittlich. Wenn jemand da interferiert hat, war er für Richner abgeschrieben. Seine Vision war, europäische Standards in der medizinischen Versorgung bedarfsorientiert, also entsprechend den lokalen Erwartungen zu bieten. Er ist immer von den Bedürfnissen der Patienten ausgegangen und nicht von den Bedürfnissen des Personals.

Aber das tun doch alle Ärzte?

Man möchte es meinen. In der Schweiz haben wir zum Teil Entwicklungen, die an eine Person gebunden sind, und wenn diese Person nicht mehr da ist, fällt das ganze Konzept zusammen. Er ist vom Bedarf ausgegangen und hat darauf ausgerichtet das Personal rekrutiert.

Wie hat die Zusammenarbeit mit dem Kinderspital funktioniert?

Auch das wurde geschickt angegangen: Er hat von Anfang an diese Weiterbildungskooperation mit dem Kispi gesucht. Wir haben diese Zusammenarbeit von Beginn weg lokal von den zuständigen Instanzen absegnen und offizialisieren lassen, damit sie in Kambodscha auch den hohen Stellenwert hatte. Wir haben von Beginn weg Ärzteprüfungen abgenommen, im Beisein des Dekans und des Rektors der Universität Phnom Penh. Die medizinische

Fakultät war von Anfang an involviert, aber deren Leute waren zunächst nur Co-Examinatoren. Die Prüfungen haben wir abgenommen, Dr. Peter Studer und ich. Das haben sie von Anfang an voll und ganz akzeptiert. Sie haben dann die Zeugnisse, das Testat gemacht und signiert. Es gab also ein lokales, nationales Zertifikat.

So war die Ausbildung gleichzeitig kambodschanisch und schweizerisch?

Das war für die Wertschätzung der Ausbildung der kambodschanischen Ärzte ein riesiger Vorteil. Es war nicht von aussen aufgepflockt, sondern von innen akzeptiert, aber nach europäischen Standards doziert. Damit wurde Richners Konzept nachhaltig verankert. Seine Chefärzte, die er schon als Studenten ins Spital geholt hatte, sind heute Professoren an der Uni. Damit hat er seinen Standart auch akademisch verankert: Sie dozieren ihren Studierenden nach Richners Standards, er hat also eine Art klinischen Versorgungsflächenbrand entfacht.

War er mit der Universität auch so im Konflikt wie mit dem Gesundheitsminister?

Nein, ich habe nichts Derartiges gespürt oder gehört.

Er hat auch für Prävention gesorgt?

Ja, das ist ein weiterer Punkt, der für ihn typisch war, er hat auch präventive Medizin betrieben. Bevor etwas ausbricht. Beispielsweise hat er erkannt, dass er, wenn er den Kampf gegen die HIV-Infektion gewinnen will, eine Primärinfektion verhindern, also während der Geburt eine Übertragung verhindern muss. Darum hat er diese Gebärklinik gebaut und integriert.

Zur Prävention gehörten auch die Impfprogramme.

Ja, und auch die Erziehung zur Autonomie des Patienten durch Hygieneschulung in der Wartephase. Das ist eine sehr moderne Medizin, wenn die Selbstverantwortung gefördert wird durch Verbesserung des Ausbildungsstandes der Eltern, durch Hygieneschulung. Aber auch dadurch, dass er die Medikamente beispielsweise bei der TB-Therapie immer nur für eine erste Phase abgab und die Patienten verpflichtete, wieder ins Spital zu kommen für den nächsten Schritt. So hat er die Sicherheit gehabt, dass er etwas zu Ende behandeln kann. Das Spital hat jeweils auch die Reisekosten der Patienten übernommen. Das wirkte sich so aus, dass nur sehr wenige die Therapie nicht bis zum Ende befolgt haben.

Was ist Ihnen sonst noch als innovativ aufgefallen?

Vieles. Zum Beispiel auch, dass er keine Spitalküche eingerichtet hat, sodass die Eltern stets motiviert waren, sich an der Therapie aktiv zu beteiligen. Über die Ernährung wurden sie Teil des therapeutischen Teams, und die Kinder bekamen das, wovon die Eltern wussten, dass das Kind es gerne hat. So wurden sie kalorisch perfekt begleitet, ohne Zäsur von Daheim zum Spital. Ausserdem konnte sich das Spital mit diesem Konzept ökonomisch entlasten.

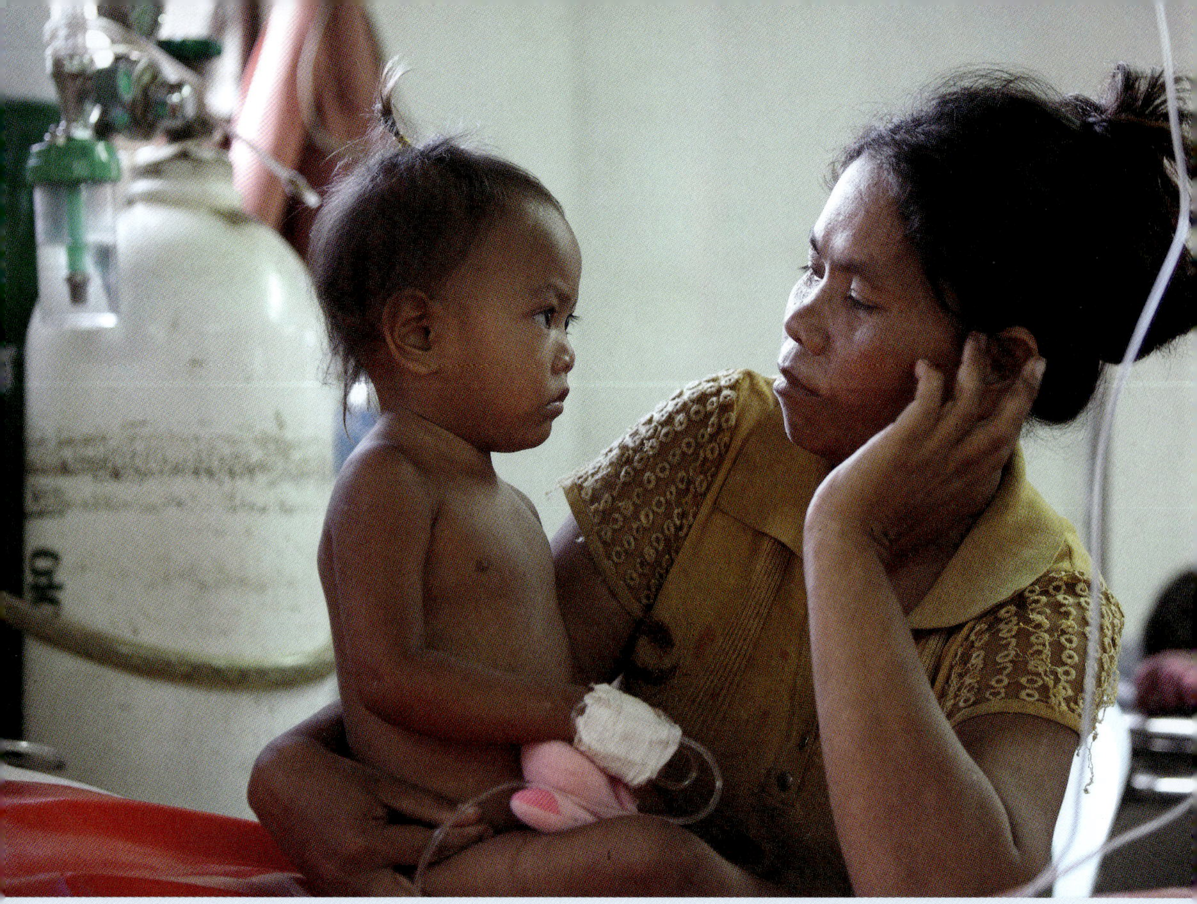

Eine geniale Lösung: Die Mutter oder der Vater bleibt beim Kind, ernährt und wäscht es und sorgt damit für friedliche Ruhe im Bettenhaus.

Die Eltern blieben beim Kind, 24 Stunden pro Tag…

Ja, aber immer nur ein Elternteil durfte beim Kind bleiben, mit der Verpflichtung zu partizipieren. Auch da wieder: ein gradliniges Konzept, das man eigentlich zuerst noch erfinden müsste, wenn er es nicht schon umgesetzt hätte. «Rooming-in» gibts ja auch bei uns, wurde aber erst in den letzten fünfzig Jahren eingeführt. Er hats von Anfang an gemacht. Bei ihm musste Medizin immer sozial abgestützt und damit auch sozial akzeptiert sein.

So hat er Dinge erfunden, von denen man lernen kann?

Betriebskonzeptionell hat er Dinge gemacht, die hochmodern sind, gerade bei der Ernährung: dass die Eltern das Essen bringen oder wie er die Wartephase mit Prävention, Hygieneschulung verknüpft hat. Medizinisch-inhaltlich hat er nichts erfunden, aber im Management einer Gesundheitsversorgung können wir von ihm lernen. Darum war die Kooperation für unsere Mitarbeitenden am Kispi und für mich persönlich immer eine Win-win-Situation, es war nie einfach ein Bringen, ein Exportieren von Know-how, es war immer auch ein Benefit für uns selber, zu sehen, dass man es anders machen kann, einfacher, effizienter.

Dann sind Ihre Spezialisten gerne nach Kambodscha gegangen?

Ich musste meine Leute nie überzeugen, sie kamen immer begeistert zurück, es war nicht ein Gehenmüssen, es war ein Gehendürfen für meine Mitarbeitenden, eine Horizonterweiterung, von daher war es ein Erfolg aufseiten des Kispi, sodass man die Spezialisten problemlos rekrutieren konnte.

Was durften denn die Spezialistinnen und Spezialisten aus Zürich in den Spitälern von Dr. Richner machen? Er schätzte es nicht, wenn man ihm dreinredete…

Ja, selbst ich durfte nie allein durch die Spitäler gehen, ich durfte nicht allein Visite machen, er kam immer mit, er war da sehr strikt, und er hat, wenn die Spezialisten mal in einer Begeisterung nicht bedarfsorientiert waren oder ein Konzept, das vor Ort richtig ist, angezweifelt haben, strikt interveniert, unerbittlich auch dort.

Er war der Boss, immer!

Ja, ich nenne sein Führungskonzept Benign Dictatorship! Er war kein plebiszitärer Verhandlungsagent. Da war er gradlinig. Wenn man länger mit ihm zusammen war, hatte man keine Probleme, dies zu akzeptieren, denn der Erfolg hat ihm recht gegeben.

Was hat er Ihnen gesagt, als Sie ihn das letzte Mal in Kambodscha sahen?

Er hat mich, wie jedes Mal, persönlich zum Flughafen begleitet. Bei der Verabschiedung sagte er: «Felix, für den Flug beneide ich dich nicht, aber wenn du in Zürich aussteigst, dann beneide ich dich.» Er führte ein Einsiedlerleben. Wenn wir ihn fragten: «Was können wir dir bringen?» hat er gesagt: «Zigarillos und Frigörli.» Zum Mittagessen kam er nicht immer mit, er wollte seine Ruhe. Und wenn wir zusammen essen gingen, dann immer ins selbe Restaurant, Atmosphère, monoman, er hat immer das Gleiche gegessen. Das Leben, das er dort unten gelebt hat, bezeichnete Dr. Peter Studer mal als «verschärfte Einzelhaft». Das ist nicht ganz unrichtig.

Die Prinzipien von Dr. Richner

Richners Konzept war, wie alle revolutionären Ideen, so simpel wie einleuchtend. Es gab fünf Prinzipien, die oberste Priorität hatten und für ihn unumstösslich waren:

- Es darf keine Korruption geben. Deshalb werden alle Mitarbeiter, von der Putzfrau bis zum Chirurgen, anständig bezahlt. Und genau gleich freundlich behandelt.
- Das Geld der Spender geht nicht, wie sonst üblich, zuerst an die Regierung, es wird von Richner und seinem Finanzchef, Dr. Peter Wiesendanger, später von der Treuhandgesellschaft Intercontrol AG in Zürich verwaltet.
- Alle Patienten werden gratis behandelt, unabhängig von der Herkunft.
- Jedes Kind hat ein Recht auf korrekte medizinische Betreuung, das heisst, der maoistische Grundsatz «arme Medizin für arme Menschen in armen Ländern», den die WHO lange vertreten hat, gilt nicht mehr.
- Sämtliche technischen Einrichtungen, die eine bessere Diagnose und Behandlung garantieren, müssen auch für die Kinder von Kambodscha angeschafft werden. Das beginnt bei einem korrekt betriebenen Labor mit Blutbank, von enormer Bedeutung bei einem Volk, das durch den Krieg und fremde Truppen weitherum mit dem HI-Virus angesteckt worden ist. Eine Bluttransfusion ohne vorherigen Test auf HIV oder Hepatitis B und C ist unverantwortlich.

Obschon diese Prinzipien eigentlich jedem vernünftigen Menschen sofort einleuchten, stiessen sie sogleich auf massiven Widerstand. Man kann sich kaum vorstellen, was Richners Doktrin für andere medizinische Hilfs- und Wohltätigkeitsorganisationen, international und in der Schweiz, bedeutete: Es war eine knallende Ohrfeige.

Die betroffenen Leute sahen die Gefahr sofort: Sollte Richner mit seinen Spitälern erfolgreich sein, sahen sie dumm aus. Wie weisse Herrenmenschen, die die Patienten in armen Ländern unprofessionell, mit ungenügenden Mitteln, quasi als Menschen zweiter Klasse behandeln, weil sie angeblich nichts anderes verdient haben. Unter dem ewig gleichen Vorwand, dass das Geld fehlte, das Personal nicht zu rekrutieren sei und jede Hilfe sowieso nur ein Tropfen auf einen heissen Stein bedeutete.

Richners Ansatz widersprach so diametral der bisherigen Doktrin und Praxis der internationalen Medizinautorität WHO, dass es sogleich massiven Gegenwind geben musste. Und zwar in einem Ausmass, das er sich nie vorgestellt hatte.

Die erste Kritik ausgerechnet aus der Heimat!

Er glaubte anfangs, vielleicht etwas naiv, dass ihm alle Menschen guten Willens sofort applaudieren würden, wenn er sagte: «Für mich gibt es keine Dritte Welt, es gibt nur arme Menschen und reiche Menschen. Gerechtigkeit und Ungerechtigkeit. Alle Kinder haben das gleiche Recht auf Leben und Gesundheit, ob arm oder reich.»

Eigentlich war das ganz im Sinn der Menschenrechtserklärung und der Kinderrechte, aber jenseits der Realität vieler Hilfsorganisationen, die sich auf das alte maoistische Prinzip von der sogenannten «Barfussmedizin» beriefen, einer primitiven, flächendeckenden Basisversorgung ohne effiziente Diagnose-Infrastruktur.

Ein erster kritischer Artikel erschien ausgerechnet in der Schweiz, in der Neuen Zürcher Zeitung, unter dem Titel «Spital-Insel in einem Meer von Mangel». Autor Christoph Wehrli, Historiker und Spezialist für humanitäre Hilfe, also nicht irgendwer, monierte nach Gesprächen mit WHO-Leuten, Tropenmedizinern und Exponenten von Hilfswerken, dass sich Dr. Richner nicht an die Spielregeln halte, zum Beispiel eine Kostenbeteiligung der Patienten (wie von der DEZA gewünscht) strikt ablehnt. Er sei auch zu keinen Kompromissen mit der kambodschanischen Regierung bereit, er «reitet ausgedehnte Attacken gegen die WHO» und die von der WHO propagierte Medizin in armen Ländern.

Er greife insbesondere massiv deren Empfehlung des Antibiotikums Chloramphenicol an, das für Dr. Richner wirkungslos sei und schwere Nebenwirkungen zeigte, «obschon», wie Wehrli schreibt, «das WHO-Expertenkomitee für die essenziellen Medikamente gerade erst im Dezember den Nutzen des Antibiotikums bestätigt» habe. Kurz, der Artikel sollte wohl ein gut gezielter Schuss vor den Bug des Zürcher Kinderarztes mit den fantastischen Plänen sein – vermutlich auch mit dem Ziel, allfällige Spender abzuschrecken.

Der NZZ-Artikel wirkte für Richner wie eine Bombe: Er ärgerte sich tagelang, nein jahrelang (!) über die Breitseite, schrieb dem NZZ-Chefredaktor Hugo Bütler einen Protestbrief, sprach immer wieder von diesem NZZ-Artikel und konnte nicht begreifen, dass man ihn, den Zürcher Kinderarzt, ausgerechnet in Zürich so hinterhältig angriff.

Das war indessen nur der Anfang. Die Kampagne gegen ihn und sein Spital hatte gerade erst begonnen – und sollte über zwanzig Jahre lang andauern.

Dr. Denis Laurent, einer der treuesten Mitstreiter, seit er 1994 von Richner angestellt worden ist, Franzose mit kambodschanischem Pass, heute administrativer Direktor der Spitäler, Biologe, Laborchef und Buchhalter in einem, sagt heute noch: «Er war absolut sicher, dass die Schweiz ihn zu 100 Prozent unterstützen würde, Regierung, Medien, Organisationen. Doch das war nicht der Fall. Er konnte nicht verstehen, dass ihn niemand unterstützte, ausser dem Zürcher Kinderspital und der Schweizer Illustrierten. Es ging ihm dabei gar nicht um persönlichen Ruhm, es ging ihm nur um die Kinder. Er war deshalb dauernd leicht deprimiert. Auch wegen dem Druck, jedes Jahr die Millionen zu finden für das Spital. Alle sagten es klar und deutlich, in Kambodscha wie in der Schweiz: Wenn es Probleme gibt, dann ist Dr. Richner Schuld. Das war ein Albtraum für ihn, 27 Jahre lang!»

Richner mit dem langjährigen Wegbegleiter Dr. Denis Laurent, der heute administrativer Leiter der Spitäler ist. Auch «Mister Multitasking» genannt, weil er alle Probleme löst.

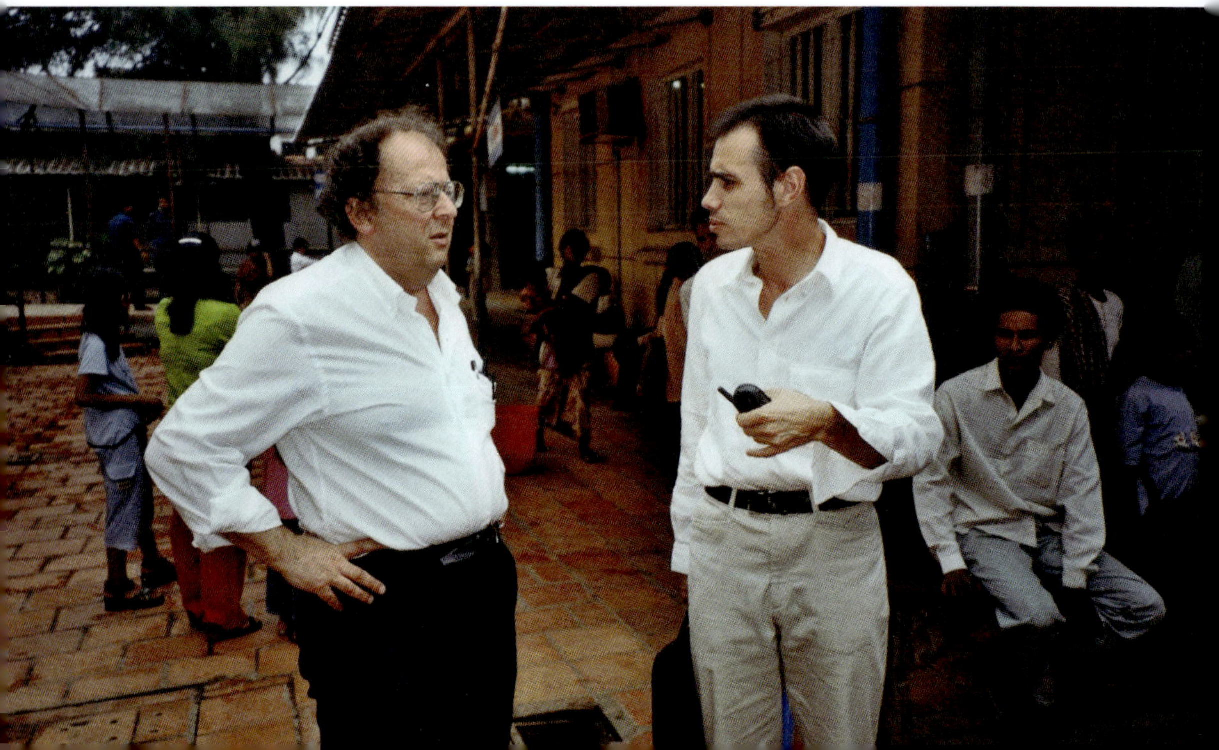

Denis Laurent ist eine vielseitige Persönlichkeit mit multiplen Verantwortlichkeiten und Talenten. Er überwacht die Labors und die Apotheke, besorgt die Buchhaltung, ist Personaldirektor und Administrator und zuständig für die Beziehungen zu den Behörden. Er macht auch die monatlichen Bestellungen von Medikamenten und Material in Bangkok. Sieben grosse Container kommen monatlich ins Spital.

Denis Laurent war neben Peter Studer der engste Mitarbeiter von Richner. Er spricht perfekt Khmer, seine Frau Romyda ist Modestilistin mit eigenem Atelier und eigener Boutique, als Tochter der früheren Protokollchefin des Königshauses hat sie einen direkten Draht zum Palast.

Wenn man ihn fragt, wo sich denn die Büros der Administration befinden, die in normalen Spitälern eine ganze Etage besetzten, zeigt Denis Laurent auf den Computer unter seinem Arm. Da es in Kambodscha keine Krankenversicherungen und komplizierten Abrechnungssysteme gibt und alle Patienten gratis behandelt werden, ist die Administration aufs Minimum beschränkt. Jede Abteilung, jeder Arzt und jede Chefkrankenschwester besorgte die nötige Schreibarbeit selbst. Im «Archiv» sind alle Krankendossiers physisch aufgehoben, bestens geordnet und jederzeit einsehbar.

Denis Laurent ist auch ein begabter Kunstmaler und Designer. In seinem Privathaus steht eine Staffelei, an den Wänden hängen seine Bilder, im Stil stark inspiriert von Basquiat, aber auch grosse abstrakte Ölbilder. Obendrein ist Laurent auch ein begnadeter Koch!

Das Spital wird von Patienten überrannt

Aber kommen wir zur Eröffnung von Kantha Bopha I im Herbst 1992 zurück: «Und wenn niemand kommt?», fragte mich Beat wenige Tage vor der Eröffnung von Kantha Bopha I am Telefon, ganz wie der Schauspieler, der das leere Theater vor sich sieht. Die Frage war natürlich ein Witz. Das Spital wurde regelrecht überrannt, die Menschen kamen von überall her, mit schwer kranken Kindern und mit den diversesten Verkehrsmitteln. Auf Mopeds kamen ganze vierköpfige Familien, andere reisten mit Fahrrädern, Tuktuks, Taxis oder zu Fuss an.

Die Mitglieder des Stiftungsrates in Zürich mussten zweimal hinschauen und leer schlucken, als ihnen Beat erstmals die enormen Fallzahlen präsen-

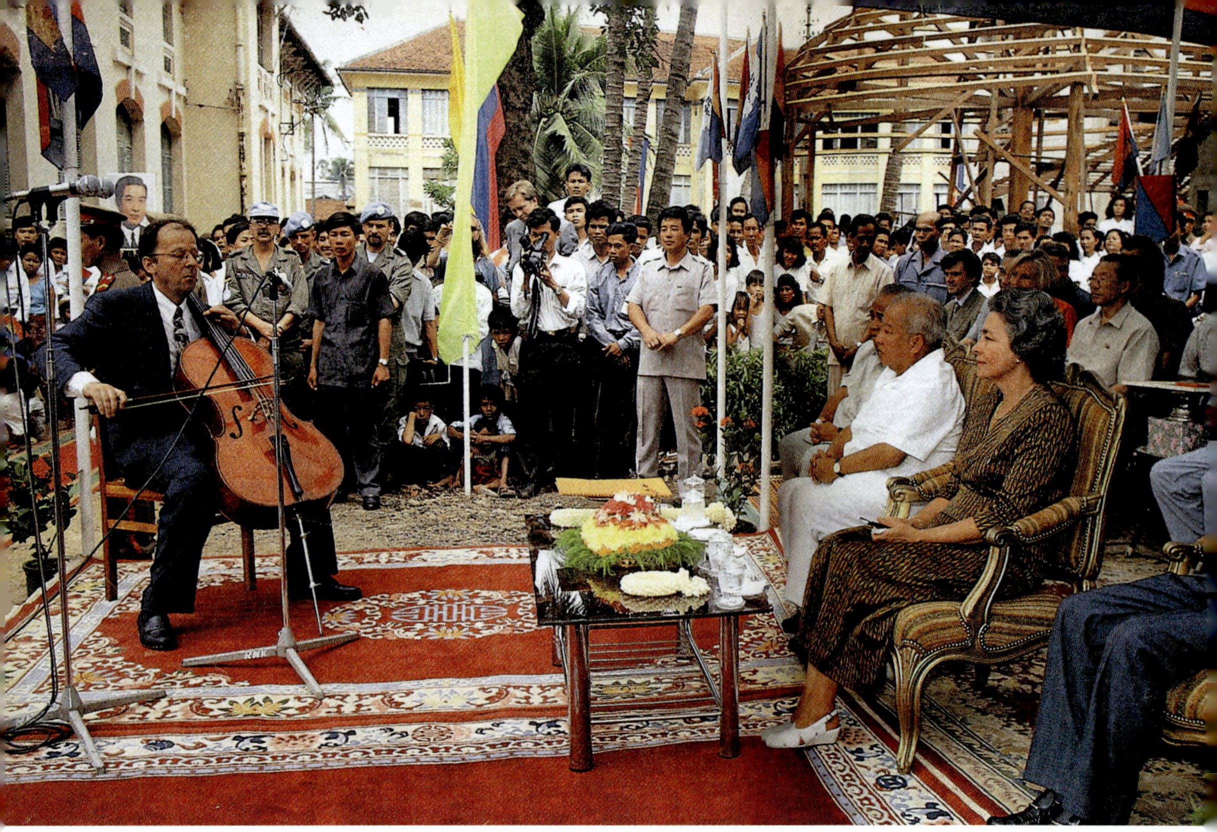

König Norodom Sihanouk mit Königin Monineath bei der feierlichen Eröffnung von Kantha Bopha I, 1992.

tierte: Es kamen jeden Tag tausend und mehr kranke Kinder mit ihren Eltern zum Spital! Und alle wurden in den Konsultationsräumen untersucht und gepflegt. Alle bekamen ein Dossier. Die schweren Fälle erhielten Priorität und wurden hospitalisiert. Bis 360 Kinder konnten hospitalisiert werden. Viele Betten wurden gleich doppelt belegt.

Die Kinderärzte unter den Stiftungsratsmitgliedern versuchten sich vorzustellen, wie das Kinderspital Zürich wohl einen solchen Ansturm bewältigen könnte. Richner beruhigte sie: «Was wir machen, ist leider eine Art Kriegsmedizin, aber korrekte Kriegsmedizin. Das Land kommt gerade aus dem Krieg.»

Bei der Untersuchung der Kinder zeigte sich bald, dass es in Kambodscha ein paar grössere Gesundheitsprobleme gab, die bisher schwer unterschätzt wurden. 90 Prozent der im Spital behandelten Kinder litten an Infektionskrankheiten, häufig an mehreren gleichzeitig: Tuberkulose, Malaria, Polio, Tetanus, Denguefieber, Hirnhautentzündungen, Lungenentzündungen, Typhus, Knochenentzündungen, Leberentzündungen und so weiter.

Das grösste Problem war die Tuberkulose, eine Konsequenz des Krieges. Viele Kinder wurden bisher nur wegen Krankheiten behandelt, die wegen der Tuberkulose beim Kind leichter auftreten konnten. Für die WHO war Tuberkulose beim Kind in Kambodscha bis dahin kein Problem, also nicht existent.

Ein anderes grosses Problem war HIV, eine Seuche, die die internationalen Organisationen ins Land geschleppt hatten. Das Spital musste eine explosionsartige Verbreitung von HIV bei Kindern unter fünf Jahren feststellen.

Ein drittes schweres Problem war der Medikamentenmissbrauch, insbesondere die weitverbreitete Abgabe des Antibiotikums Chloramphenicol, eines Medikaments, das in Europa wegen schwerer Nebenwirkungen verboten war, von der WHO aber für arme Länder immer noch empfohlen wurde. Dieses Chloramphenicol, das für die NZZ-Redaktion so völlig unproblematisch war…

«All diese Katastrophen wurden geschaffen und favorisiert durch eine schwere Vernachlässigung der Gesundheitspolitik in der sogenannten Dritten Welt durch die Organisationen der reichen, industrialisierten Welt», schrieb Dr. Beat Richner Ende 1995 in einem Bericht an den König. Dort zog er eine erste Bilanz:

Seit der Eröffnung des Spitals am 2. November 1992 wurden
810000 Konsultationen durchgeführt
30200 schwer kranke Kinder hospitalisiert
56000 Kinder geimpft durch das Präventionszentrum im Spital
3400 Kinder operiert

Alle Kinder wurden kostenlos behandelt, weil 95 Prozent der Kinder mit ihren Familien in totaler Armut leben.

Alles zusammen, Bau des Spitals, Pflege, Personal, Medikamente und Unterhalt, hat in den ersten vier Jahren 20 Millionen Franken (16 Millionen US-Dollar) gekostet; Geld, das ausschliesslich von Spendern kam, zumeist von Kleinspendern aus der Schweiz. Das Geld kam, aber jedes Jahr war nur genügend Geld für sechs weitere Monate auf dem Konto der Stiftung, das wurde zum permanenten Albtraum für Richner. Denn: ohne Geld kein Spital.

Kantha Bopha I konnte dem Ansturm nicht lange gerecht werden, es herrschte bald Notstand. Ab Oktober 1994 mussten schwer kranke Kinder, die man eigentlich hätte aufnehmen müssen, zurückgewiesen werden. In den Korridoren standen überall provisorische Betten mit jeweils zwei Kindern. «Tag für Tag müssen wir aussortieren, welches Kind wir aufnehmen können, welches nicht. Wir können nur die schwersten Fälle hospitalisieren. Das tut weh», schrieb Richner am 24. April 1995. «Täglich müssen wir bis 15 schwer kranke Kinder abweisen, und das seit vier Monaten, eine Tragödie für die Kinder und ihre Eltern, aber auch nicht mehr zumutbar für das kambodschanische Personal.»

Richner drängte seit längerer Zeit auf einen Erweiterungsbau. Ideal wäre das Land gleich neben dem Spital, wo ein baufälliger Komplex auf den Abriss wartete. Es gehörte der Regierung, die es jedoch der japanischen Regierung versprochen hatte, die wünschte, das Gebäude abzureissen und für 20 Millionen Franken eine Art Maternité hinzustellen. Ohne vorherige Absprache mit Beat Richner.

Da der Abriss des Gebäudes ohne Schutzwand erfolgte und das Risiko gross war, dass die Gemäuer auf den Zugang zu Kantha Bopha fallen könnten, protestierte Richner beim Gesundheitsminister wegen der fehlenden Schutzvorrichtungen. Die Antwort war, es könne nichts passieren, Personal, Patienten und Ambulanzen könnten doch einen anderen Eingang benützen.

Höhepunkt des Konfliktes

Die Auseinandersetzung zeigt, wie «gut» damals das Gesundheitsministerium dem Schweizer Arzt gesinnt war. Beat Richner kommentierte: «Die Schweiz produziert keine Autos. Leider können wir nicht jedem Minister und jedem Beamten einen Toyota Landcruiser schenken, um das Terrain zu bekommen. Und die Autos sind ein bescheidenes Beispiel.»

Der Konflikt erreichte seinen Höhepunkt im Herbst 1995, als Richner zufällig erfuhr, dass der Gesundheitsminister Dr. Chhea Thang in zwei Briefen (am 6. April und am 1. August) an alle wichtigen Ministerien Richner massiv angegriffen und ultimativ die Revision des Zusammenarbeitsvertrags vom 5. Februar 1992 verlangt hatte. Ohne vorgängig das Gespräch zu suchen und ohne Kopie an Richner oder seine Mitarbeiter! Ein unerhörter Vorgang. Richner verlangte sofort Einsicht in die Briefe und war konsterniert, als er endlich lesen konnte, was der Gesundheitsminister ihm schon im ersten

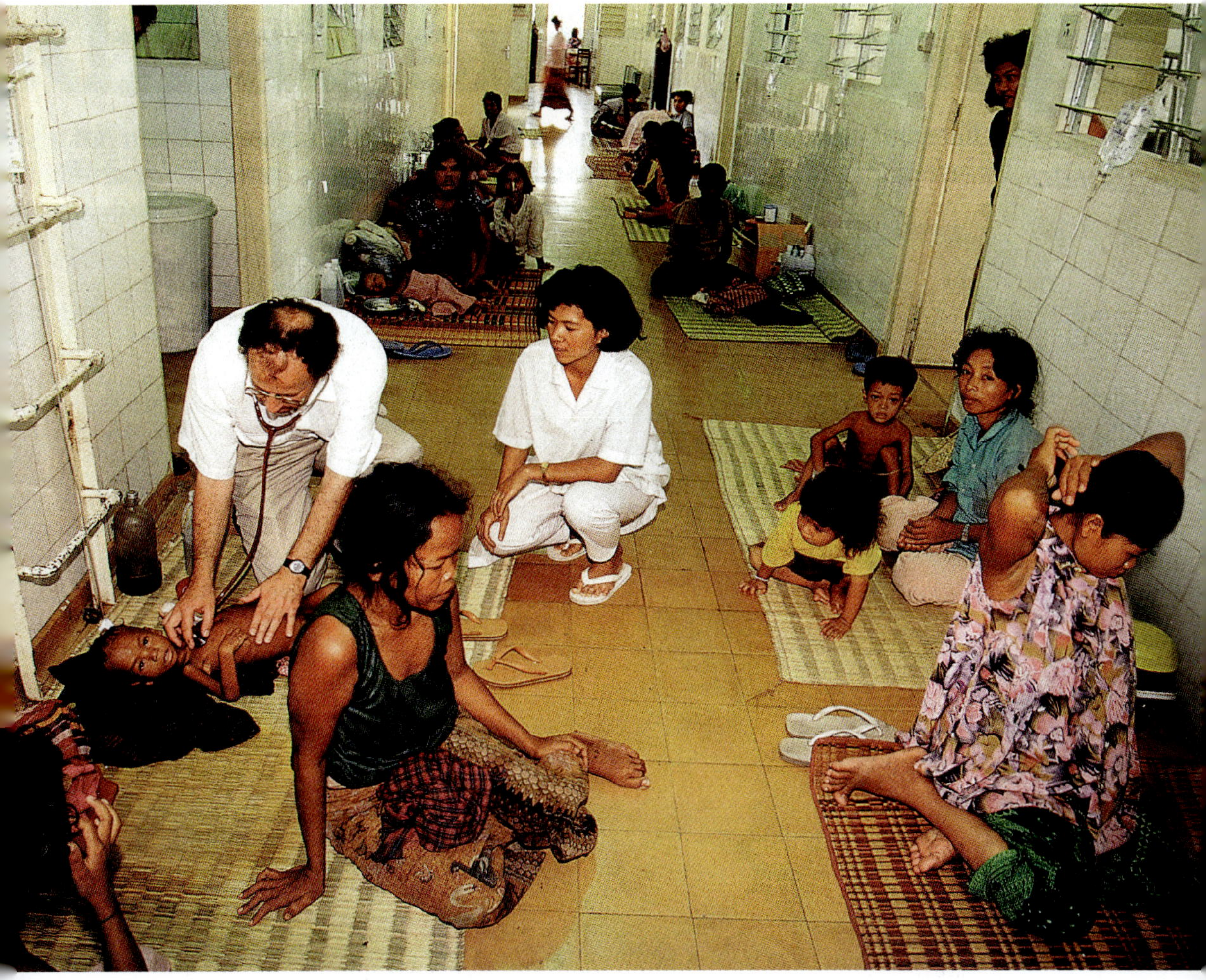

Das Spital platzt aus allen Nähten, die Patienten müssen in den Korridoren auf Matten untergebracht und untersucht werden.

Brief vom 6. April 1995 vorgeworfen hatte: nichts weniger als «Subversion» und er schaffe einen «Staat im Staat».

«Es ist nicht akzeptabel, dass der Gesundheitsminister solche Briefe signiert, ohne mit mir gesprochen zu haben», schrieb er am 28. September dem Minister des Ministerrates Sok: «Der Brief enthält ‹Fakten›, die nicht mit der Realität übereinstimmen, falsche Interpretationen, falsche Spekulationen. Er verletzt meine persönliche Integrität.» Die Briefe des Gesundheitsministers waren in der Tat starker Tobak.

Der Gesundheitsminister hatte geschrieben:

- Dr. Richner hat nie den ganzen Zusammenarbeitsvertrag eingehalten, er hat den zuständigen Stellen und dem Minister weder Aktivitätsbericht noch Rechnung vorgelegt.
- Er schadet den Gesundheitszentren in der Provinz, indem er Beamte (Ärzte), die sich bereit erklärt hatten, in der Provinz zu wirken, abwirbt und für Kantha Bopha anstellt, ohne Absprache mit dem Gesundheitsministerium. Er beharrt aber darauf, sein Personal selbst auszuwählen.
- Er ist dauernd im Konflikt mit wichtigen Organisationen wie WHO, UNICEF, JICA, World Vision, die das Gesundheitsministerium seit Jahren mit jährlichen Budgets von mehreren Millionen unterstützen. All diese Organisationen respektieren die politische Linie der königlichen Regierung und stellen nie Probleme wie diese Stiftung.
- Er nutzt finanzielle Anreize, um die Beamten abzuwerben, die heute kleine Saläre erhalten. Damit schafft er Spannungen, denn alle Beamte beantragen ihre Mutation aus der Provinz ins Spital Kantha Bopha. Dr. Richner bezahlt den Ärzten einen Zuschlag von 400 Dollar, den Schwestern einen von 200 Dollar. Wenn das so weitergeht, wird es grosse Probleme für die Aktivitäten anderer Organismen geben.
- Dr. Richner schafft zurzeit einen Staat im Staat.
- Indem Dr. Richner die Patienten gratis behandelt und Beamte mit Geld abwirbt, riskiert er, bald das nötige Geld für Kantha Bopha nicht mehr zu finden und das Spital schliessen zu müssen.
- Aber da Dr. Richner eine «extrem stolze Person ist und seinen Ruf nicht beflecken will», versucht er mit allen Mitteln, die Verantwortung auf die Kambodschaner zu schieben, für den Fall, dass er seine Hilfe einstellen muss.
- Seine Hilfe mit seinen grossen finanziellen Mitteln gleicht einer Droge, mit der er unsere Beamte unter seinen Einfluss stellt. Es wäre für ihn ein Leichtes, die Regierung in grosse Schwierigkeiten zu bringen, indem er seine Aktivität einstellt.

Eigentlich alles perfide Unterstellungen. Richner antwortete deutlich: Schon im Vertrag von 1992 steht, dass Richners Kantha-Bopha-Spital die Aufgabe hat, Medizinstudenten auszubilden. Die besten unter ihnen hat er nach dem Studium selbst angestellt, und zwar zu seinen Bedingungen, das hat das Ministerium nie akzeptiert.

Jedermann wusste, welche jungen Ärzte in die Provinz, in die schlecht ausgerüsteten «Gesundheitszentren» geschickt wurden. Und welche in die Hauptstadt, zum besten Spital, Kantha Bopha: Nur wer Beziehungen zur Regierung hatte, durfte in der Stadt bleiben, die andern mussten aufs Land, ohne Chance für korrekte Weiterbildung. Kantha Bopha war für Medizinstudenten schon bald der beliebteste Arbeitgeber, auch deshalb bestand Richner darauf, dass die Auswahl streng nach qualitativen Kriterien erfolgte. Das konnte das Ministerium nicht leisten.

Die Klage, das Ministerium werde von Richner nicht informiert, war auch abwegig: Die täglichen Fallzahlen, die Rechnung des Spitals, die Zahlen zur Medikamenteneinfuhr, die Jahresberichte, kurz, alle verfügbaren Dokumente wurden von Anfang an immer dem Ministerium zugeschickt. Der erste Chefarzt unter Richner, ein guter Mann namens Sunnara, angestellt vom Ministerium, loyal gegenüber Richner, gehörte allen wichtigen Kommissionen an.

Es braucht ein zweites Spital

Interessant ist, dass der erste Brief des Gesundheitsministers fast zur gleichen Zeit geschrieben wurde wie der Brief, den Beat Richner (noch im Unwissen der Angriffe!) dem Gesundheitsminister geschrieben hatte, in dem er die prekäre Situation von Kantha Bopha I schilderte: Zum Beispiel die Unmöglichkeit, noch mehr schwer kranke Kinder zu hospitalisieren.

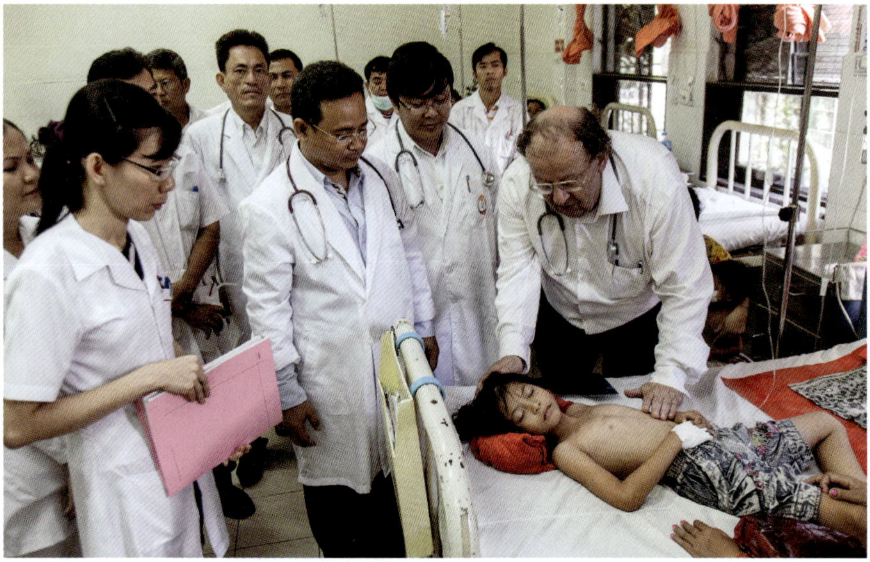

Visite mit Dr. Ky Santy, Chefarzt der Spitäler in Phnom Penh.

«Wir mussten 15 Kinder transferieren ins World-Vision-Spital. Doch 5 Eltern weigerten sich, dorthin verlegt zu werden, sie hätten dort sehr schlechte Erfahrungen gemacht. Leider kommen immer wieder Kinder in einem sehr schlechten Zustand von solchen Spitälern zu uns zurück, manchmal zu spät, und sie sterben.» Er schrieb, in dieser kritischen Situation sei es logisch und vernünftig, auf dem Terrain neben dem Spital einen Bau mit weiteren 100 Betten zu errichten.

Weil der Gesundheitsminister das Land schon den Japanern versprochen hatte, erklärte er sich bereit, für Kantha Bopha II ein Terrain in einem anderen Quartier zur Verfügung zu stellen; ein zynischer Vorschlag, denn so konnten die beiden Spitäler nicht eng zusammenarbeiten bzw. Synergien nutzen.

Der König hilft

Fast gleichzeitig, nämlich am 9. April 1995, erhielt Richner einen befreienden Brief vom König, der ihm dafür dankte, dass er sich derart einsetzte für eine korrekte Pflege der zahlreichen armen kranken Kinder, und erklärte, dass er und seine Mutter bereit seien, ihm ein Gebäude mit Umschwung im Garten des Palastes zu überlassen, damit er daraus einen Annex zum Spital Kantha Bopha machen könne.

Richner konnte sich wieder einmal auf den König verlassen. Wegen der aussichtslosen Querelen mit dem Gesundheitsminister hatte er den König persönlich gebeten, ihm bei der Suche nach einem geeigneten Terrain für Kantha Bopha II zu helfen. Mit der positiven Antwort des Königs konnte er sich die Freiheit nehmen, den Gesundheitsminister links liegen zu lassen, obschon die DEZA ihn wiederholt dazu aufrief, die Bedingungen der Regierung doch bitte anzunehmen, das sei internationale Gepflogenheit. Auch im Umfeld der Stiftung gab es immer wieder Stimmen, die meinten, Richner sollte doch einlenken. Doch der antwortete nur: «Ich arbeite nicht mit einer Regierung zusammen, die es gar nicht gibt, mit Beamten, die völlig korrupt sind.»

Kantha Bopha II war eine echte Sensation: Das Spital wurde Teil der königlichen Gärten und kam damit in den Genuss eines besonderen Schutzes. Ausserdem machte der König dem Konflikt mit dem Gesundheitsministerium ein Ende, indem er Dr. Richner (ebenfalls im September 1995) ausdrücklich bewilligte, das medizinische Personal selbst auszuwählen und anzustellen.

Bundesrat Delamuraz sagt den entscheidenden Satz

Das Spital mit 164 zusätzlichen Betten konnte gebaut werden. Die Arbeiten begannen am 26. Juni 1995, am 12. Oktober 1996 konnte Kantha Bopha II im Beisein des Königs, der Königin und des Schweizer Bundespräsidenten Jean-Pascal Delamuraz mit Gattin Catherine feierlich eingeweiht werden. Delamuraz war der erste Bundesrat, der Kambodscha besuchte.

Eine grosse Einzelspende von 3 Millionen Franken finanzierte das Spital schlüsselfertig, ohne dass das Betriebsbudget von Kantha Bopha I belastet wurde. Ein anonym bleiben wollendes Schweizer Elternpaar hat sich im Andenken an seine verstorbene Tochter zu dieser grosszügigen Geste entschieden.

Der neue Stiftungsratspräsident, Rechtsanwalt Florian von Meiss (der Heini Wiki 1996 ablöste), schreibt in seinem Jahresbericht: «Von Kantha Bopha II wird behauptet, dass es wohl das schönste und gleichzeitig kostengünstigste Kinderspital der Welt sei.»

Bei der Einweihungsfeier sagte Jean-Pascal Delamuraz einen historischen Satz, der in Bern manche «Experten» irritierte: «Wer da sagt, ein

Bundespräsident Jean-Pascal Delamuraz und König Sihanouk bei der Einweihung des zweiten Spitals, 1996.

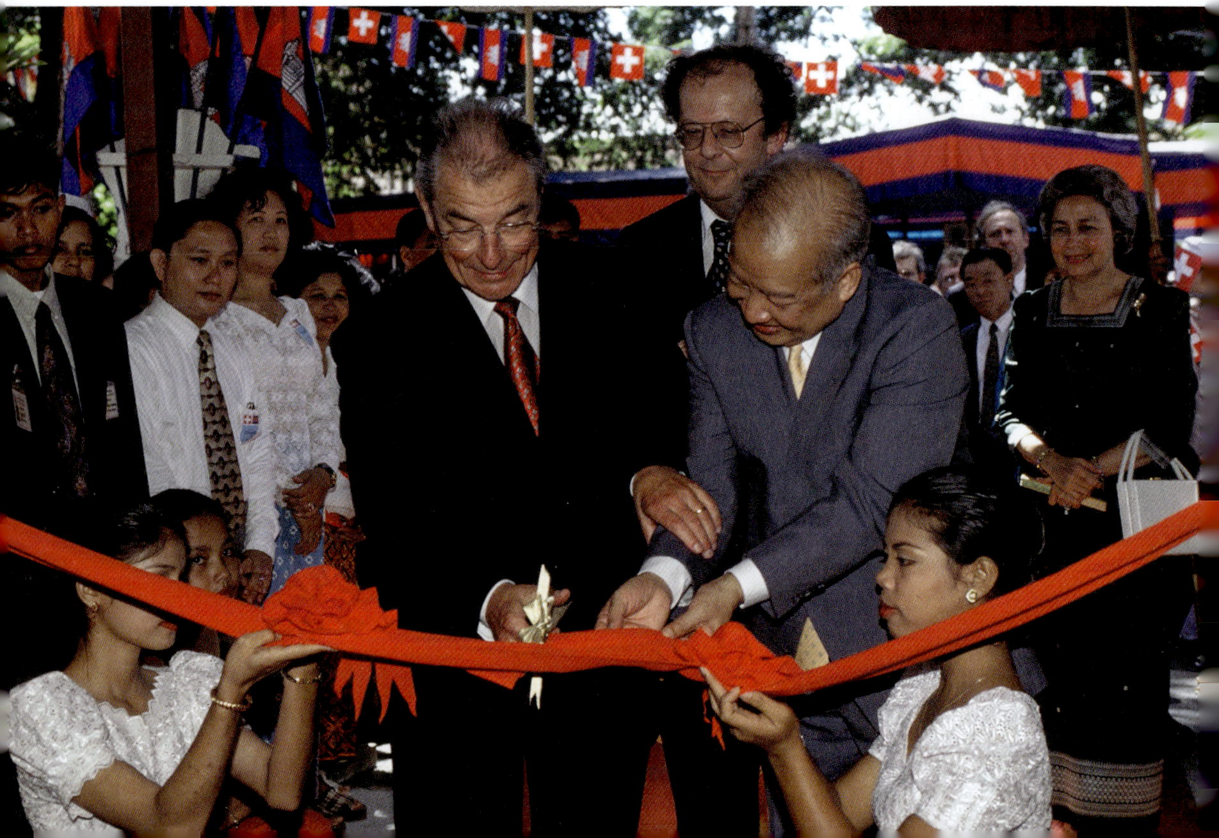

Computertomograf sei für dieses Land zu sophisticated, ist ein Neokolonialist.» Starke Worte für einen Bundespräsidenten. Der Bundespräsident wollte eigentlich zur Einweihung ein Geschenk im Wert von einer halben Million mitbringen. Richner schlug vor, einen CT anzuschaffen, doch das hat in Bern zu einer heissen Diskussion geführt.

Der DEZA-Direktor, Botschafter Walter Fust, sagte schon im Mai 1996, er würde von der Kritik der gesamten globalen Expertenwelt zerrissen werden, wenn die DEZA einen CT bezahlen würde, ein hochmodernes Gerät für ein so armes und unterentwickeltes Land wie Kambodscha.

Jean-Pascal Delamuraz war sich sehr wohl bewusst, dass er mit seiner Erklärung die eigenen Leute zurechtwies. Es war, als hätte Richner ihm die Rede geschrieben... Richner konnte nur noch Danke sagen, er war glücklich über den hohen Besuch aus der Schweiz und zeigte dem Bundesrat und seiner Gattin das Spital.

Blaise Godet, der Schweizer Botschafter in Bangkok, der auch für Kambodscha zuständig war, sagte am Rand der Feierlichkeiten, mit Blick auf Beats kritische Haltung: «Mit Essig kann man keine Fliegen fangen.» Er hätte lieber gesehen, dass Richner etwas netter und geschmeidiger wäre. Er war nicht der Einzige. Aber eben: Ein Diplomat war Richner nie. «Gerade deshalb hatte er Erfolg, mit genau dieser Hartnäckigkeit, mit dieser Direktheit», sagt heute Denis Laurent.

In einem Brief an den König bedankte sich Richner für das grosszügige Landgeschenk und die Teilnahme an der Einweihungsfeier und präzisierte: «Was wir hier tun, ist weder eine Hilfe noch eine Unterstützung, es ist nur Wiedergutmachung. Die Probleme der 70er-Jahre wurden durch schreckliche Fehlentscheide des Westens erzeugt, die man nie mehr auslöschen kann. Vor diesen Problemen war Kantha Bopha ein Spital auf dem gleichen Niveau wie das Kinderspital in Bangkok. Ich bin kein Entwicklungshelfer, ich bin da, um mit meinen kambodschanischen Kollegen das gleiche Ziel zu erstreben: Wiederherstellung. Ohne Kantha Bopha wären Tausende Kinder gestorben. In den 20 Millionen sind die Löhne, die Medikamente, der Unterhalt der Gebäude inbegriffen. Und wir bilden das Personal aus und weiter. Und können dank moderner Geräte Krankheiten diagnostizieren und behandeln, die bisher nicht einmal erkannt wurden.»

«Er [Richner] erinnert mich immer wieder an Coluche, den französischen Humoristen, ähnliche Physionomie, leicht pummeliger Körper, sehr witzig und total engagiert für die Armen. Coluche hat die ‹Restaurants du Cœur› gegründet, in denen zur Winterzeit Obdachlose und Arme gratis verpflegt werden.»

Denis Laurent

«Der menschliche Körper ist überall gleich»

Der CT wurde aus den eigenen Mitteln der Stiftung angeschafft, obschon es auch intern gewisse Bedenken gab. Bauführer Laurent Gross erinnert sich: «Alle haben gesagt: ‹Der spinnt!› Das medizinische Personal sagte, er habe den Kopf verloren, so ein Gerät stelle zu viele technische und finanzielle Ansprüche. Nicht etwa, weil sie dachten, dass dies zu schick sei für arme Menschen. Nein, wegen der Umwelt, dem Klima und dem Staub in der Umgebung. So ein CT kostet nicht nur schrecklich viel, es ist wie bei einem Flugzeug: Fast so teuer wie das Gerät selbst ist der Unterhalt. Das ist extrem sensibles Material. Beat war der Einzige, der immer sagte: ‹Der menschliche Körper ist überall der gleiche, die Medizin muss auch überall gleich sein, wir machen nicht arme Medizin für arme Menschen. Wenn es Maschinen gibt, die präzisere Diagnosen erlauben, dann brauchen wir diese Maschinen.› Und er hat recht bekommen. Die Diagnose von Tuberkulose bei den Kindern ist nur mit dem CT möglich, er konnte als Erster nachweisen, dass die Zahlen der WHO nicht stimmen, dass es sehr viel mehr Fälle gibt in Kambodscha als offiziell ausgewiesen, mangels moderner Diagnosegeräte.»

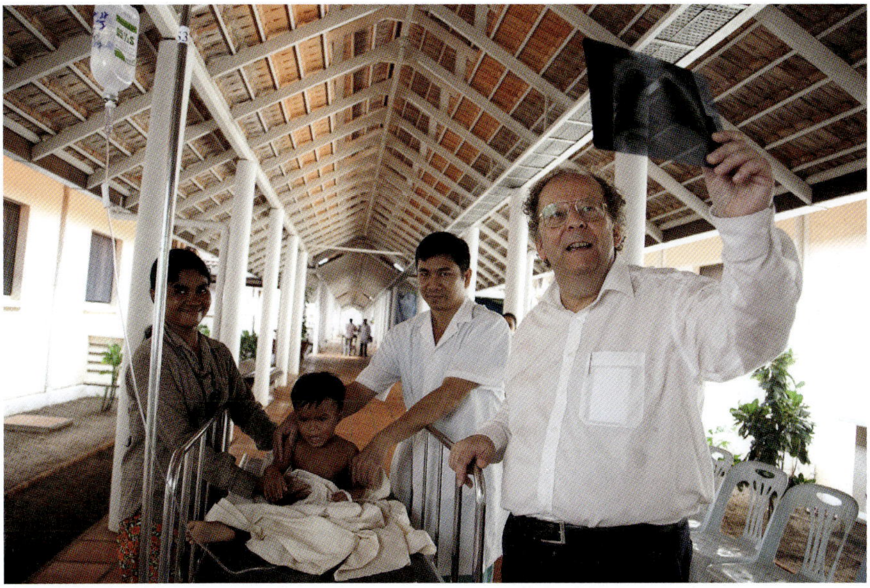

Der allgegenwärtige Dr. Beat Richner wird von den Ärzten auch auf der Fahrt zwischen zwei Pavillons konsultiert.

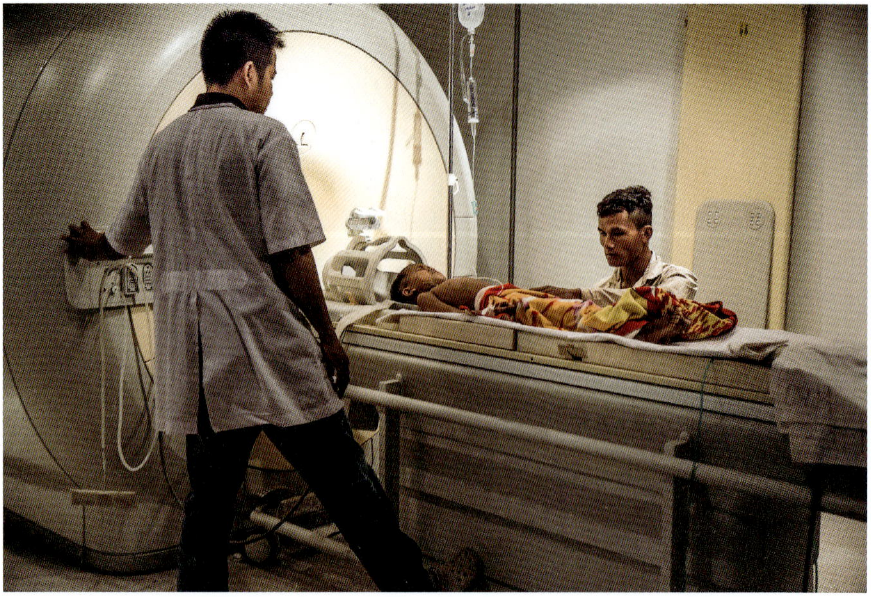

Der Computertomograf. Ohne dieses teure Gerät könnte die Tuberkulose bei Kindern nicht diagnostiziert werden. Richner sagt: «Alle Kinder haben ein Recht auf korrekte Medizin.»

Laurent Gross baute mit seinen Leuten einen eigenen Raum für den CT, nach den leicht abgeänderten Vorgaben des Lieferanten aus Thailand. Richner unterzeichnete einen Vertrag für Unterhalt und Wartung. Der erste Arzt, der das Gerät (das eine Million kostete) bedienen konnte, war Dr. Ky Santy, einer der zehn Medizinstudenten, die Richner selbst ausgewählt hatte: Santy ist heute Chefarzt der Kantha-Bopha-Spitäler in Phnom Penh. Er war erst 30 Jahre alt, als er von Professor Dr. Ueli Willi (Kinderspital Zürich) für die Bedienung des CT trainiert wurde. Der CT wurde von Santy und seinen Leuten so sorgfältig betrieben und so gut gewartet, dass es auch nach vielen Jahren noch wie neu aussah.

Dank dem CT machten die Ärzte fachlich einen Sprung vorwärts. Noch am Einweihungstag von Kantha Bopha II, am 12. Oktober 1996, sind im Kantha-Bopha-Spital I 16 Kinder aus unklaren Gründen gestorben. «Jeden Morgen sind Säuglinge, die wegen Bronchitis oder Durchfall eingeliefert worden sind, gestorben. Man sagte, sie hätten sich verschluckt, sie hätten aspiriert. Eine Blutentnahme, eine Punktion, das Kind schrie und ist gestorben. Jeder Wiederbelebungsversuch blieb erfolglos. Fast täglich solche Hiobsbotschaften.»

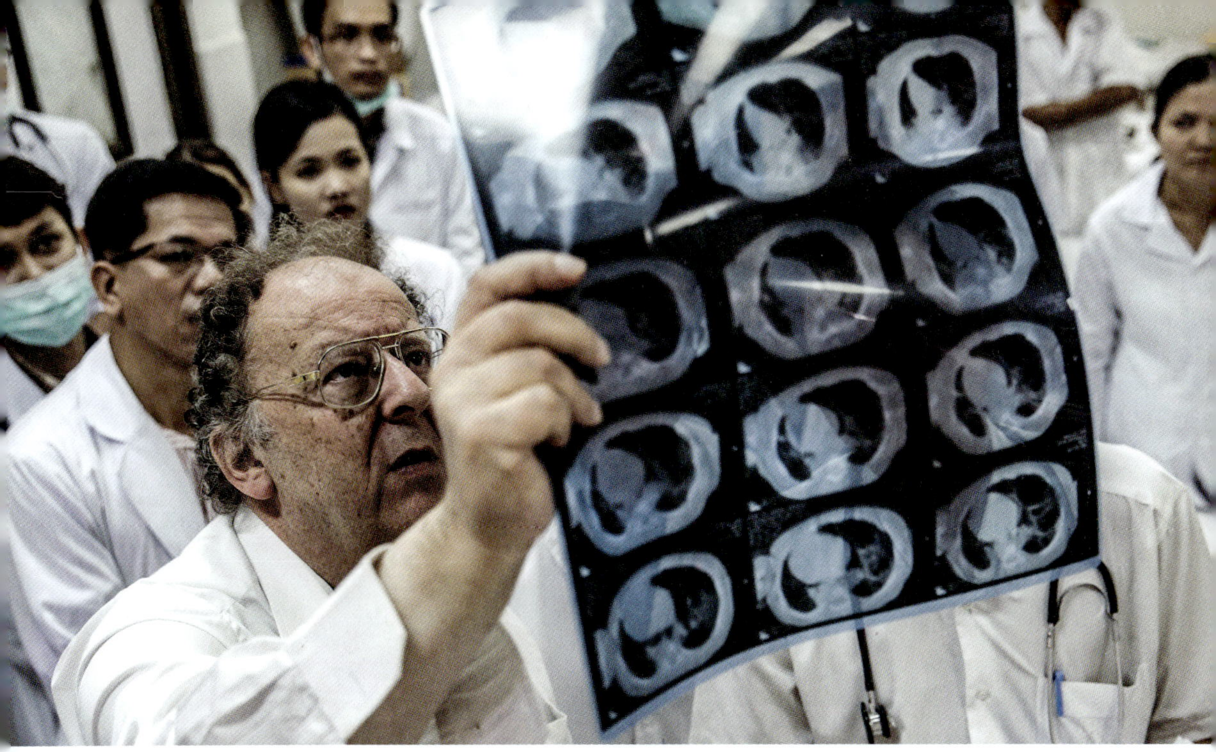

Vor der Anschaffung der modernen Geräte werden Kleinkinder mit Tuberkulose falsch oder nicht behandelt. Jetzt kann die Kindersterblichkeit massiv gesenkt werden.

Dank der neuen Geräte, einem Farbdoppler-Ultraschall, dem CT und dem Elektroenzephalografen (für EEG), den ersten Geräten dieser Art in Kambodscha, «konnten wir endlich das neue Krankheitsbild, das diese unklaren Todesfälle verursacht hatte, verstehen lernen und die Sterblichkeit dieses Kantha-Bopha-Syndroms, wie wir es nannten, von 65 auf 1,8 Prozent reduzieren! Ist das nun Luxus, wie es die Expertenwelt immer noch behauptet?», fragte Richner. «Oder Diskriminierung, Neokolonialismus, wie Bundespräsident Delamuraz treffend sagte?»

«Dank dieser Geräte können wir nun vermutete Wahrheiten aufzeigen, Erkenntnisse sammeln», schrieb Dr. Richner. «Im Scanner [CT] die Hirninfarkte, bedingt durch die japanische Enzephalitis, die hier endemisch grausam wütet. Dann die vielen Komplikationen der immer noch verkannten Tuberkulose: Herzbeutelverkalkungen, Hirnabszesse, Verkalkungen der Lunge, Verkalkungen in den Lymphknoten, die oft so klein sind, dass sie eben mit dem herkömmlichen Röntgen nicht darstellbar sind. Das zweite Ziel von Kantha Bopha II konnte also schneller erreicht werden als erhofft: medizinisch diagnostische Fortschritte, von denen hier Tausende Kinder profitieren.»

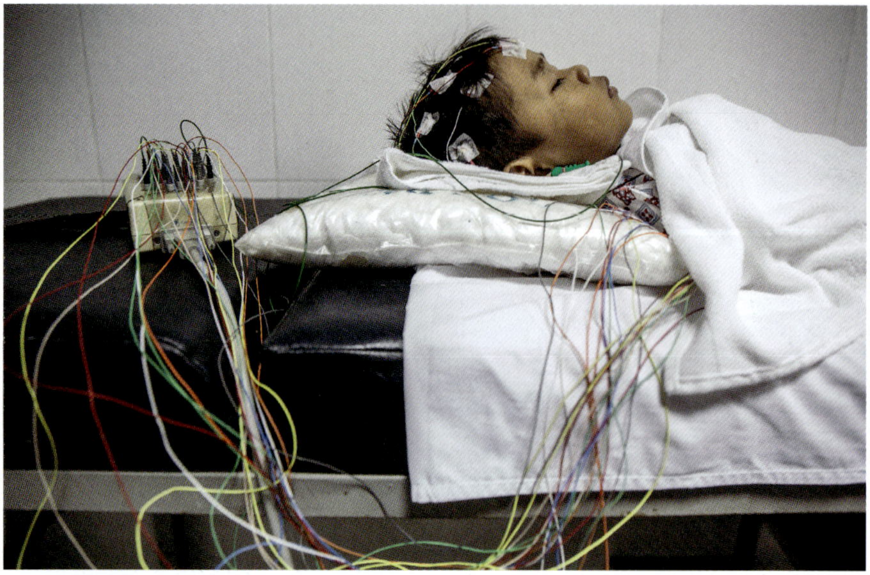

Kambodschas ganzer Stolz: Die Qualität der Kindermedizin ist heute dank Dr. Richner wieder vergleichbar mit der von Singapur.

Doch es hagelte böse Zeitungsartikel von Leuten der WHO und der UNICEF. Im November erinnerte ein früherer Vizedirektor der UNICEF Richner an die «Erklärung von Alma-Ata» vom 12. September 1978, worin «Basismedizin» für die arme Welt propagiert wurde. Sogar Bundesrat Delamuraz wurde offen kritisiert, Schweizer Ärzte, die hin und wieder Drittweltmedizin betrieben, schrieben sehr kritische Artikel: Das System Kantha Bopha sei falsch, es sei Luxusmedizin, habe keinen Platz in der Dritten Welt, es sei Subversion des Gesundheitssystems von Kambodscha. Richner meinte sarkastisch: «Es soll mir mal jemand sagen, was das Gesundheitssystem in Kambodscha ist und wie gut es funktioniert.»

Nur die Reichen und die Funktionäre werden geimpft

Die WHO behauptete nach wie vor, die japanische Hirnstammentzündung (JEV) sei in Kambodscha nicht existent, obschon sie im Kantha-Bopha-Spital dank neuer Technologien nunmehr massenweise nachgewiesen werden konnte; eine schreckliche, tödliche Krankheit, wenn sie nicht korrekt behandelt wird. Im Kantha Bopha II wurden ab 1996 die

«Manchmal ist es schon schwer, dann bin ich so deprimiert, dass ich nicht mal mehr kommunikationsfähig bin. In Phnom Penh gibt es unangenehme Sachen, mit der Regierung, mit den NGOs, immer wieder Ärger. Hier wirkt das viel stärker, ist es vergrössert, weil du sonst keine Ablenkung aus deiner eigenen Kultur hast; in Zürich kannst du spazieren gehen, andere Leute sehen, ins Theater, ins Kino gehen.»

Beat Richner

Kinder unter drei Jahren gegen die japanische Enzephalitis geimpft. Zum ersten Mal in der Geschichte Kambodschas.

Noch zehn Jahre später wehrten sich die internationalen Organisationen gegen eine generelle Einführung der Impfung gegen JEV. Auch das französische Institut Pasteur, das allerdings in Kambodscha Ausnahmen machte für zahlende Kunden. Schon 1996 hat die WHO gemeinsam mit dem kommerziellen Institut Pasteur schriftlich erklärt, dass eine Massenimpfung sinnlos sei. Doch die Reichen und die Ausländer wurden geimpft, für die Kinder der UNO-Mitarbeiter und der Experten diverser Organisationen wurde sie sogar dringend empfohlen. Die gleichen Experten, die ihre Kinder gegen Geld impfen liessen, verkündeten, die Impfung sei für Kambodschas Kinder nicht notwendig. Ihre Motivation war allzu durchsichtig: Würde der Staat eine Massenimpfung durchführen, müssten auch die Reichen nichts mehr dafür bezahlen. Für Pasteur wäre das kein gutes Geschäft geworden.

«Wir importierten den Impfstoff dann selbst aus Osaka und impften so Tausende von Kindern kostenlos.» Doch nach zwei Jahren lieferte Osaka nicht mehr, mit der Begründung, Kambodscha habe keine Priorität, in Malaysia gebe es eine Epidemie. Richner wusste aber, dass es dort «weit weniger Fälle gab als in Kambodscha!» Wieder einmal überkam ihn «ein Gefühl der Ohnmacht und des Grauens vor diesen Entscheiden der reichen Welt».

Die Kritik der «Experten» liess nicht nach, sie fanden immer ein Argument, um Dr. Richners Arbeit zu diskreditieren: «Wer garantiert für die Millionen? Und für die Deckung der künftigen Kosten? Und was geschieht, wenn wieder Krieg ausbricht oder wenn Dr. Richner mal nicht mehr da ist? Wo ist die Nachhaltigkeit dieses Projektes?»

Und immer wieder: «Wo ist die Nachhaltigkeit?»

Die Regierung in Bern hat Ende 1997 den jährlichen Zustupf von einer Million (seit 1994) endlich auf 1,5 Millionen erhöht und den Unterstützungsvertrag um drei Jahre verlängert, aber erst nach diversen Briefen, Eingaben, wiederholten Besuchen Richners bei der Direktion für Entwicklungshilfe und technische Zusammenarbeit (DEZA) und trotz unterschiedlicher Ansichten: Die DEZA war weiterhin der Meinung, dass bei

Richners Werk «Nachhaltigkeit» nicht garantiert sei und dass die mausarmen Eltern der kleinen Patienten halt doch einen kleinen Beitrag für die medizinische Hilfe von Kantha Bopha bezahlen sollten, was laut Richner bedeutet hätte, dass 85% der Eltern nicht mehr ins Spital hätten kommen können. In zähen Verhandlungen erreichte die Stiftung, dass der Bundesbeitrag dann an keine Bedingungen dieser Art gebunden wurde.

In Bern kam immer wieder die Frage: «Wo ist die Nachhaltigkeit? Was geschieht, wenn Dr. Richner mal nicht mehr da ist?» Dies war auch die erste Frage von DEZA-Direktor Fust, als er 1994, vor 24 Jahren, erstmals Richner in Kambodscha begegnete: «Was passiert, wenn Sie nicht mehr da sind?» Heute weiss er es, und er ist selbst höchst erfreut darüber, wie er im Interview ab Seite 215 sagt: «Es geht weiter. Richner hat vorgesorgt.» Die Kantha-Bopha-Spitäler sind laut einem Bericht von internationalen Experten (2001) das beste Projekt, das sie je gesehen haben, mit dem besten Kosten-Nutzen-Verhältnis, das sie je angetroffen haben, ein Modell für alle armen Länder. Aber das war erst 2001.

Richner wurde wütend, wenn die Frage nach der Nachhaltigkeit gestellt wurde, und er musste sich immer wieder ärgern, denn alle stellten überall immer wieder diese Frage: «Was passiert, wenn Sie mal nicht mehr da sind?» Kaum nahm er ein paar Kilo zu: «Was passiert, wenn Sie mal nicht mehr da sind?» Hatte er einen Schwächeanfall (nur einmal in 27 Jahren) oder einen grippalen Infekt (auch nur einmal), hiess es: «Was geschieht, wenn Sie nicht mehr da sind?» Es tönte in seinen Ohren, als ob alle nur an seinen baldigen Tod denken würden, ihn geradezu herbeiwünschten. Und es tönte so, als ob er die Spitäler nur für sich, für seinen persönlichen Ruhm gemacht hätte. Als wäre er ganz allein verantwortlich für die Gesundheit der Kinder Kambodschas.

«Diese Frage konnten sie nur stellen, weil sie nicht begriffen, dass unsere Aktivität eine Notwendigkeit ist, eine menschliche und – wegen der traurigen und fatalen Geschichte Kambodschas – eine folgerichtige Notwendigkeit», schrieb Richner in seinem Buch «Ambassador». «Sie begriffen nicht, dass JETZT etwas gemacht werden muss. Und wenn das nicht gemacht wird, sich die Zukunftsfrage gar nicht stellt.»

Man müsse eher fragen, was die Staatengemeinschaft tun könne, damit der Wiederaufbau des Gesundheitswesens, das vor dem Krieg auf dem Niveau von Singapur und Malaysia gewesen sein, nicht an einem einzelnen

Menschen hänge. Oder warum nicht wenigstens jene Staaten, die Krieg nach Kambodscha gebracht und den Bürgerkrieg orchestriert und finanziert haben, diese Aufgabe übernehmen. Die Briefe an einflussreiche Amerikaner wie Senator Edward Kennedy, mit der Bitte um Hilfe, wurden mit netten Antworten quittiert. Und es geschah nichts.

Verloren und ohnmächtig

Richner sah im Spital die tägliche Realität der leidenden Kinder und ihrer Mütter. Er verzweifelte an den zynischen Aussagen der Experten, die nichts taten, und damit natürlich in der besseren Situation waren als er. Denn sie konnten nichts falsch machen: «Ich fühle mich in Kambodscha oft verloren und bin oft ohnmächtig der Frage der zukünftigen Finanzierung ausgeliefert.»

Wie Schläge in den Bauch empfand er Aussagen wie die des Chefdelegierten der WHO in Phnom Penh, Dr. Peterson: Er habe Bedürfnisse in Kambodscha kreiert, die vorher nicht existiert hätten. Oder wenn ein Vertreter des Bundes schon 1992 im Schweizer Fernsehen erklärte, das Projekt sei ein falsches Konzept und nicht realistisch, folgerichtig könne es auch nicht vom Staat unterstützt werden.

Wenn er niedergeschlagen war, in depressive Stimmung geriet, ging Beat Richner durch die Krankensäle und schaute zu den Kindern und ihren Müttern, fragte die Ärzte und das Personal: «Ça va? Pas trop fatigué?», und erfreute sich an der friedlichen Atmosphäre, am Genesen der Kinder, an der Arbeit des kambodschanischen Personals, das sich mit Herz und Seele einsetzte.

Wer je im Kantha-Bopha-Spital zu Besuch war, dem ist eines aufgefallen: diese friedliche Stille, nur unterbrochen vom Weinen der Kinder. Eigentlich irreal, irgendwie seltsam! Warum sind die Menschen hier so ruhig, so entspannt? Warum herrscht hier die Atmosphäre einer ruhigen Insel? «Weil sie in Sicherheit sind, weil sie sich geborgen fühlen, weil sie wissen, dass ihnen hier nichts passieren kann, dass gute Ärzte zu ihren Kindern schauen und das Beste geben. Hier erleben sie Gerechtigkeit, hier erleben sie, was Frieden bedeutet. Was wir machen, ist nicht nur Medizin, es ist aktive Friedensarbeit», antwortete Beat Richner auf diese Frage, immer wieder. «Sie müssen sich nicht hintersinnen, wie sie das Geld auftreiben können. Viele Menschen

Immer wieder ein glücklicher Moment: Die kleine Patientin ist geheilt und bereit für die Entlassung.

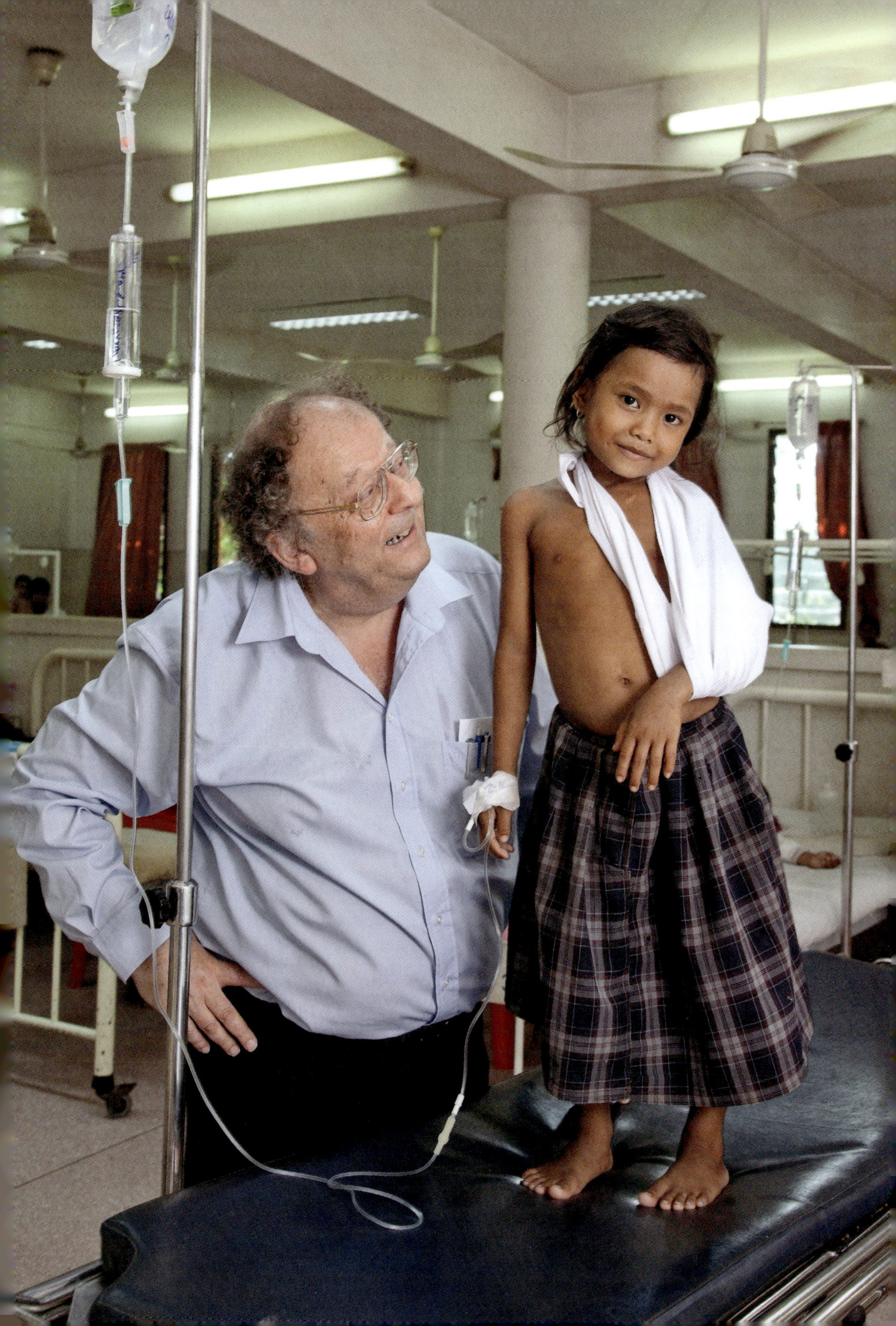

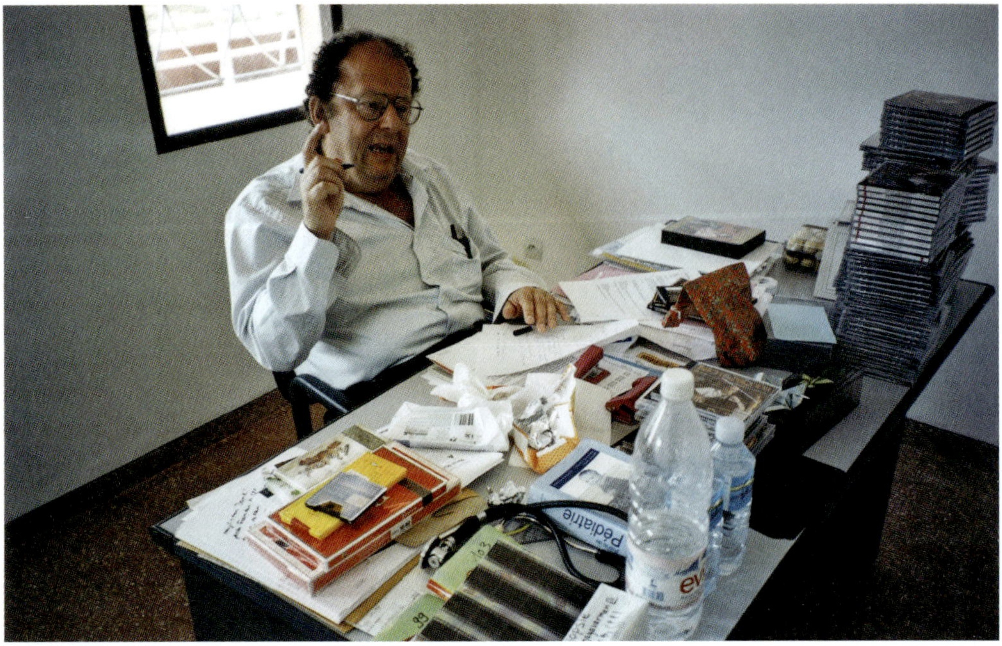

Das Büro ist bescheiden: links die geliebten «Frigörli», rechts seine neusten CDs.

hatten schon ihre Büffel und Wagen verkauft, um ihr Kind in ein Spital zu bringen», ergänzt Dr. Studer.

Denis Laurent hat aus nächster Nähe miterlebt, wie betroffen und traurig Beat Richner war, wenn er von der WHO kritisiert wurde: «Er war richtig depressiv, er versuchte, sich nichts anmerken zu lassen, aber ich arbeitete so eng mit ihm zusammen, ich habe es gespürt. Immer wieder kritisierte die WHO sein Werk, es war völlig irr, 1992, 1993, 1994 und wieder 1995. Dabei muss man wissen, dass er selbst nie damit angefangen hat, die WHO anzugreifen, er hat nur auf die Angriffe der WHO reagiert, er hat sich gewehrt, und das hat er dann entsprechend massiv gemacht. Das schon. Aber völlig zu Recht, die Geschichte hat ihm recht gegeben.»

Wenn Richner frustriert war, und das war er oft, zündete er sich auch ein «Zigärrli» an oder verdrückte ein «Frigörli» in seinem Büro. Auf dem Weg vom Flughafen zum Spital fragte er jeweils den Chauffeur, ob er eine rauchen dürfe. Der sagte: «Selbstverständlich, Herr Doktor.» Richner meinte: «Es hilft mir beim Denken, die guten Gedanken gehen in den Kopf, die schlechten lösen sich in Rauch auf.»

Überlebensmittel Musik

In dieser schwierigen Zeit fand Dr. Richner Trost und Entspannung eigentlich nur in der Musik. Er nannte sein Cello «meine Frau», manchmal auch «meine Waffe» oder «Gebetsmühle». Er besass sogar zwei «Frauen», das hellere Cello nannte er «Blondine», das andere «Brunette», tatsächlich war das Instrument für ihn so etwas wie eine Lebenspartnerin. «Es ist für mich ein Mittel, Geld zu organisieren. Ich kann auftreten», sagte er. «Und ein Überlebensmittel. Meine Arbeit ist mit einem derart grossen seelischen Stress verbunden, dass ich mich irgendwie entspannen muss. Zwar bin ich manchmal fast zu müde, aber wenn ich einmal anfange zu spielen, ist es, als ob ich mich in einen anderen Raum begäbe, in einen Freiraum, wo sich mein Gemüt erholen kann.»

Richner fand beim täglichen Üben und bei seinen Auftritten in der Schweiz wieder Freude am öffentlichen Auftritt. Er spielte seinen Bach so gut, dass der Direktor der Plattenfirma Musikvertrieb, Christoph Lehmann, ihn im Jahr 1996 fragte, ob er nicht eine CD mit den Suiten von Bach aufnehmen möchte. Richner sagte gerne zu, trotz grosser Arbeitsbelastung.

So entstand die CD «Bach at the Pagoda», produziert vom erfolgreichen französischen Musikfilmer Georges Gachot, den Lehmann mit dem Job im fernen Kambodscha beauftragt hatte. Gachot: «Ich hatte an der ETH Elektrotechnik studiert und hatte keine Ahnung von diesem Musiker. Ich flog nach Kambodscha und richtete mit einem Toningenieur und einem Kameramann in einer Pagode ein Aufnahmestudio ein. Wir mussten einen Generator mitbringen und zur Gestaltung der Akkustik Teppiche aufhängen, es gab viel Vorbereitungsarbeit.»

Die Aufnahmen dauerten drei Tage: Sonntag, Montag, Dienstag; die einzigen Tage, wo sich Richner eine Absenz vom Spital erlauben konnte, weil sein Stellvertreter, Dr. Peter Studer, gerade in Kambodscha war. Richner: «Es war extrem, ich ging morgens früh zu den Aufnahmen und nachmittags um fünf noch ins Spital. Es war fast ein bisschen zu viel, ich dachte nicht, dass es so hart würde. Ich war total erschöpft, es war heiss, 38 Grad und sehr anstrengend, ich habe ja alles auswendig gespielt.»

Gachot erinnert sich: «Richner war sehr präzis und nicht sofort zufrieden, zehnmal wurden die Suiten aufgenommen.» Dabei lernte Gachot auch die Disziplin des Arztes kennen. «Als wir einmal zehn Minuten zu spät kamen, hat er uns regelrecht gerügt.»

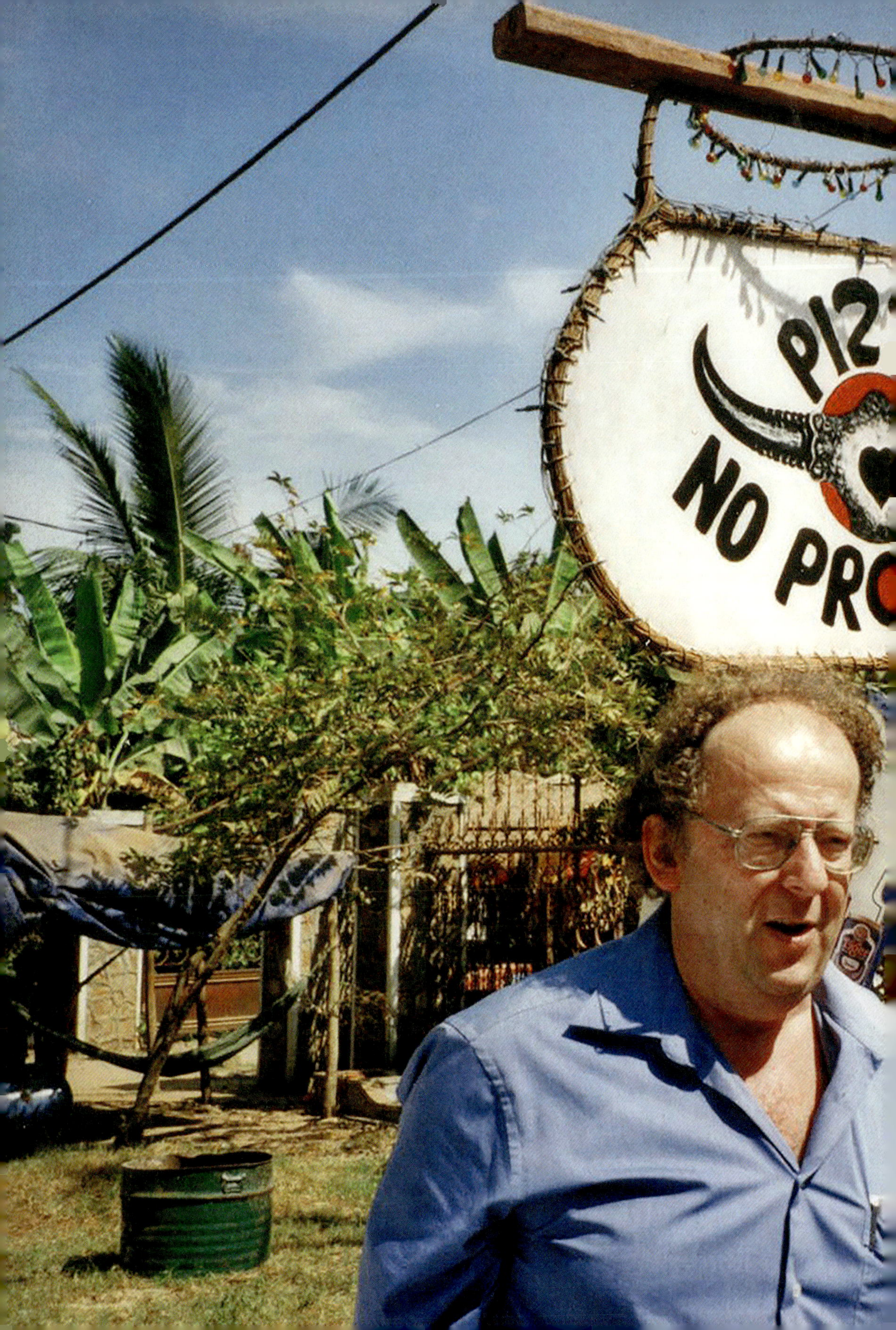
PIZ
NO PRO

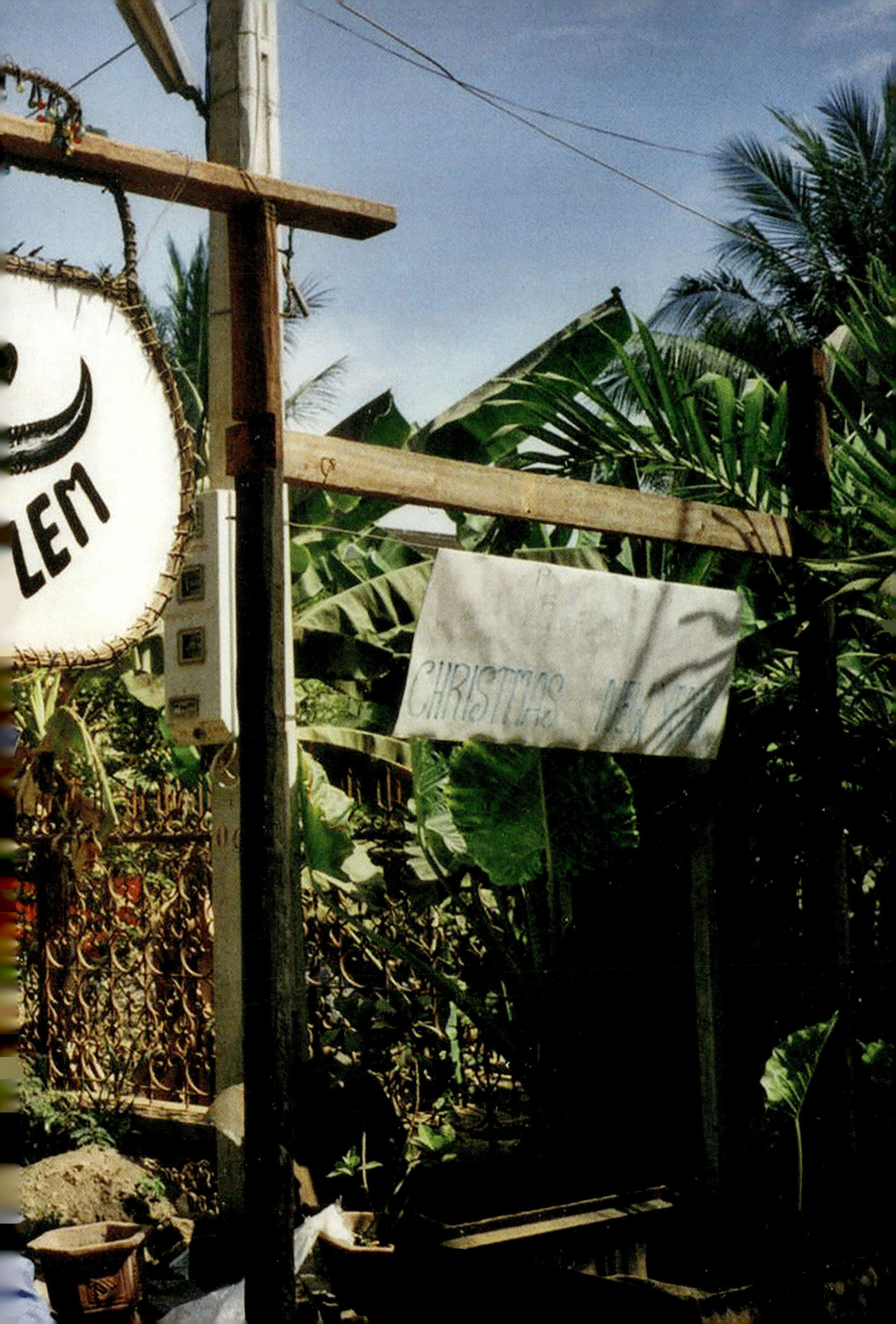
LEM
CHRISTMAS

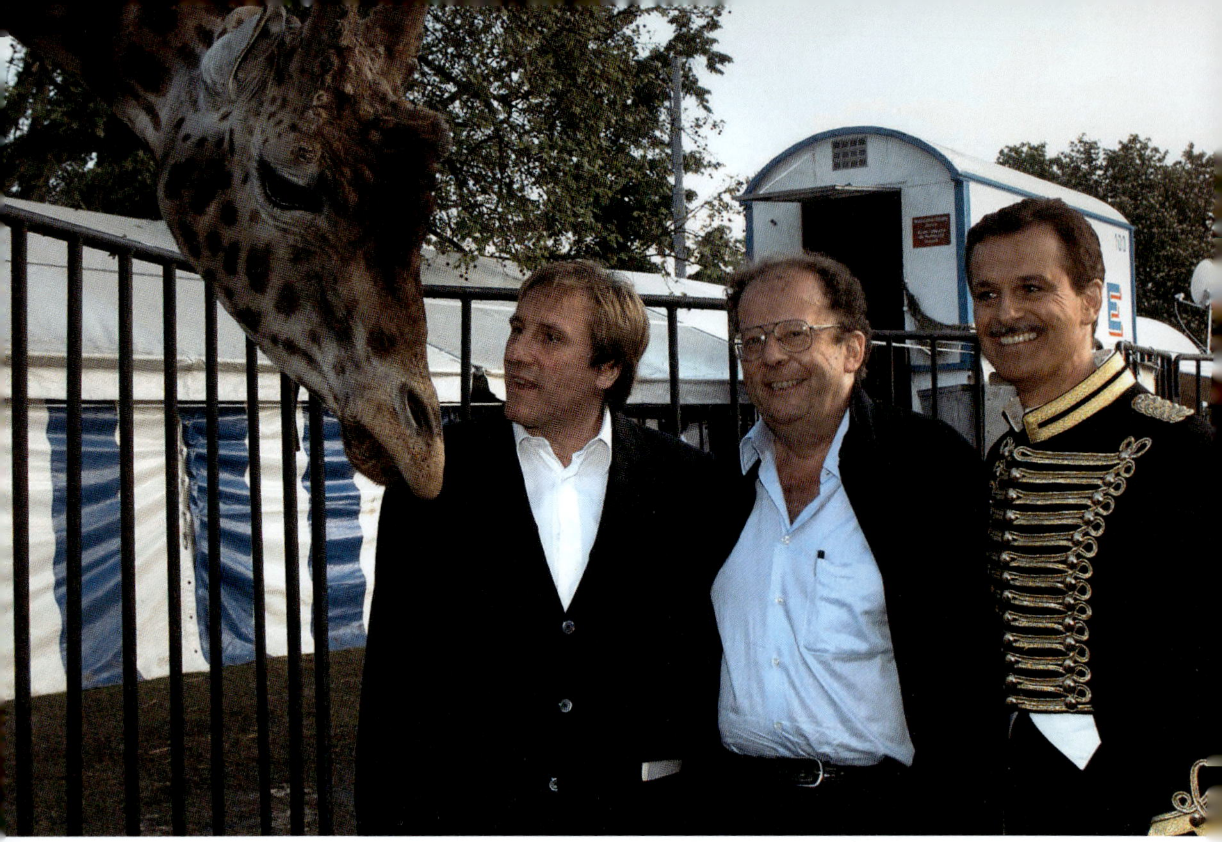

Mit dem französischen Schauspieler Gérard Depardieu, der ihn in den Spitälern in Kambodscha besucht hat, und Zirkusdirektor Franco Knie junior vor der Knie-Gala, 2001.

Warum spielte Richner in einer Pagode? «Ich habe schon oft in dieser Pagode gespielt. Für mich allein, aber auch vor Publikum», erklärte er in einem Interview. «Das hat schon einen religiösen Touch, vor allem aber eine sehr menschliche Seite. Eine Kirche ist ja ein Raum der Besinnung, eine Oase der Ruhe. Das ist jede Kirche, welcher Religion auch immer. Zudem klingt es wunderbar, diese Pagode hat etwas Mystisches. Ich erlebe, dass ich beim Spielen in der Pagode das Gefühl habe, ich spiele nicht selber, es spielt einfach.»

Dass dieser Cellist auch Spitäler aufgebaut hat, war Gachot zunächst gar nicht bewusst: «Er hat dauernd von seinem Spital gesprochen, am Schluss war er bereit, uns das Spital zu zeigen. Ich war so begeistert, dass ich dort spontan viele schöne Aufnahmen gedreht und zu einem Film montiert habe, der eigentlich nicht vorgesehen war. Ich habe ihm den Film geschickt, und er war begeistert. Wir haben dann den Film ‹Bach at the Pagoda› an diverse Fernsehstationen geschickt, die ihn ausgestrahlt haben.»

Es entstand eine Freundschaft, Gachot nannte Beat fortan «Pablo», weil er wiederholt von seinem Vorbild, dem Cellisten Pablo Casals, gesprochen hatte, und Beat nannte Gachot «Steven», nach Steven Spielberg. Es kam zu einem zweiten Film, in dem Richner inmitten eines Tempels von Angkor Wat (Ta Prohm) Cello spielt: «And the Beat goes on», 1999.

Georges Gachot musste seither immer wieder nach Kambodscha fliegen, wenn ein besonderer Event anstand. So kam es auch zu einer Begegnung mit dem französischen Filmstar Gérard Depardieu, der mit einer Filmequipe in Kambodscha weilte und mit seiner damaligen Partnerin Carole Bouquet zufällig ein Konzert von Dr. Richner hörte. Die beiden verstanden sich auf Anhieb sehr gut, und Depardieu folgte der Einladung von Richner, das Spital zu besuchen. Richner rief Gachot an, er müsse sich ins nächste Flugzeug setzen und die Visite filmen. Daraus entstand der Film «Geld oder Blut», den Depardieu grosszügig autorisierte. Der Schauspieler kam später auch auf Einladung von Dr. Richner als Stargast zur Knie-Gala zugunsten von Kantha Bopha.

Gachot begleitete Richner auch nach New York, wo er ein Konzert im kleinen Saal der Carnegie Hall gab. Und er spielte jeweils den Chauffeur, wenn Richner in der Schweiz auf Konzerttournee war. «Er war immer sehr glücklich, durch die Schweiz zu fahren, mit den Bergen und dem Schnee: In Kambodscha gibt es keinen Saisonwechsel, alles sieht immer gleich aus.»

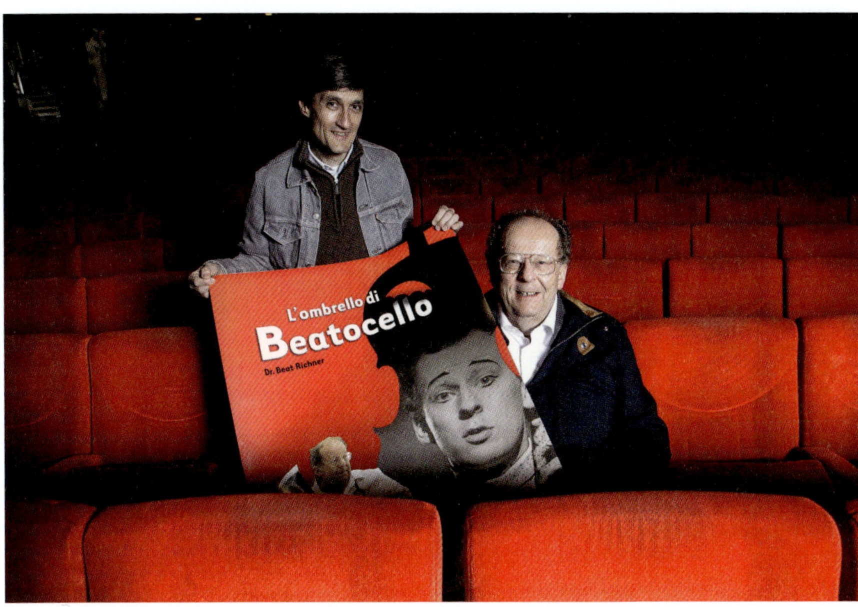

Filmemacher Georges Gachot begleitet Richner und sein Werk über viele Jahre.

Die beiden riefen sich über zehn Jahre lang täglich an. Richner wünschte auch regelmässig, dass ihm die aktuellen Ausgaben von NZZ, Tagesanzeiger oder Blick übermittelt wurden. «Ich musste zum Kiosk rennen und ihm gewisse Seiten scannen und mailen», erzählt Gachot. Richner zitierte dann gerne die Inhalte und erklärte immer: «Das hat mir mein Spion mitgeteilt. Wir haben viel gelacht zusammen, aber irgendeinmal hat er nicht mehr gelacht. Da merkte ich, dass etwas nicht mehr stimmte.» Bis zuletzt besuchte Georges Gachot seinen Freund, auch im Altersheim. Er brachte ihm Musik-CDs mit. Eines Tages, als Gachot sich wie üblich mit den Worten verabschiedete: «Ich komme bald wieder mit Musik», sagte Richner nur: «Nein», und drehte sich um. Das war die letzte Begegnung.

Der Druck auf Dr. Richner liess auch nach der Einweihung von Kantha Bopha II nicht nach, gerade in der Schweiz. Das Schweizerische Rote Kreuz, das mit dem kambodschanischen Gesundheitsministerium zusammenarbeitete und das Provinzspital von Takeo unterstützte und leitete, erklärte schon zu Beginn: Kantha Bopha sei für ein Land wie Kambodscha zu teuer und deshalb sei eine Unterstützung durch die Eidgenossenschaft nicht angebracht.

Doch Beat Richner wusste, wie «gut» das Spital Takeo funktionierte. Er sandte am 22. September 1994 dem Gesundheitsminister ein Röntgenbild von einem Kind, das in Takeo lebt und ins Kantha-Bopha-Spital eingeliefert wurde, wegen Durchfall und Unterernährung, ohne weitere Symptome. Dank moderner Diagnosegeräte konnte schnell ermittelt werden, dass dieses Kind, wie fast alle Fälle von angeblicher Unterernährung, an Tuberkulose erkrankt war. Allerdings konnte dies im rudimentär ausgerüsteten Provinzspital von Takeo nicht diagnostiziert werden.

Kantha Bopha: Too big to fail

Im Jahr 1994 wurde kein einziger Fall von Tuberkulose im Spital Takeo gefunden. Dabei gehen 65 Prozent aller Fälle von Unterernährung auf Tuberkulose zurück. «Wir kriegen im Kantha-Bopha-Spital viele Kinder aus Takeo, bei denen wir nicht nur Typhus fanden, der erfolglos mit Chloramphenicol behandelt worden war, sondern auch Tuberkulose. Das ist nur möglich, wenn Sie eine professionelle, gut organisierte Diagnostik haben, die leider etwas teurer ist. Das hat nichts mit Geldverschwendung zu tun, nur mit unserem beruflichen Gewissen. Die Politik der simplifizierten medizinischen Betreuung, die von der WHO propagiert und vom Schweizerischen Roten Kreuz in Takeo angewendet wird, ist falsch und gefährlich.» Richner hat immer präzisiert, dass man das Schweizerische Rote Kreuz nicht mit dem IKRK verwechseln darf, das auch in Kambodscha gute Arbeit leistet und von Richner immer sehr respektiert wurde.

Die Angriffe und Unterstellungen gingen dauernd weiter, doch Richners Kantha Bopha war inzwischen «Too big to fail» und weitherum für seine effiziente Arbeit berühmt, auch in Deutschland und Frankreich. Selbst australische Medien und die New York Times berichteten über den Swiss Doctor mit dem Cello. Die Schweizer Medien – allen voran die Schweizer Illustrierte – berichteten regelmässig über Dr. Richner, die Spenden flossen, es kamen wichtige Legate dazu.

Ein neues Spital zu bauen, war für Richner immer eine schöne Sache, er trug gerne den Helm der Bauarbeiter, liess sich jedes Detail erklären, nahm sich Zeit fürs Studium der Pläne mit dem zugezogenen Architekten. Bauen, das Spital leiten, die grosse Visite machen, spezielle Fälle diskutieren, diese

Seine beliebteste Entspannung: Besuch der Baustellen mit Bauhelm und Werkzeug.

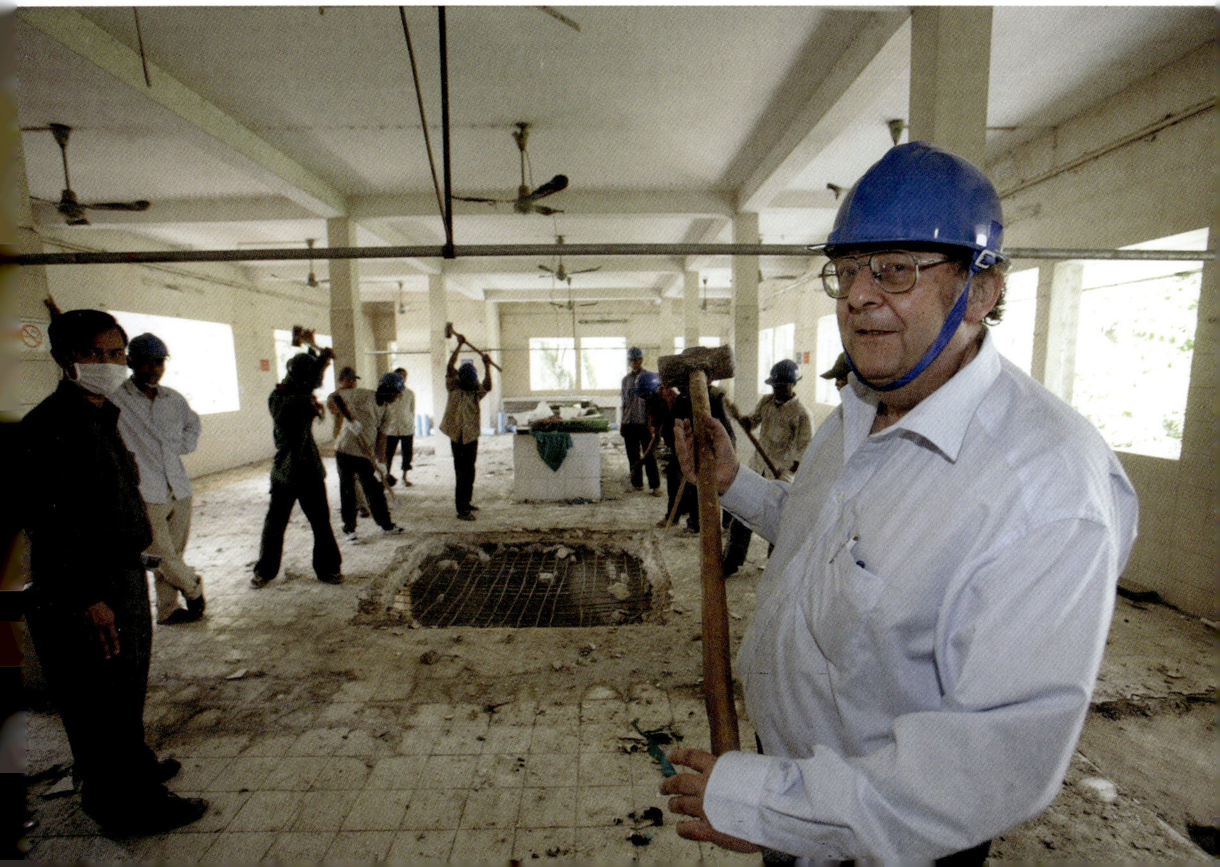

Arbeit war spannend, inspirierend. Doch da waren die stetig aufflackernden Konflikte. Der Kampf für Gerechtigkeit. Für ein Umdenken in der Gesundheitspolitik.

Es sah manchmal so aus, als würde Richner bewusst sehr laut Fragen stellen – die eigentlich nur weitere Konflikte schaffen konnten – mit dem Ziel, die krassen Widersprüche der traditionellen medizinischen Hilfe offenzulegen: Er legte sich zum Beispiel mit den Schweizer Pharmariesen an und forderte sie auf, ihm die teuren Medikamente zu einem günstigeren Preis abzugeben.

Denn Richner sah, wie ein Drittel der Spendegelder aus der Schweiz für den Kauf von Medikamenten wieder zurück in die Schweiz ging, ins reiche Basel. Eigentlich eine haarsträubende Situation, vom Standpunkt des Spenders und vom Standpunkt der armen Patienten und ihrer Ärzte aus gesehen. Eine schreiende Ungerechtigkeit, gegen die niemand anderes kämpfte. Das schrieb er in seinen Briefen und Inseraten. Die Antworten von Roche und Novartis waren wie erwartet: zurückhaltend freundlich, aber negativ. «Wenn wir Ihnen die Medikamente günstiger verkaufen würden, könnten ja alle kommen», schrieben sie. Man schenke ihm gerne ein paar Medikamente, man spende gerne auch ein paar Zehntausend Franken. Das empfand Richner so, wie wenn die Apothekerin der Kundin ein paar Müsterchen abgibt.

«Wir brauchen auch das Geld der Reichen»

Die geharnischten Briefe und die Inserate, die er an die Adresse der Pharma-Bosse schrieb, an Daniel Vasella von Novartis und im Speziellen an die Adresse von Fritz Gerber, dem Präsidenten von Roche, waren wiederum keineswegs diplomatisch und entsprachen gar nicht dem Geschmack der besseren Kreise Zürichs, zumal Fritz Gerber selbst zur Limmat-Elite gehörte. Selbst Persönlichkeiten, die Richner nahestanden, fühlten sich verunsichert. Es gab wegen des unverblümten Stils von Dr. Richners Briefen sogar Austritte aus dem Stiftungsrat.

Stiftungsrat Heini Wiki ermahnte den zornigen Spitalgründer in einem Brief, «für einmal emotional», nicht dauernd über Fritz Gerber herzuziehen, denn die Stiftung brauche auch das Geld der Reichen. Er solle auch nicht stets den Amerikanern alle Schuld am Zustand von Kambodscha geben, denn: «Wo wäre Europa heute ohne die Amerikaner?» Und Wiki schrieb, er habe auch grösste Einwände gegenüber Richners Projekt, in Burma ein weiteres Kinderspital zu gründen, die dortige Militärregierung sei ein Mörderregime.

Richner hatte tatsächlich schon in Burma sondiert und laut darüber nachgedacht, dort ein weiteres Kinderspital einzurichten. Er antwortete Wiki: Wenn man den Kindern eines Landes nicht helfen dürfe, das von einem Mörderregime regiert werde, dann müsse er eigentlich auch Kambodscha schleunigst verlassen.

Dem Stiftungsrat schrieb er am 30. März 1996: «Wie ich indirekt höre, sind da und dort Bedenken und Ängste aufgetreten, die Äusserungen, was die Politik der Pharma in Kambodscha betrifft, gefährde den Goodwill ‹vermögender Kreise›. [...] Die Stiftungsräte, die befürchten, man sei der Pharma zu nahe getreten, mögen bedenken, dass eine Pharma keine Bank ist und auch keine Versicherung oder sonst ein Business, wo vorwiegend die Bilanz von Interesse ist. Ihre Produkte bestimmen über Leben und Tod, und das soll den Verantwortlichen, deren Ärger man offenbar fürchtet, bewusst sein. Mit den besten Osterwünschen. Beat Richner.»

Immerhin hat Kantha Bopha bei Roche vier computerisierte Laborautomaten gekauft und allein 1994 für 600000 Franken das Antibiotikum Rocephin, also insgesamt für rund 1,8 Millionen Franken Waren eingekauft. Roche hat Kantha Bopha nur Medikamente im Wert von 60000 Franken geschenkt. Ein Trinkgeld.

Für das relativ teure Rocephin hat sich Richner entscheiden müssen, weil die neuen technischen Einrichtungen von Kantha Bopha «die furchtbare Realität an den Tag gebracht haben, dass fast alle herkömmlichen, von der WHO empfohlenen Antibiotika hier in Kambodscha nichts mehr taugen. Die Keime sind resistent, schlimmer noch, einzelne Medikamente, die von der WHO empfohlen werden, sind nicht nur wirkungslos, sie verursachen in vielen Fällen schwere, zum Teil tödliche Nebenwirkungen, weshalb sie in der Schweiz schon 1970 aus dem Verkehr gezogen wurden.»

«Aber die Verantwortlichen der WHO für Medikamente am Hauptsitz in Genf vertreten immer noch die fatale Ansicht, dass man in einem armen Land keine andere Wahl habe, als eben die Medikamente, die töten, zu gebrauchen. Weil sie billig sind!»

«Viele Leute fragten ihn immer wieder, ob er eine Art Albert Schweitzer sei, der ja auch Musiker war, ein grosser Bach-Spezialist, und in Lambarene ein Spital gegründet und geleitet hat. Den Vergleich hat Richner stets weit von sich gewiesen: ‹Schweitzer war ein Pfarrer und hat sein Engagement als christliche Pflicht zur Barmherzigkeit und Nächstenliebe aufgefasst.› Richner sprach immer nur von Wiedergutmachung, Gerechtigkeit, Pflicht, Arbeit für den Frieden.»

Peter Studer

«Mit billiger Medizin werden wir kriminell»

Von 1996 an exportierte Roche das Rocephin direkt nach Kambodscha und gab es den dortigen Grossisten zu einem Preis von 4 US-Dollar pro Ampulle ab. Kantha Bopha musste aber 11 US-Dollar bezahlen, so viel kostete das Medikament in den Apotheken.

Die Preisdifferenz ergab für Kantha Bopha Mehrkosten von 15 Millionen Dollar. Richner forderte das Geld von Roche zurück, wurde aber von Roche-Anwälten mit einem dreiseitigen Brief abgewehrt. Darauf schickte Richner dem Roche-Präsidenten Fritz Gerber einen persönlichen Brief mit beiliegendem Einzahlungsschein, auf dem der Betrag von 15 Millionen schon mal eingetragen war. Fritz Gerber antwortete persönlich und schrieb, er könne über eine so grosse Spende leider nicht allein entscheiden.

«Es geht aber nicht um eine Spende», schrieb Richner in seinem Buch, «sondern um die Rückzahlung ergaunerten Geldes. Heute erhalten wir Generika des Rocephins zu einem weit günstigeren Preis. Ich hoffe immer noch, dass Roche uns die 15 Millionen zurückerstattet, damit könnten wir 50000 hospitalisierte schwer kranke und 600000 ambulante kranke Kinder behandeln und die Betriebskosten der Maternité während eines halben Jahres decken», schrieb Richner in seinem Buch.

Er bezog das Rocephin Generikum von der Mepha Basel, die das Medikament in Portugal produziert und für 4 Dollar verkauft: «Ich habe 10000 Ampullen bestellt, es ist nicht ganz legal, aber die DEZA hat mir grünes Licht gegeben. Ich bezahle nur noch 30 Prozent des Preises von Roche. Wenn Roche das hört, gehen die auf die Barrikaden. Ist mir egal, ich finde es skandalös, dass ich gleich viel bezahlen soll wie in der Apotheke.»

Gesundheit sei ein Recht des Kindes, «das ausgerechnet von der WHO aufs Ärgste verletzt wird», schrieb Richner im Jahresbericht 1997: «Als entsetzlich und abscheulich ist in diesem Zusammenhang die Meinung der DEZA zu qualifizieren, die die Politik der WHO befolgt und festhält, Kantha Bopha unterhöhle das Gesundheitssystem des Landes. Das in Wirklichkeit ein Phantom ist, nur das zugesprochene Geld ist real, das dann zu Millionen versickert und verschwindet.» Und er kam zum Schluss: «Mit billiger Medizin sind wir nicht nur ineffizient, wir werden auch kriminell.»

Ein weiteres Beispiel für billige Medizin, die sehr schnell kriminell wird, ist die Blutbank. Für viele schwer kranke Kinder, die im Schock eingeliefert werden oder operiert werden müssen, braucht es Bluttransfusionen. Kantha Bopha sind die einzigen Spitäler in Kambodscha, die eine korrekt funktionierende Blutbank unterhalten. Das IKRK hatte sich längst von einer nationalen Blutbank zurückgezogen, die wegen Spendenmangel nie richtig funktionierte.

Da ein beachtlicher Teil der Blutspender – in den Kantha Bopha-Spitäler werden alle Eltern und die Besucher zum Blutspenden aufgefordert – entweder HIV-positiv ist oder Hepatitis C oder B hat, muss jede Spende getestet werden. Das kostet viel, «aber ohne diese Tests wird man kriminell», sagt Richner.

Die Experten, die immer noch sagten, Kantha Bopha sei Luxus, das einzige Spital mit einer Blutbank unterhöhle das Gesundheitssystem, «müsste man eigentlich vor den Internationalen Gerichtshof in Den Haag zitieren», hat Richner schon 1993 in der «Phnom Penh Post» verkündet. Und sich damit nicht viele Freunde gemacht.

Die ständige Auseinandersetzung mit den WHO-Experten und den NGOs, die sich die Richtlinien der WHO zu eigen machten, kostete Beat Richner viel Energie. Er spürte auch, dass es vielen Unterstützern, Offiziellen und Persönlichkeiten lieber gewesen wäre, wenn die ganze Sache still und leise über die Bühne gegangen wäre. «Muss er so aggressiv sein, muss er so böse Briefe schreiben?», hiess es immer wieder.

Man kann nur zurückfragen: «Wer ist da aggressiv und böse?» Richner hatte dauernd gegen unfaire Angriffe zu kämpfen: So hat der WHO-Experte Dr. Lob-Levyt gegenüber dem Schweizer Nachrichtenmagazin «Facts» (Ausgabe vom 30. April 1997) einmal mehr den Standpunkt der WHO erläutert, Kantha Bopha sei ein «Luxus-Spital».

Richner befürchtete, dass solche Artikel die Spender abschrecken könnten, und konterte mit harten Zahlen: Kantha Bopha sei kein teures Spital, es kostete 10 Millionen Dollar im Jahr. Damit würden alle Kinder kostenlos gepflegt und operiert, das ganze medizinische Personal, 560 Kambodschaner, würden anständig bezahlt, korruptionsfrei. «Die WHO soll doch mal den kambodschanischen Familien und Kindern sagen, das Spital sei Luxus, all diesen Hunderttausenden, die ihre Gesundheit Kantha Bopha verdanken (es sind schon 40 Prozent aller Familien).»

Es ist immer dasselbe: WHO-Experten wie Dr. Lob-Levyt finden, ein solches Spital sei für die einheimische Bevölkerung viel zu gut. Für privilegierte

«Diese Experten reden ständig vom Hippokratischen Eid, aber sie handeln wie ‹hypocrites› (Heuchler)».

Beat Richner

Leute wie ihn hingegen ist es gerade gut genug: Zwei Jahre vor dem Interview hat derselbe Herr Lob-Levyt sein zweijähriges Kind, das bei einem Verkehrsunfall schwer verletzt wurde, als Notfallpatient ins Kantha-Bopha-Spital gebracht. Das Kind musste vier Wochen lang hospitalisiert werden, es wurde operiert und geheilt (natürlich kostenlos, wie alle andern auch).

Grossen Ärger gab auch ein kriegerischer Zwischenfall am Sonntag, dem 31. März 1997, direkt vor den Toren von Kantha Bopha II: Drei Granaten wurden in eine Menge von Demonstranten vor dem Parlamentsgebäude geworfen. Es gab Verletzte, Militär und Polizei marschierten auf. Sie liessen das benachbarte Kantha Bopha II sofort schliessen. Vier Verwundete wurden zum Spital gebracht, darunter befand sich ein amerikanischer Journalist. Aber das Spital war verriegelt.

«Verrat am Hippokratischen Eid»

Während dieser Zeit gab Richner, nichts ahnend, in einer Pagode 16 Kilometer nördlich von Phnom Penh ein Konzert zugunsten von Kantha Bopha.

Erst auf der Heimfahrt erfuhr er aus dem Autoradio von dem Zwischenfall direkt neben seinem Spital Kantha Bopha II und fuhr direkt hin. «Ich weiss nicht, wer den Befehl zur Schliessung des Spitals gegeben hat, aber er war richtig. Es hätte zu Schiessereien im Spital kommen können. Ausserdem hat Kantha Bopha II weder eine Notfallstation noch eine Chirurgie. Man hätte den Verwundeten kaum etwas bieten können. Im Gegenteil, man hätte wertvolle Zeit verloren. Und unsere Leute mussten zu den schwer kranken Kindern schauen.»

Seine Gegner sahen es anders. Die Pressekampagne, die nach dem Zwischenfall losgetreten wurde, war einmalig: Journalisten und Experten nahmen die Schliessung des Spitals zum Anlass, Richner zu diffamieren, er habe nichts Besseres zu tun, als Cello zu spielen, während Verwundete vor seinem Spital vergebens um Aufnahme bäten.

Das Institut Pasteur und die WHO hatten endlich etwas gegen den unbequemen Arzt in der Hand, sie schrieben dem König und bezichtigten Richner des «Verrats am Hippokratischen Eid». Auch die Schweizer Presse nahm den Fall auf, aber niemand interessierte sich für die Wahrheit, zum Beispiel dafür, dass Dr. Richner weit entfernt war und die Armee und die Polizei das Spital hatten abriegeln lassen und deshalb keine Notfallmedizin geleistet werden konnte.

Die politische Situation in Kambodscha verschlechterte sich im Laufe des Sommers 1997. Im Juli kam es wiederholt zu Spannungen in der Hauptstadt, man wusste nicht genau, wer gegen wen, es gab grosse Detonationen, Panzer in den leeren Strassen, Schüsse in unmittelbarer Nähe des Spitals, drei Tage lang, vom 5. bis am 7. Juli. Eine Art Krieg mit Toten mitten in Phnom Penh.

10 000 Ausländer wurden evakuiert, darunter auch Journalisten und Experten. Der Repräsentant der WHO und der Direktor des Instituts Pasteur, jene Leute, die Richner des Bruchs des Hippokratischen Eids bezichtigt hatten, flogen aus und blieben dem Land drei Monate lang fern.

Dr. Richner und seine Leute aber harrten im Spital aus, bei den kranken Kindern und beim Personal. Auch Dr. Peter Studer war in diesen kritischen Tagen anwesend. Noch am vierten und fünften Tag, nachdem der Bombenlärm verstummt war, hörte man, dass Menschen gezielt umgebracht wurden, Verbrechen, die nie aufgedeckt wurden. Nie wurde geklärt, wer wen warum umgebracht hatte.

Das Spitalpersonal verhielt sich vorbildlich und erschien trotz Schiessereien zur Arbeit. Nur Angestellte, in deren direkter Nachbarschaft gekämpft wurde oder deren Strassen wegen Gefechten und Bränden blockiert waren, blieben zu Hause.

Das blaue Büchlein

Unter dem Eindruck der belastenden Ereignisse um das «Bombing» und der unberechtigten Kritik schrieb Richner im April 1997 ein kleines Büchlein, das er unter dem Titel «Warum sie weiter töten» in Blau und zunächst in kleiner Auflage in Phnom Penh drucken liess und seinen engsten Verbündeten in Zürich zustellte, mit der Bitte, doch eine grössere Verbreitung zu prüfen.

Wir waren uns einig: Dieses Buch darf nicht erscheinen! Es enthielt einmal mehr seine Kritik an der Drittweltdoktrin der grossen Gesundheitsorganisationen, an der «Lüge der Basismedizin». Er nannte die WHO «eine der letzten Bastionen des Marxismus-Leninismus» und schimpfte über «die Arroganz» des Schweizer Pharmariesen Roche.

Er teilte so massiv aus wie noch nie. Und das heisst etwas, wenn man Richner kennt! Er klagte die Firmen Roche, Roussel und Nestlé an, Kinder mit ihrem Marktverhalten in Kambodscha «aktiv zu töten und sterben zu lassen».

Die Strategie «arme Medizin für arme Menschen in armen Ländern» verschulde direkt die andauernde Katastrophe des Gesundheitszustandes von Menschen in armen Ländern.

Er denunziert die Korruption im kambodschanischen Gesundheitsministerium durch den ersten Vizeminister, dessen Frau, eine Französin, für die Pharmafirma Roussel arbeitet, den Hauptproduzenten und Hauptlieferanten von Chloramphenicol in Kambodscha, der riesige Mengen des Medikaments an das Gesundheitsministerium liefert «und sich mit Geld die lokalen Verantwortlichen gefügig macht. Roussel zahlte 1994 monatlich eine Prämie an den ersten Vizegesundheitsminister. Er ist gekauft und korrumpiert», schrieb Richner.

«Letzte Bastion des Marxismus-Leninismus»

Weiter stand im Büchlein: «Es tritt wohl kaum ein Kind bei uns ein, das nicht schon mehrere Male zuvor ausserhalb unseres Spitals mit Chloramphenicol behandelt worden ist. Die ärmsten Leute sind um ihr weniges, hart erworbenes Geld betrogen worden, für ein Medikament, das nie die erhoffte Wirkung zeigte. Umso tragischer, da es in vielen Fällen eine Blutarmut, einen vorübergehenden Knochenmarkschwund oder im schlimmsten Fall einen definitiven Knochenmarkschwund provoziert, der unheilbar und tödlich ist. Vergangenes Jahr sind 80 Kinder an den Folgen von Knochenmarkschwund durch Chloramphenicol gestorben. Nach wie vor ist das Medikament auf der Essential Drug List der WHO.»

«Kein Funktionär der WHO würde sich mit Chloramphenicol behandeln lassen», schreibt Richner. Auch kein kommunistischer Diktator: Pol Pot und Mao und ihre Entourage haben sich stets von den besten, in Amerika ausgebildeten Ärzten mit den modernsten und effizientesten Medikamenten und Methoden behandeln lassen. Für die breite Masse verkündeten sie die

Doktrin von der armen Medizin für arme Menschen. «Sodass alle gleich wenig oder eben gar keine medizinische Versorgung erhielten.»

Die WHO habe diese Doktrin übernommen und sei damit, in Richners Worten, «eine der letzten Bastionen des Marxismus-Leninismus». Die von Pol Pot, Mao, der WHO, der UNICEF und von den 68er-«Revolutionären» propagierte Basismedizin «hat in den letzten 25 Jahren nichts gebracht, null und nichts. Sie ist eine Lüge. Sie war ein Propagandatrick, ein Vorwand, um das medizinische System zu zerstören, um unbeliebte Massen und Individuen zu eliminieren», schreibt Richner.

Im September 1996 schickte Richner der NZZ einen Artikel über die gefährlichen Medikamentengeschäfte der Pharma in Kambodscha, doch die NZZ verweigerte den Abdruck, mit der Begründung, die Sache sei zwar skandalös, aber so könne man das nicht schreiben.

Richner hat im nie publizierten Artikel für die NZZ auch beschrieben, wie aggressiv Roche in Kambodscha ein neues Medikament gegen Malaria, Lariam, lanciert und propagiert hat, das nicht wirksam und viel teurer als das hochwirksame und viel billigere Chinin ist: «Der Kambodschaner wird betrogen, er gibt viel Geld aus, ohne dass die versprochene Wirkung eintritt. Für Roche hat der Profit erste Priorität, medizinisch fachlich machten die Propaganda und der Gebrauch von Lariam keinen Sinn.» Solche Sätze wollte die NZZ natürlich nicht auf ihren Seiten lesen, es hätte mit Roche und deren Aktionären grössere Missstimmungen gegeben.

Als der Vizepräsident von Roche, Vororts-Präsident Andres Leuenberger, im Gefolge von Bundespräsident Jean-Pascal Delamuraz zur Einweihung von Kantha Bopha II kam («Ich habe ihn nicht ausgeladen», sagte Richner), bat er am Morgen der offiziellen Feier einzelne Stiftungsratsmitglieder, doch bitte zu verhindern, dass Richner in seiner Festrede den Namen Roche nennt. Doch Richner liess sich nicht den Mund verbieten.

Roche stiftete dann aus Anlass des 100-jährigen Bestehens der Firma gleichwohl noch 100 000 Franken an Kantha Bopha, unter einer Bedingung: Dr. Richner dürfe den Check nicht persönlich bei Fritz Gerber abholen. Man schicke bitte jemand anderes.

Bei seinem Rundumschlag bezichtigt Richner auch die WHO der Lüge. Die Weltgesundheitsorganisation habe noch 1997 bekannt gegeben, dass 85 Prozent der Tuberkulosefälle in Kambodscha erfolgreich behandelt worden seien. «Diese Lüge hat zur Folge, dass das Problem weiterhin in grauenhaftem Ausmass verkannt und verharmlost wird. Mit dieser Lüge lässt die WHO passiv sterben.» Kantha Bopha entdeckt jährlich unter den hospitalisierten Kindern 3000 neue Fälle von Tuberkulose, obschon die WHO behauptete, Tuberkulose sei bei Kindern kein Problem, ausserdem sei die Krankheit bei Kindern nicht ansteckend. Beides ist falsch, wie die Ärzte von Kantha Bopha nachweisen konnten. «Die WHO lässt aktiv sterben», folgert Richner.

Gewisse «Drittweltspezialisten» behaupteten, die Behandlung von Tuberkulose lohne sich nicht, weil die Patienten nicht die Disziplin hätten, die Therapie während neun Monaten zu befolgen. «Mit unserer Erfahrung im eigenen für die Tuberkulose-Nachkontrolle eingerichteten Zentrum werden diese Behauptungen Lügen gestraft. Wenn die Familien gut informiert werden und nicht bezahlen müssen, also keine Korruption besteht, befolgen bis auf 10 Prozent der Patienten alle die ausreichende Behandlung von 9 bis 10 Monaten. Zu diesem Zweck müssen sie regelmässig zur Nachkontrolle ins Spital kommen, wenn sie einen weiten Weg haben, zahlt ihnen das Spital die Reise, die sie sich sonst nicht leisten könnten.»

Die WHO schliessen!

Auch die UNICEF kriegte ihr Fett ab: Sie war in den letzten 15 Jahren verantwortlich für die Impfungen. «Mir wurde deshalb geraten, mich nicht in das Impfen einzumischen. Schon bald aber häuften sich die Fälle von Tetanus, beim Kind wie beim Neugeborenen, da wurde es klar: Das Impfen hat nicht funktioniert. Warum? Weil Impfprotokolle systematisch fingiert waren, die Impfstoffe die Provinz nie erreicht haben. Die UNICEF liess mit der ineffizienten Impfoperation passiv Kinder töten.»

Schliesslich warf er den vielen Gesundheitsexperten, die sich in Phnom Penh tummeln «und noch nie ein krankes Kind gesehen haben», vor, das Gesundheitswesen rein statistisch und ökonomisch zu betrachten und «dem faschistischen Denken verhaftet» zu sein. «Seelenlos sprechen sie über Epidemien, die Tausende hinraffen, ohne Teilnahme, wie man sich in faschistischen Diktaturen über Umsiedlungen, Verlegungen, Seuchenmassnahmen in Lagern unterhält. Um das Individuum schert sich keiner.»

Ein besonderes Kapitel ist dem Einschleppen von HIV durch die UNO-Soldaten gewidmet, welche die Wahlen vorbereiteten und ihre Freizeit in den Bordellen verbrachten, ungeschützt.

Und Nestlé kritisierte er, weil der Schweizer Konzern in Kambodscha Propaganda für Babymilch machte. «Babymilch ist ein Medikament, darf nur für Kinder von kranken Müttern angewendet werden. Alle Mütter sollten stillen, denn die wenigsten sind in der Lage, die Milch steril und korrekt herzustellen, die wenigsten sind in der Lage, die Milch während der ganzen Stillzeit zu bezahlen. Beginnt eine Mutter mit der Babymilch, ist sie schon bald aus ökonomischen Gründen gezwungen, damit aufzuhören, und weil sie nicht gestillt hat, hat sie selbst keine Milch mehr, eine Tragödie ...»

«Man kann das Lied ‹Nestlé tötet Kinder› nach 20 Jahren wieder anstimmen», schrieb Richner. Harte Worte. Aber Nestlé hat tatsächlich jahrelang in Kambodscha Babynahrung vertrieben, bei der die korrekte Zubereitung nicht in der Landessprache angeschrieben war. Und damit Tür und Tor für eine falsche Anwendung geöffnet.

Das kleine, blaue Büchlein, das nie unter das Publikum gekommen ist, gipfelt in einer radikalen Forderung. Richner verlangt «die Schliessung der WHO und des medizinischen und pharmazeutischen Sektors der UNICEF, ein internationales Medikamentenausfuhrverbot, Medikamente dürfen nur dort abgegeben werden, wo sie kontrolliert und professionell zur Anwendung gelangen.»

Nicht alle Revolutionäre werden von Richner so scharf verurteilt. Nette Worte fand er für den kubanischen Arzt und Chirurgen Che Guevara, der an Asthma litt und Ventolin inhalieren musste. «Möglicherweise als einer der Ersten, er war ja auch Allergologe, ohne Ventolin hätte die kubanische Revolution nicht stattgefunden», schrieb Richner: «Che Guevara war immer bestrebt, jedem Leidenden das Beste zu bieten. Eine Blinddarmoperation war für ihn nicht a priori zu teuer. Er war fern vom statistischen, faschistischen Denken.» Das kubanische Gesundheitssystem war denn auch, dank Che Guevara, lange eines der besten der armen Welt.

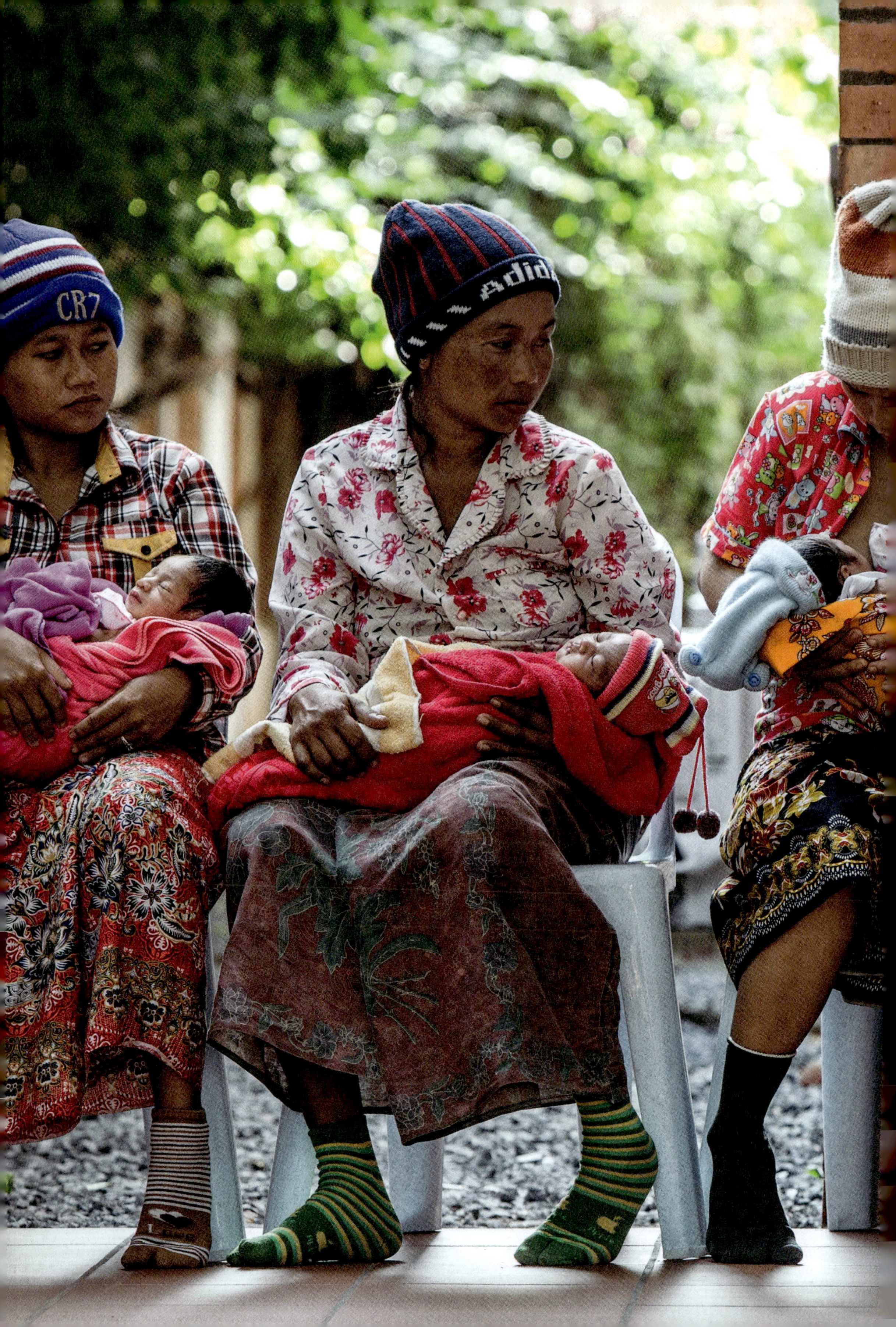
CR7

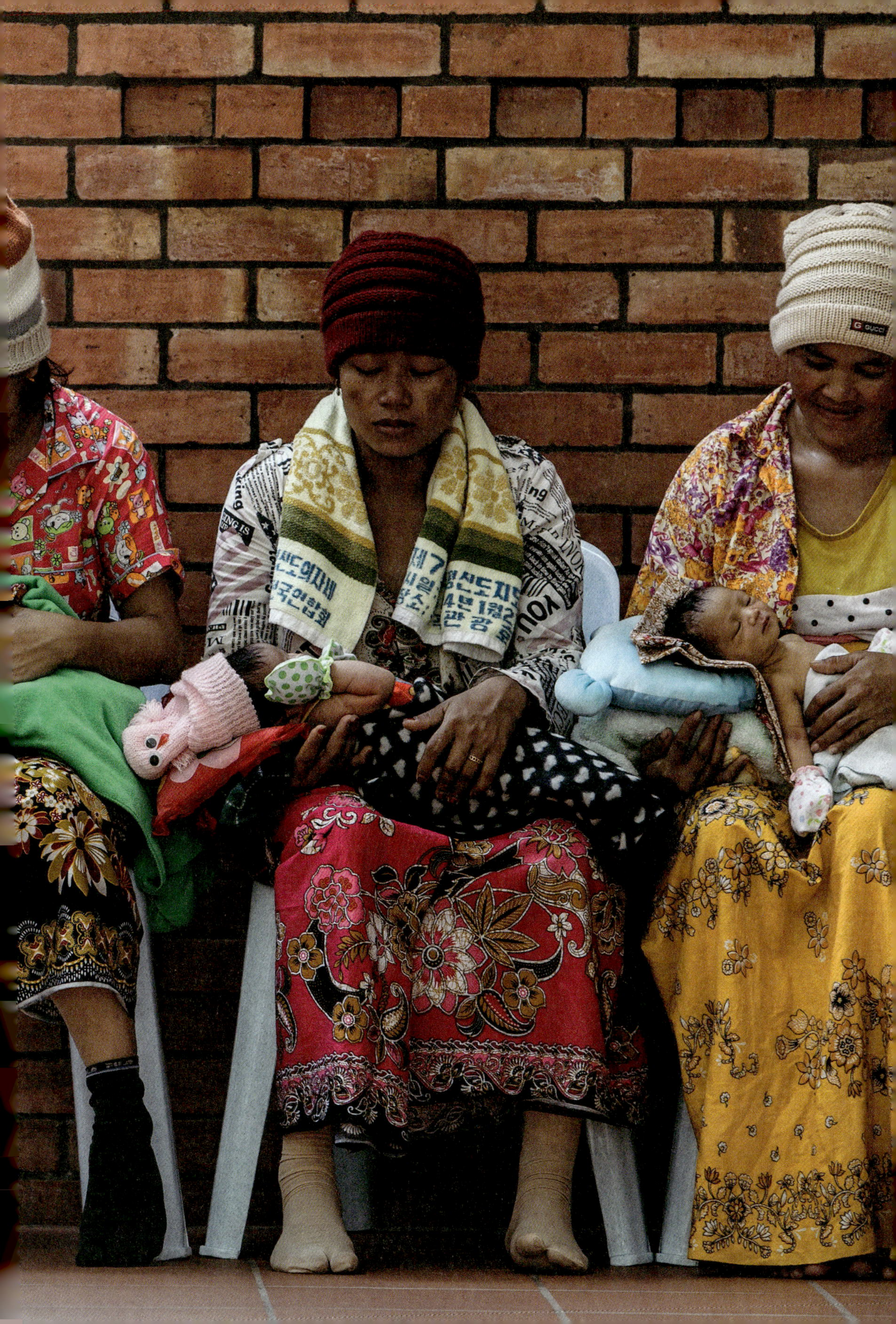

«Ich versuchte, ihn zu besänftigen»

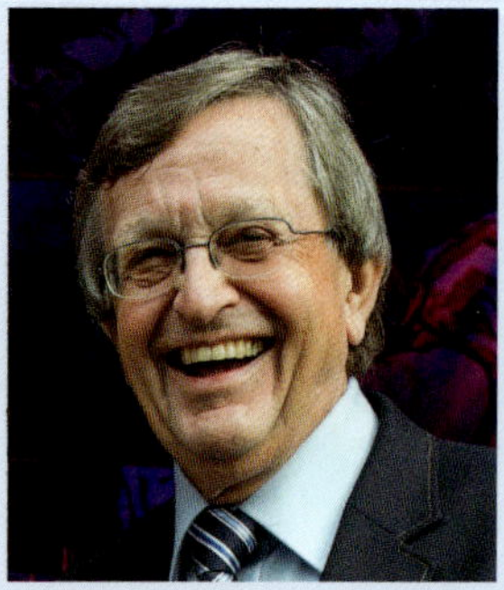

Interview mit
Dr. Fredi Löhrer, Kinderarzt, langjähriger Praxispartner und Freund von Dr. Beat Richner, von 2003 bis 2015 Präsident der Stiftung Kantha Bopha

Sie haben sich gut verstanden mit Dr. Richner ...

Ja, eigentlich immer, solange er in Zürich war. Später war es nicht immer einfach mit ihm. Als wir die Praxis hatten, hatten wir nie Meinungsverschiedenheiten, es gab nie Mais zwischen uns. Als er in Kambodscha war, konnte er einem manchmal den letzten Nerv rauben. Aber wir haben ihn so genommen, wie er ist.

Sie haben als Präsident der Stiftung die Jahresberichte geschrieben, haben Sie das allein gemacht?

Nein, er hat mir seine Notizen gegeben, und ich habe dann den Bericht geschrieben und noch ein paar eigene, höfliche Worte des Dankes beigefügt. Er fand, diese Berichte brauche es eigentlich nicht. Aber er hat immer alles abgesegnet.

Worum drehten sich denn die Auseinandersetzungen?

Ich war und bin immer noch überzeugt von seinem Konzept, es ist ein wunderbares Projekt, das jede Unterstützung verdient. Die Auseinandersetzung drehte sich immer um dasselbe: Ich fand, es lohne sich nicht, mit der DEZA dauernd zu streiten. Immerhin geben sie uns etwas. Da fand er immer, ich sei ein Schleimer, ich ginge zu diplomatisch vor, das seien doch dumme Sieche in Bern. Ich sagte ihm, die absolute Kritik an der DEZA, dass die nicht drauskommen, sei ungerecht.

War er denn nach dem Jahr 2000, nach dem Meinungsumschwung bei der DEZA, als

Botschafter Fust erklärte, Kantha Bopha sei ein gutes Modell, über das man möglichst breit informieren sollte, immer noch sauer auf die DEZA?

Ja, immer, er fand immer, die sollten uns viel mehr geben, letztendlich sollte die Schweiz das ganze Projekt vollumfänglich übernehmen.

Was man verstehen kann, oder?

Ja, klar, und er hatte auch diese Bettlerei bei den Spendern satt. Das war ihm immer zuwider, er fand: «Das ist ein so tolles schweizerisches Werk, das ich aufgebaut habe, im Grunde wäre es die Sache der Schweiz, das voll und ganz zu übernehmen.»

Bern hat den Betrag sukzessive erhöht, bis auf vier Millionen pro Jahr. Aber die Kritik in der Schweiz hörte nicht auf?

Die DEZA hat die Prinzipien von Richner mit der Zeit nicht mehr kritisiert. Aber andere haben stets weitergestichelt. Auch die NZZ hat bis 2010 weiter sein Werk kritisiert. Christoph Wehrli war Redaktor bis 2014, er war der Spezialist für Entwicklungspolitik und hatte grossen Respekt vor den internationalen Organisationen und deren Doktrinen. Er hat Richner immer kritisiert, mit dem Grundton: Wenn Richner meine, er komme besser draus als die WHO, die DEZA und das Aussendepartement, dann sei er ein eingebildeter Kerl. Die anderen verständen auch etwas davon … Er war auch bis zuletzt

Fredi Löhrer, Beat Richner und Peter Studer in Phnom Penh, 2010.

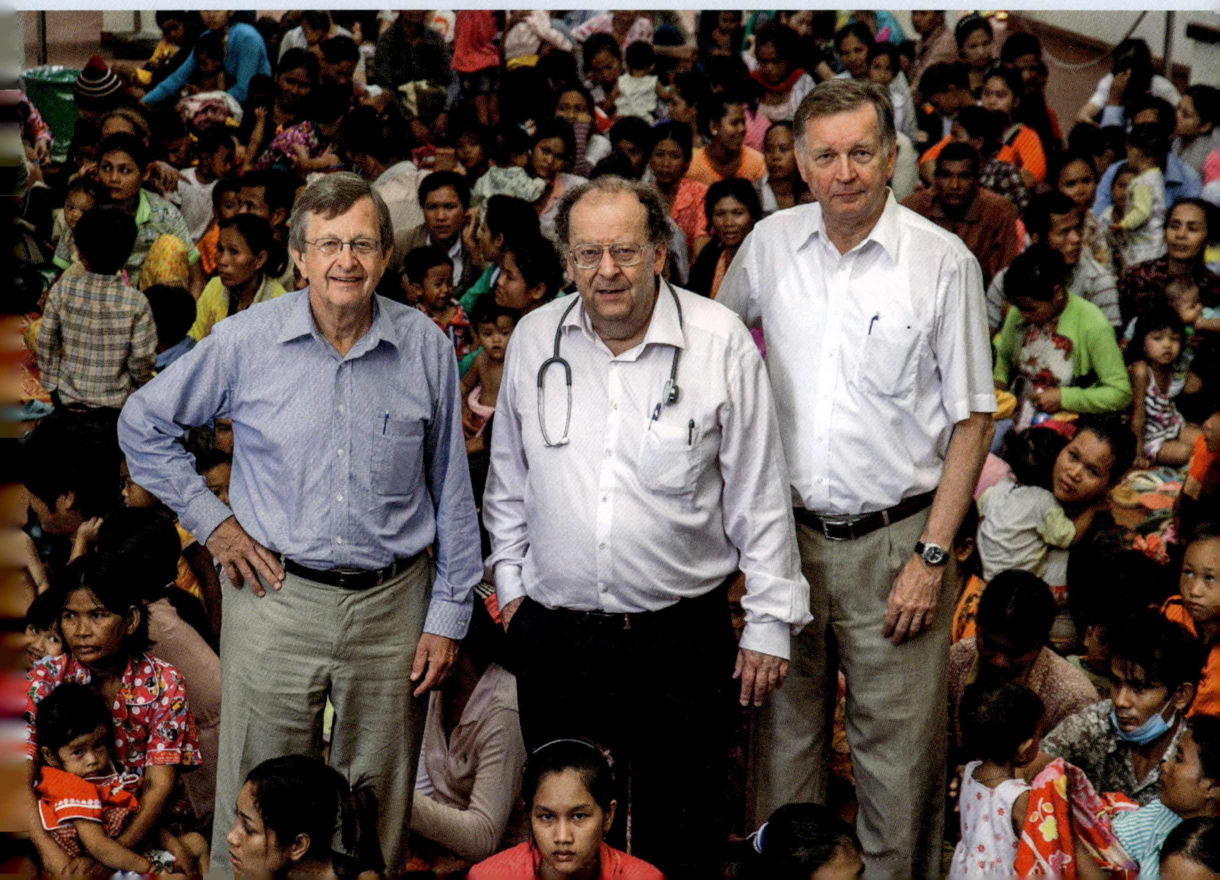

der Auffassung, dass die Leute angehalten werden sollten, auch selbst etwas zu zahlen im Spital. Er hat letztmals 2010 noch einen Bericht über Richner geschrieben, mit dem Titel «Leidender Helfer», wo er ihn immerhin einen aussergewöhnlichen Menschen nannte ... Alle anderen NZZ Berichte, die später erschienen sind, waren dann gut, objektiv. Auch durchgehend positiv.

Sie haben als Präsident mit dem Aussenministerium verhandelt, wie lief das ab?

Ich war mit Beat und Dr. Studer bei Bundesrätin Micheline Calmy-Rey und später bei Bundesrat Didier Burkhalter. Beide haben eigentlich dasselbe gesagt wie der DEZA-Chef, Botschafter Walter Fust, der in der DEZA gemacht hat, was er richtig fand.

Was war denn die Meinung von Botschafter Fust, nachdem er ja das Modell von Richner gut gefunden hatte?

Er hat uns, das heisst vor allem mich, zuerst mal spüren lassen, dass er findet, die Stiftung sei langsam etwas gross geworden, dass es vielleicht nicht genügte, wenn da so ein Kinderarzt Präsident sei. Andrerseits hat er auch ein gewisses Entgegenkommen gezeigt, einmal meinte er, man könne sich auch in Zürich treffen, da er dort eh eine Sitzung habe. Und ich habe dann eine ganze Delegation des Stiftungsrates mitgenommen, auch um ihm zu zeigen, dass da eine gewisse Power drin steckt. Auch zu einer weiteren Sitzung in Bern sind wir mit einer ganzen Delegation gegangen, damit die nicht das Gefühl hatten, ich mache das allein. Er nahm dann die Stiftung ernst, und ich habe ihn den grossen Fust sein lassen.

Gab es denn Unterstützung von den grossen Parteien?

Luzi Stamm von der SVP hat Richner von Anfang an unterstützt, er sagte: «Das ist das richtige Modell, Hilfe zur Selbsthilfe vor Ort.» Stamm hat die ganze Fraktion der SVP vom Projekt überzeugt. Er sagte: «Wir machen Entwicklungshilfe vor Ort, und so kommt kein einziger Kambodschaner zu uns.» Als FDP-Mitglied muss ich zugeben, dass die SVP uns mehr unterstützt hat als die FDP. Auch mit Christoph Blocher hatte ich mal Kontakt, er hat das Projekt auch unterstützt, auch mit einer Spende, aber er sagte lachend: «Sagen Sie das nicht weiter, sonst schadet es dem Projekt.»

Ist denn Richner auch mitgekommen zu Fust, und gab es da auch heftige Auseinandersetzungen in Bern?

Er ist mit der Zeit nicht mehr mitgekommen, aber ich bin nie allein gegangen, entweder war Peter Studer dabei oder andere Mitglieder des Stiftungsrates, mindestens einmal im Jahr. Im direkten Kontakt war Richner meistens sehr freundlich, er äusserte sich eigentlich immer erst nachher bei mir negativ: «Läck mir, der kommt schon überhaupt nicht draus.» Aber im Moment, wenn die Leute mit ihm geredet haben, war er korrekt. Er war eher schriftlich scharf ...

Aber so viel ich mich erinnere, gabs mit dem Stiftungsrat nie Konflikte ...

Nein, ich habe ihm nie dreingeredet, auch seine medizinische Strategie haben wir im Stiftungsrat immer voll unterstützt, auch gegenüber den paar kritischen Medizinern in der Schweiz. Wenn er in Kambodscha wieder

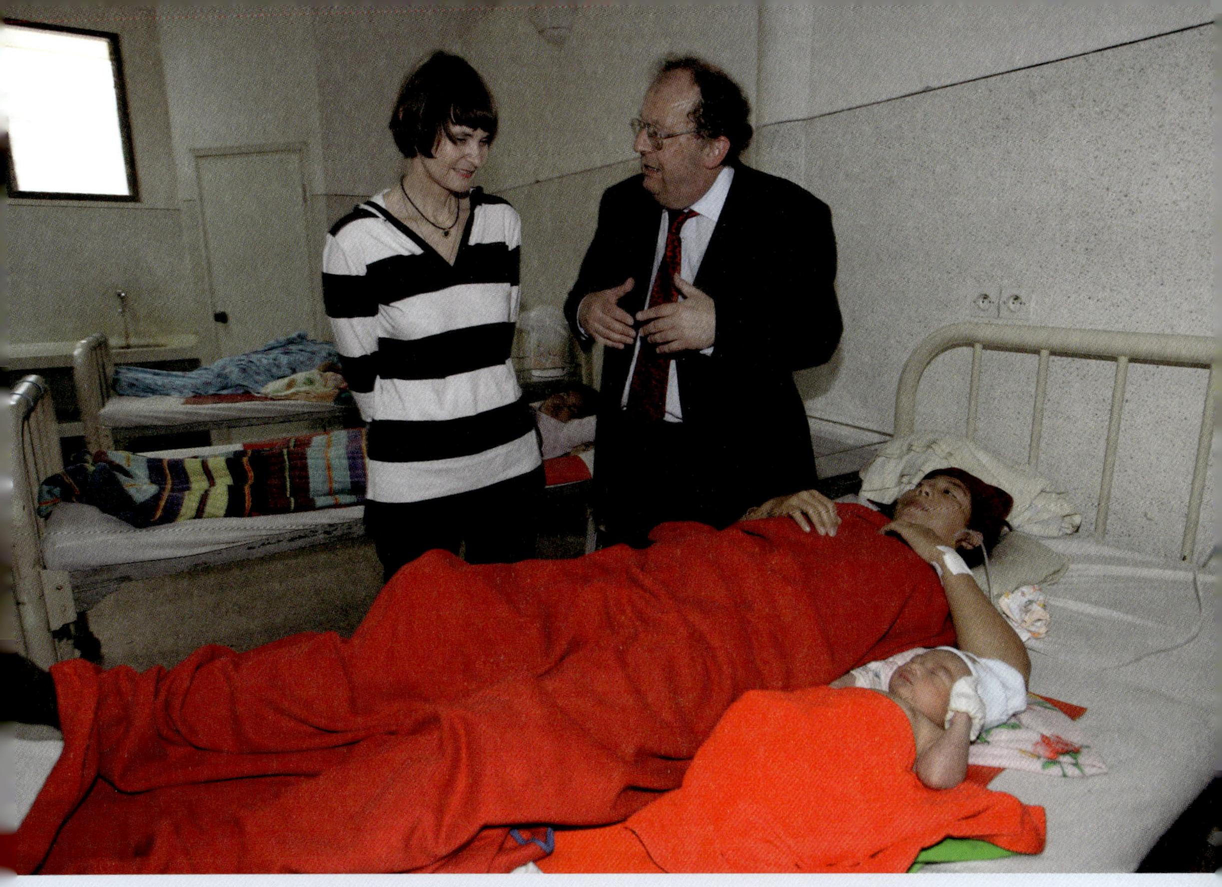

Bundespräsidentin Micheline Calmy-Rey besichtigt das Spital in Siem Reap, 2007.

etwas Neues bauen wollte, haben wir nur geschaut, ob das Geld reicht. Wir haben ihn nie irgendwie kritisiert, wir waren alle immer voll überzeugt, dass das medizinisch eine super Sache ist. Bei den Bauten konnte er intuitiv abschätzen, was drinliegt; die Projekte waren solid, und wir waren überrascht, wie schnell sie dort bauen.

Auch die Zusammenarbeit mit dem Kispi ging reibungslos.

Ja, es war sensationell, wie die kambodschanischen Doktoren das Know-how vom Kinderspital aufgenommen haben. Wie Richner mit Disziplin und Ordnung und Sauberkeit den Betrieb des Spitals ausgebaut und geführt hat, das fand ich immer schlicht sensationell.

Bundesrätin Micheline Calmy-Rey war 2007 im Februar in Kambodscha, zusammen mit dem Vizedirektor der DEZA.

Ja, das war für ihn ein Highlight, die Calmy-Rey, damals wurde auch der Beitrag des Bundes auf 3 Millionen erhöht. Ich war zuvor mit ihm und Peter Studer bei Calmy-Rey und hatte das Gefühl, dass sie sich sehr gut mit Richner unterhalten hat und voll hinter ihm stand. Sie hat als Mutter und Grossmutter ein Herz für die Kinder, das hat Richner wahnsinnig gutgetan, er fand, jetzt kommt eine echte Mutter, die versteht, worum es hier

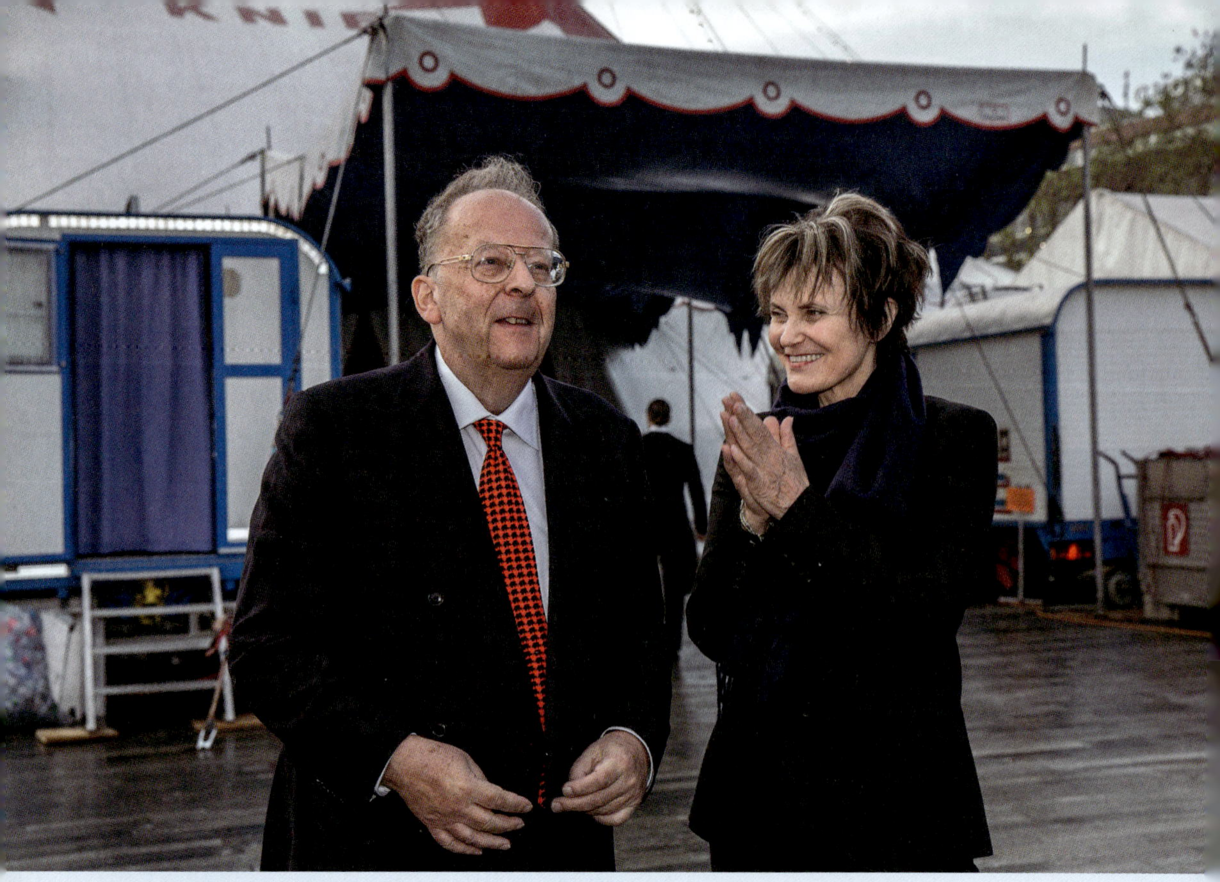

Alt-Bundesrätin Micheline Calmy-Rey würdigt das 25-jährige Bestehen der Spitäler bei der Knie-Gala 2017.

geht. Sie kam als Bundespräsidentin nach Kambodscha, und ich war glücklich, dass sie klar zum Ausdruck gebracht hat, dass das, was Richner macht, gut ist.

Im gleichen Jahr ist der Nachfolger von König Sihanouk, König Sihamoni, von Kambodscha nach Zürich gekommen, das war auch ein Erfolg.

Den hat Richner gebucht, es gab dann das Problem der Finanzierung dieses Besuchs. Die Reise ging noch, aber sein Aufenthalt, wohin gehen wir essen, wer zahlt es, wer bringt die Räumlichkeiten? Wir konnten dann zur Rückversicherung gehen. Peter Forstmoser, ein Jugendfreund von Richner, der noch VR-Präsident der Rück war, sorgte dafür, dass der König in der Rück in Rüschlikon empfangen wird, und das haben alles sie übernommen.

Wie sah das Programm des Königs aus?

Wir fragten uns, was wir dem König zeigen sollten. Und haben uns dann für die Chagall-Fenster im Fraumünster entschlossen. Und für einen Besuch beim Ballett von Spoerli. Der König war ja ursprünglich auch Tänzer. Elmar Ledergerber war Stadtpräsident, er hat den König und die Stiftung im Stadthaus empfangen und saugut geredet. Er hat dem König gesagt: «Sie empfange ich jetzt gerne, zusammen mit Beat Richner, aber Sie müssen wissen, dass ich nicht jeden König hier empfange.»

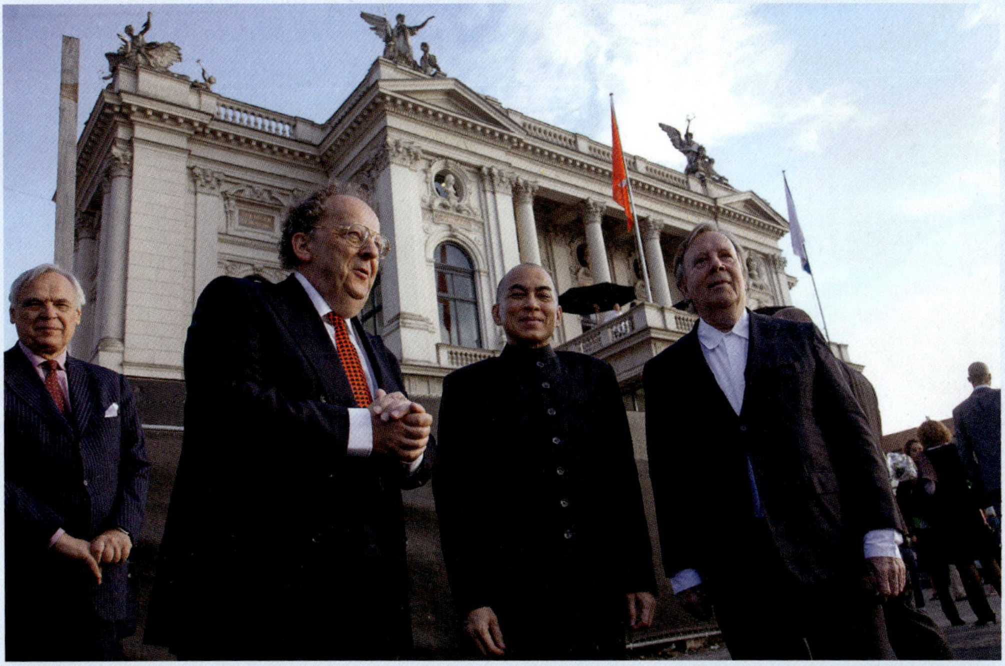

Der junge König Norodom Sihamoni beim Schweiz-Besuch mit Choreograf Heinz Spoerli (r.) und Opernhaus-Direktor Alexander Pereira (l.).

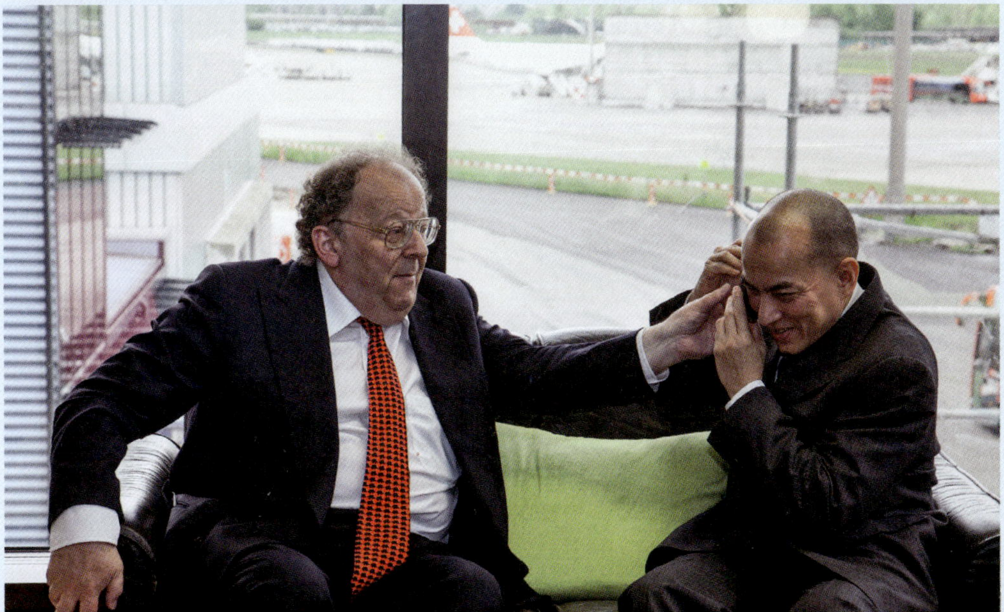

Am Flughafen Zürich vor dem Rückflug nach Kambodscha, am Telefon mit Königin Monineath.

Richner wäre eigentlich gerne noch nach Burma gegangen.

Ja, er hat gesagt, wir machen dasselbe in Burma auch. Ich sagte: «Dann bin ich nicht mehr Stiftungsratspräsident, die sind sicher auch sehr arm, aber es übersteigt unsere Möglichkeiten. Und das Regime ist hart.» Ich meine, wir hatten ja auch irgendwie Glück mit diesem Hun Sen, der immerhin für eine gewisse Stabilität gesorgt hat, auch wenn seine Politik nicht nach unserem Geschmack ist.

Denis Laurent hat mir mal gesagt: «Wenn Beat in Vietnam die Behörden auf die gleiche Art attackiert hätte wie in Kambodscha, wäre er wahrscheinlich erschossen worden.»

Gut möglich, man verspürt eine gewisse Toleranz in Kambodscha, in anderen Ländern wäre er hart drangekommen. Natürlich hat es auf Hun Sen grossen Eindruck gemacht, dass sein Enkel mit einer Meningitis in Kantha Bopha behandelt und gerettet worden ist, vor allem auf seine Tochter, die immer gesagt hat, Kantha Bopha sei eine gute Sache, wegen ihren Kindern, und das hat auf den Premierminister gewirkt…

Richner ist auch in die USA gegangen, um Unterstützung von grossen Stiftungen zu suchen.

Ja, es war ein Flop, er spielte in der Carnegie Hall, man hat auch versucht, mit der Bill-und-Belinda-Gates-Stiftung in Kontakt zu kommen, das hat nicht funktioniert…

Auch mit anderen hats nicht geklappt…

Zwei bis dreimal haben Turi Müller und ich Kontakt mit der Jacobs Foundation aufgenommen, das war auch ein Flop. Der Jacobs hat Richner wütend gemacht. Er kam mit dem Privatjet nach Siem Reap, hat sich umgeschaut und ist dann mit Richner nach Phnom Penh geflogen, um auch dort reinzuschauen. Richner hat sich im Jet total aufgeregt, weil Frau Jacobs sich überhaupt nicht für das Spital interessiert habe. Klaus J. Jacobs habe gesagt, es sei ein schönes Projekt, er gebe einen Betrag von 80000 bis 150000 Franken, aber vorher müsse Urs Stauffer, Chirurg am Kispi, das Spital für ihn besuchen und zuhanden der Jacobs-Stiftung einen Bericht abliefern. Da sagte Richner: «Vielen Dank, Herr Jacobs, ich verzichte auf die Hunderttausend, aber dieser Bericht kommt nicht.» Da war Jacobs auch nicht mehr ein Freund von Richner… Es war ja eigentlich ein lächerlicher Betrag, wenn man an das Vermögen von Jacobs denkt.

Die meisten Besucher waren ja begeistert, auch wenn sie zunächst skeptisch waren…

Ja, der Internist Professor Walter Siegenthaler, ein berühmter Mann, Dekan am Unispital, hatte immer gefunden, dort unten einen CT zu installieren, sei ein wenig übertrieben. Dann habe ich ihm gesagt, er solle sich das anschauen. Das hat er getan, und er kam begeistert zurück. Ab dato war Siegenthaler ein Freund. Es gab kaum jemanden, der nicht begeistert zurückkam.

Alt-Bundesrat Couchepin ist am Spital vorbeigefahren…

Ja, berühmte Nichtbesucher waren Couchepin und Vasella. Couchepin war im Hotel nebenan, wurde zu einem Besuch eingeladen, lehnte ab. Vasella war sehr verärgert, dass Richner wusste, dass er in Siem Reap war und ihm an der Hotelrezeption sein neuestes Buch hinterlegt hatte, mit den besten Grüssen und einer Einladung zum Spitalbesuch.

Wie war es mit Bundesrat Burkhalter?

Wir waren mit Peter Studer eine Stunde lang bei Burkhalter, wir berichteten und sagten, wir wollten mehr Geld vom Bund. Burkhalter war sehr nett zu uns, überhaupt nicht überheblich. Er hat uns gleich zu Anfang ein Geschenk gemacht, Pralinen zum Mitnehmen, er sagte, diese Pralinen seien vor wenigen Jahren noch verboten gewesen, es seien nämlich Absinth-Pralinen aus dem Neuenburger Jura. Dann liess er uns referieren. Schliesslich sagte er, er fände das ein Superprojekt, aber als wir sagten, wir möchten eine Million mehr, hat Burkhalter gemeint, wir hätten ja schon so viel. Und erklärte uns: «Die Stiftung läuft so gut, ihr könnt das finanzieren, was ihr braucht, wir geben einen gewissen Beitrag seit Jahren.» Aber im Moment fände er den Beitrag der Eidgenossenschaft im Gesamtrahmen der Rechnungen und des Budgets nicht schlecht. Für mich hat er das bis zu einem gewissen Grad zu Recht gesagt, aber dem Richner hats den Hut gelüpft, aber er hat dennoch nichts gesagt …

Burkhalter hat dann ein paar Projekte aufgezählt, die auch Geld brauchen und vom Bund unterstützt werden, und von denen er finde, die seien auch gut für Strassenkinder und Schulen in Brasilien zum Beispiel. Wir sind dann zu zweit wieder von Bern nach Hause gefahren, da hat mir Richner gesagt, Burkhalter verstehe nicht, worum es gehe. Ich wollte ihn beruhigen und sagte, nein, ich hätte gefunden, er habe aus seiner Position realistisch geredet, wie es halt in Bern sein müsse. Er sei freundlich gewesen mit uns, er finde halt auch andere Projekte gut. Er sagte, das sei doch nicht wichtig, Bibliotheken in Brasilien … Er war total sauer auf Burkhalter, ich sagte, das sei einer der besseren Bundesräte, die wir haben … Dann hatten wir wieder wegen solchem Zeug Krach, so wie wir nie Krach hatten in der Praxis. Es war eine richtig miese Stimmung zwischen uns, aber es hat sich wieder gelegt, wir machten weiter. Mit mir war er nie lange verstimmt. Er hat schon gemerkt, dass die anderen nicht gar «so dumme Sieche» sind … Er hatte letztendlich das Gefühl, dass wir ihm helfen wollen, auf eine andere Art.

Er war zuweilen sehr irritabel, das hatte sicher auch mit einer gewissen Verzweiflung zu tun. Wäre er nicht einfach viel lieber zurückgekommen?

Er hat immer gesagt: «Ich muss dort sein, ich muss. Andererseits, wenn ich nach Zürich komme, kann ich nicht zu lange hier sein, sonst habe ich später wieder zu stark Heimweh nach Zürich.» Aber er hat auch nichts anderes gesucht. Er hat irgendwie gespürt, dass allein in der Schweiz zu sein und nur noch für sich selbst zu schauen, auch keine Perspektive ist. Aber die ganze Jugend, die er mit den Eltern und Geschwistern erlebt hat, und das Leben in unserer Praxis, das hat er immer vor Augen gehabt. Er erzählte, wie schön das war, wie sie mit dem Vater und der Familie nach San Bernardino Ski fahren gegangen sind, das hat er immer als etwas Wunderbares in sich mitgetragen. Umgekehrt hat er genau gewusst. Wenn er zurückkommt, hat er das nicht mehr, das ist weg.

Drittes Spital in Siem Reap

Richner war oft niedergeschlagen, das bestätigen auch seine Mitarbeiter. Doch er liess sich von Kritik und politischen Wirren nicht unterkriegen, er musste handeln, für die kranken Kinder da sein. Das war seine Obsession. «Kaum war etwas fertig, hatte er schon ein neues Projekt», sagt Denis Laurent. «Mit ihm konnte man sicher sein, dass es stets weitergeht.»

«Nichts ausser Dreck und Gestank»

Die Schweizer Pflegefachfrau Simone Keller, die 1997 bis 1999 und dann immer wieder für mehrere Wochen für die Ausbildung des Personals nach Phnom Penh und Siem Reap kam, konnte auch beobachten, wie Dr. Richner mit den vielen Problemen und Anfechtungen umging: «Wir waren drei ausländische Pflegende, da kam er regelmässig zu uns an den Tisch und hat seine Wut auf diesen oder jenen abgeladen, das konnte er gut. Das konnte den Eindruck erwecken, dass er verbittert war. Aber ich glaube, das war gesund, dass er seine Wut stets abgeladen hat, am Tisch, in Briefen und in seinen Büchern. Und ich musste immer sagen: ‹Er hat einfach recht!›»

Simone Keller bewunderte Dr. Richner und findet, dass es «extrem viel Mut braucht, sich wie er gegen angesehene Institutionen wie die WHO aufzulehnen, das macht sehr angreifbar und kostet viel Energie. Es braucht sehr viel Kraft, die Wahrheit zu sagen.» Deshalb gehört Richner für sie «zu den ganz wenigen Menschen, die genial sind. Und geniale Menschen sind nicht immer gemütlich, sie können es nicht sein, denn sonst würden sie es nicht weit bringen. Und er hat es sehr weit gebracht.»

Die Pflegefachfrau arbeitet heute im Inselspital Bern in der Kinder-Intensivstation, sie träumte schon als junges Mädchen davon, als Pflegende in einem fernen Land zu arbeiten, bewarb sich auf ein Stelleninserat von Dr. Richner und wurde mit jungen 27 Jahren von Dr. Peter Studer angestellt, für die Ausbildung des Pflegepersonals in Phnom Penh. «Ich dachte zunächst, dass ich viel zu jung bin für die Stelle, aber Dr. Richner hat bewusst junge Fachkräfte eingestellt, mit der Idee, dass wir noch nahe an unserer Ausbildung sind und deshalb wissen, wie man lernen muss.»

Dr. Richner hat den «Expats» aus der Schweiz immer wieder gesagt, sie sollten nach spätestens zwei Jahren in die Heimat zurückkehren, wenn sie gesund bleiben wollten. Er wusste aus eigener Erfahrung, dass entwurzelte Menschen sich nirgends mehr daheim fühlen, weder im neuen Land noch zu Hause, wenn sie zurückkehren.

Simone Keller wollte gerade heimkehren, als das neue Kinderspital im Norden des Landes, in der Stadt Siem Reap, eingerichtet werden konnte. So blieb sie noch ein halbes Jahr: «Es war wunderbar für mich, beim Aufbau eines Spitals von Anfang an dabei zu sein.»

Das Spital in Siem Reap war dringend nötig geworden, denn das einzige Provinzspital war «in einem katastrophalen Zustand. Nichts, aber auch gar nichts ausser Dreck und Gestank steht da den darbenden Patienten zur Verfügung», schrieb Richner nach einer ersten eintägigen Erkundungsreise im Norden.

Burma hatte für ihn fortan zweite Priorität. Zwar hatte sich das autoritäre Regime von Myanmar (Burma) sehr interessiert gezeigt. Doch Richners engste Mitarbeiter waren skeptisch. Wie wollte er die Leitung der Spitäler in Kambodscha und den Aufbau eines neuen Spitals in Burma und das Geldsammeln unter einen Hut bringen, ohne zusammenzubrechen? Dr. Fredi Löhrer sagte ihm klipp und klar, dass ein Spital in Burma die Kapazitäten der Stiftung und der führenden Leute übersteigen würde. «Wenn du das machen willst, dann ohne mich, dann trete ich als Stiftungsratspräsident zurück», sagte er ihm.

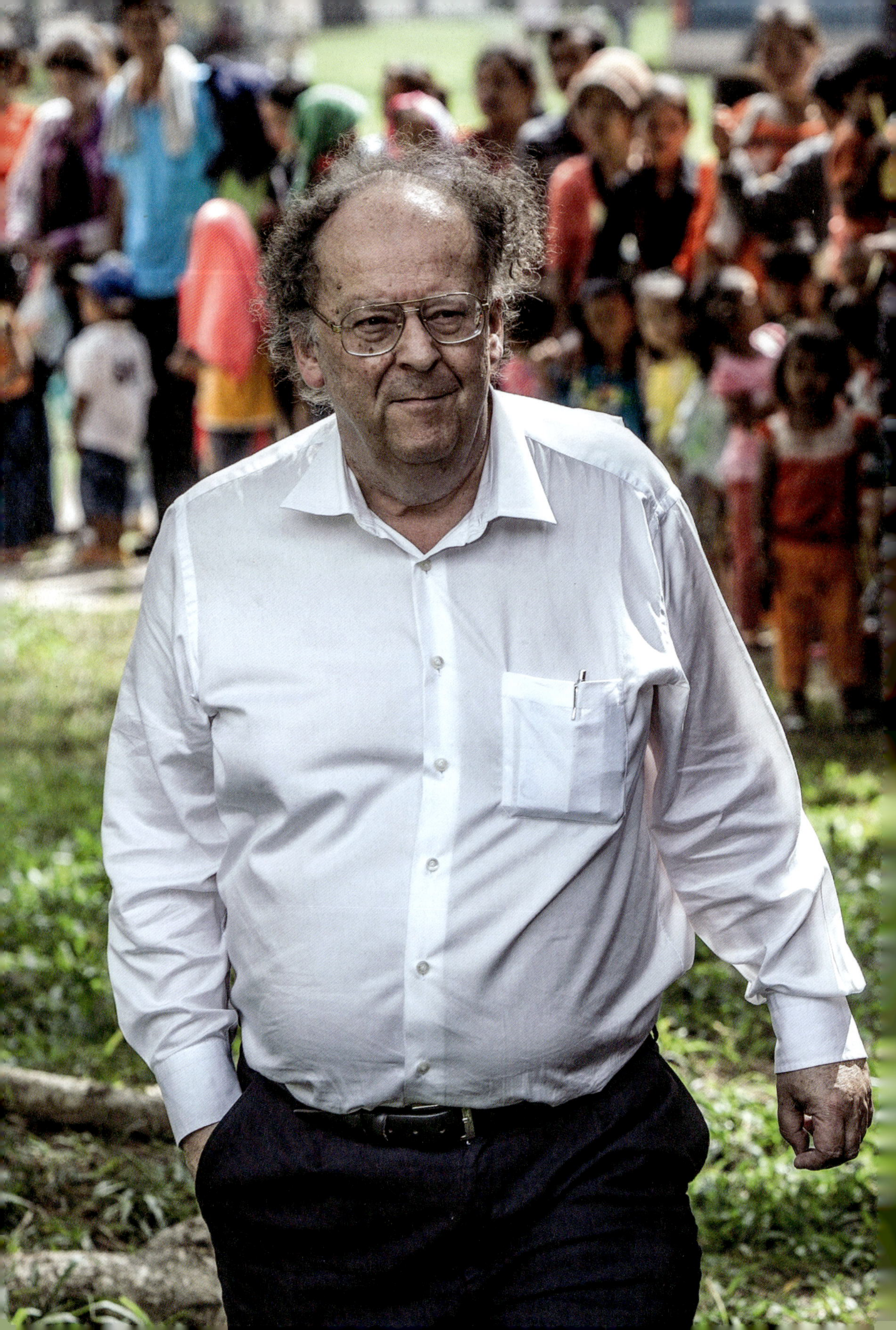

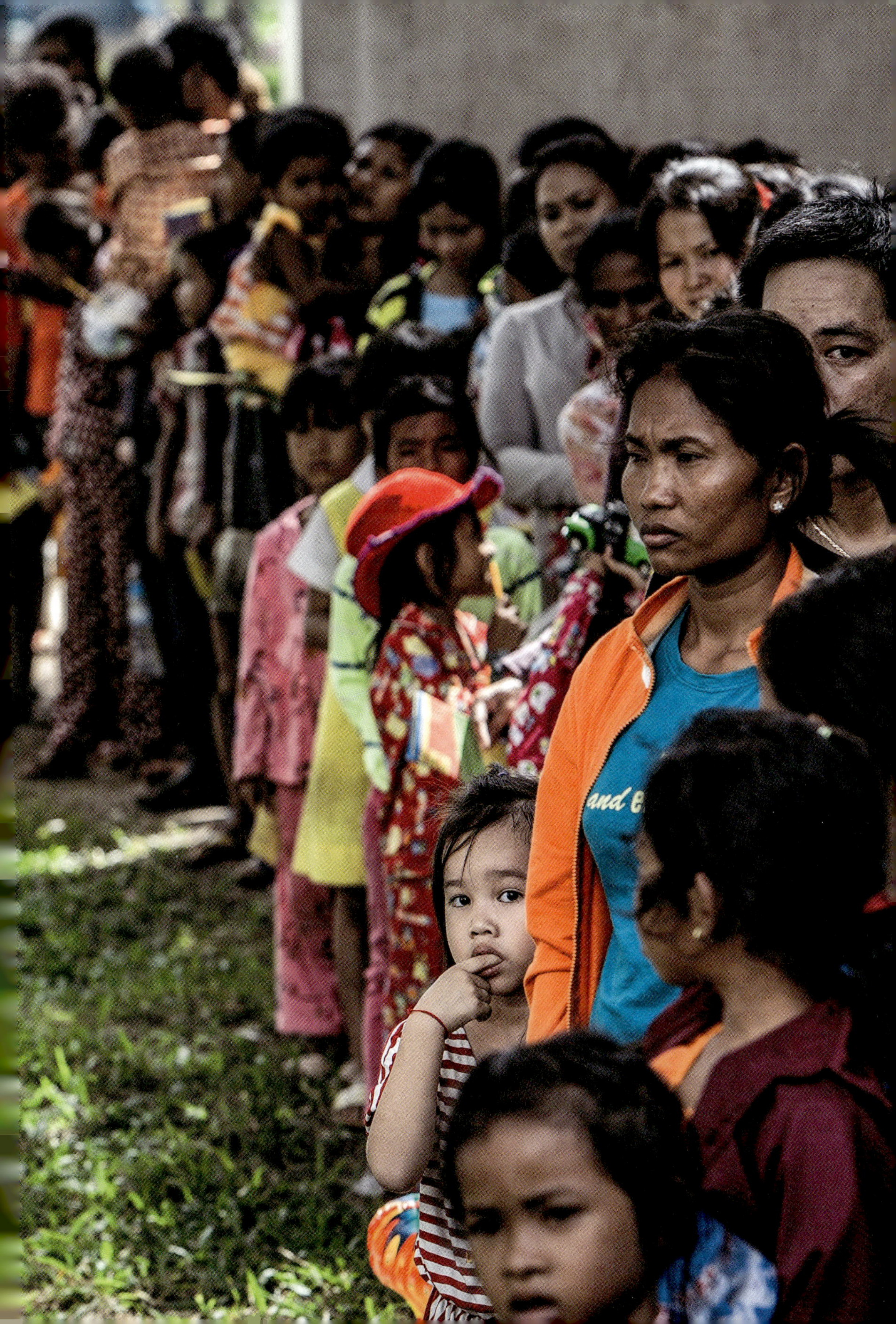
and e

Es wurde bald klar, dass Richners voller Einsatz in Kambodscha gefragt war. Der König und die Regierung (nicht das Gesundheitsministerium!) hatten Richner offiziell angefragt: Ob es ihm möglich wäre, in Siem Reap, der Stadt nahe bei der legendären Tempelstadt Angkor Wat, ein drittes Zentrum zu erstellen.

Wie bei der ersten Anfrage 1991 sagte Richner nach einer eintägigen Abklärung vor Ort: «Ja, das machen wir», ohne dass er irgendwelche finanziellen Zusagen aus der Schweiz hatte. Das war schon lange seine Idee: Im Norden Kambodschas ein drittes Kinderspital zu bauen, das er Jayavarman VII taufte, nach dem Namen des legendären letzten Königs von Angkor, der im Gegensatz zu seinen hinduistischen Vorgängern Buddhist war und im 12. Jahrhundert zahlreiche buddhistische Tempel errichten liess, aber auch viele Schulen und Universitäten. Und nicht weniger als 102 Spitäler.

Stiftungsratspräsident Florian von Meiss merkte zum Tempo von Richner im Jahresbericht lakonisch an: «Wäre ein Finanzierungsnachweis schon 1991 eine absolute Bedingung gewesen, würden Kantha Bopha I und II heute nicht bestehen.» So ist es.

Einmal mehr stiessen die Pläne von Richner in Bern auf verschlossene Türen. Die DEZA erklärte, dass sie grundsätzlich gegen diese Erweiterung von Kantha Bopha sei, dass ein neues Spital im Norden wieder eine Unterwanderung von Kambodschas Gesundheitssystem darstelle. Für Bern galt die Regel, dass in den Ländern, die Hilfe kriegen, mit den Behörden eng zusammengearbeitet wird, auch wenn sie angeblich korrupt waren wie viele Regierungen der sogenannten Entwicklungsländer.

Für die Finanzierung des neuen Spitals war Kantha Bopha natürlich weiterhin auf Spenden aus der Schweiz angewiesen, die Spitäler verfügten Ende 1997 gerade einmal über genügend Mittel für sechs Monate, das bedrückte Richner enorm.

Deshalb entwickelte er eine neue Idee: Man könnte einen industriellen Betrieb installieren, der, statt Steuern zu bezahlen, mit dem Gewinn für die Betriebskosten von Kantha Bopha aufkommt. Er hatte bereits Gespräche mit dem Wirtschaftsminister geführt, der ihm auch kostenloses Bauland versprach. Am ehesten dachte er an einen Betrieb der Textilbranche, das Know-how könnte aus der Schweiz kommen, ebenfalls die Maschinen und das Management, und als Abnehmer für die Textilproduktion könnte die Migros einspringen, dachte Richner. Man würde so in Arbeitsplätze und

«Ich habe eine andere Beziehung zum Geld, seit ich da unten bin, früher hatte ich keine Beziehung zum Geld, weil ich immer genug hatte. Ich hatte meinen Mercedes, war zufrieden mit dem Job, habe mein Geld ausgegeben, habe heute zwei gute Celli. Und ich dachte immer: ‹Leute, die viel Geld haben und viele Probleme, die sind nicht glücklich›, und habs damit abgetan. ‹Die Idee, dass es etwas Gutes ist, viel Geld zu haben, ist vom Teufel.› Und jetzt muss ich dem Geld nachrennen, für die kranken Kinder.»

Beat Richner

Können investieren und Kantha Bopha langfristig von Donationen unabhängig machen. «Das Modell wäre wohl einmalig auf der Welt, jedenfalls einen Versuch wert», sagte er. Doch der Industriebetrieb blieb im Stadium der Idee.

Auf Anfrage des Wirtschaftsministers stellte Premierminister Hun Sen spontan das Land für das dritte Spital in Angkor zur Verfügung, und zwar an prominenter Lage: direkt an der grossen Strasse, die nach Angkor Wat führt, also dort, wo alle Touristen vorbeifahren.

Es war unklar, weshalb der Premier so schnell reagiert hatte. Das Terrain war viel länger als breit und Teil einer geplanten Autobahn direkt vom Flughafen in ein neues Hotelquartier. Der frühere Kulturminister, ein Architekt mit Schweizer Pass, der für den König das «Monument der Unabhängigkeit» gebaut hatte und entsprechend einflussreich war, widersetzte sich massiv dem Spitalbau. Auch lokale Behördenmitglieder opponierten. Aus durchsichtigen Gründen: Der Ex-Kulturminister und die Behördenmitglieder besassen Bauland, das ebenfalls durch diese nun verunmöglichte Strasse erschlossen worden wäre.

Das Spital in Siem Reap: meisterhaft, ein Modell

Es gelang diesen Opponenten sogar, Ärzte, Investoren und andere interessierte Kreise zu motivieren, im Tages-Anzeiger und in der NZZ Leserbriefe gegen das Projekt zu schreiben. Ein Arzt, der auch für das Schweizerische Rote Kreuz tätig war, schrieb, niemand in Siem Reap wisse, warum hier ein drittes Spital notwendig sein sollte. Er riet Richner dringend davon ab, das Spital zu bauen. Leserbriefe, die den gegenteiligen Standpunkt vertraten, wurden von der NZZ nicht abgedruckt.

Im Oktober 1997 beschloss Richner, das Spital in Siem Reap zu bauen. Der Entscheid fiel im Wallis, als Studer und Richner gerade im Auto sassen, auf der Rückfahrt von einem Konzert zugunsten von Kantha Bopha. Richner fragte Studer, ob er bereit wäre, sich für das Projekt voll einzusetzen. Das sei für ihn, wenn er an seine begrenzte Managementkapazität denke, ausschlaggebend. Studer war einverstanden. Das Spital konnte gebaut werden.

Zusammen mit Laurent Gross machten sie erste Pläne. Ein Spital von Grund auf neu zu konzipieren, dabei von allen Erfahrungen in den ersten zwei Spitälern zu profitieren, war für Gross, Richner und Studer eine schöne Aufgabe. Hier konnten sie ihre Idee umsetzen, das Spital in Form von einzelnen Pavillons zu bauen, die durch offene, gedeckte Passagen miteinander verbunden sind.

Bei Ausbruch einer Epidemie konnte ein Pavillon von den andern abgeschirmt werden. Die Verbindungen im Freien reduzierten die Ansteckungsmöglichkeit mit Viren und Bakterien. Die Gebäude wurden so konzipiert, dass eine natürliche Ventilation entstand, Klimaanlagen gab es nur für die Räume, die darauf angewiesen waren: Operationssäle, Sterilisation, Labors und Herz-Corner. Im April 1998 wurde mit dem Bau begonnen.

«Das Resultat soll meisterhaft herauskommen, das neue Spital soll in Konzeption und Bau und Funktionalität als Modell gelten», schrieb Dr. Richner.

Es gibt viele Beispiele für die modellhafte Funktionalität des neuen Spitals: Zum Beispiel wurden die Poliklinik-Boxen, also die «Konsultationszimmer» in einem Halbrund angeordnet, damit die leitenden Ärzte von der Mitte aus in jede Boxe sehen konnten. Die Schwestern und Ärzte haben ihr Büro an grossen Tischen, die mitten in der Station stehen, sodass ständig Sichtkontakt mit jedem Kranken und seinen Angehörigen besteht. Niemand ist allein. «Alleinsein macht traurig. Und Traurigkeit, Depression senkt die Ausschüttung der sogenannten T-Zellen, die für die Bekämpfung der Keime zuständig sind.» Alleinsein, Traurigkeit, Depression … Zustände, die Dr. Richner in Kambodscha zur Genüge kannte.

Aussergewöhnlich war auch die Autonomie des Spitals, was Wasser- und Stromversorgung sowie Abfall- und Abwasserverwertung betrifft. Gross fasste erfolgreich Grundwasser. Generatoren sorgten für Strom. Weder Abwasser noch Abfall sollten das Spitalareal verlassen: Das Wasser wird durch ein von Gross entwickeltes System mit natürlicher Filtration und Sickerbecken gesäubert. Das war nicht einfach: «Ein paar Hundert Patienten verursachen viel Abwasser, etwa zwölf Liter pro Person und Tag, das Terrain ist platt, die Absorption im Boden quasi null, das Terrain ist sehr lehmig, saturiert mit Wasser. Ich hatte tagelang Bauchweh, wir haben stundenlang besprochen, was wir machen können. Schliesslich habe ich ein System geschaffen, das viel Platz braucht. Da hat mir die Ausbildung als Biologe und die Erfahrung bei der Sanitation beim IKRK viel geholfen.» Der Abfall wird in einem eigens dafür konstruierten Ofen mit diversen Filtern verbrannt.

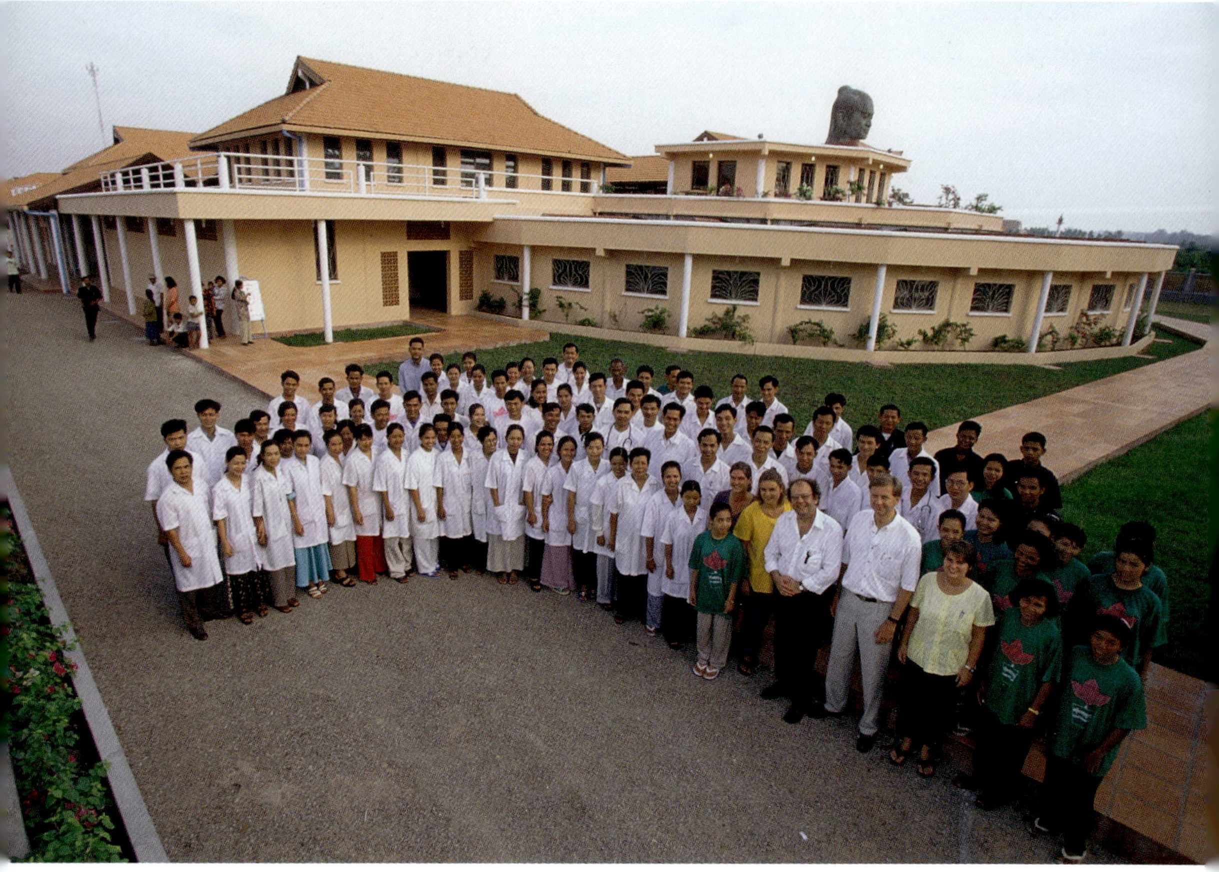

Die gesamte Belegschaft von Jayavarman VII in Siem Reap, 1999.

Weil Gross selbst nicht Architekt ist, wurde für die Finalisierung der Baupläne ein diplomierter Architekt beigezogen. «Das war letztlich eine Katastrophe», erinnert sich Gross. «Ich musste alle Pläne nochmals nachzeichnen. Am Ende machten wir 90 Prozent selbst.»

Bewilligungen? «Es war eine verrückte Situation, wir waren völlig frei in der Planung, es gab keine Bewilligungsprozedur wie bei uns, aber selbstverständlich haben wir alle Pläne den Behörden vorgelegt, dem Premierminister, dem König und einem Architekten, der für den Palast arbeitet, aber das Bewilligungsverfahren, wenn man es so nennen darf, dauerte jeweils nur fünf Minuten!»

Die Finanzierung des neuen Spitals war einen Monat vor Baubeginn noch nicht gesichert. Aber im Mai 1998 erhielt Dr. Richner die frohe Botschaft, dass eine Schweizer Familie drei Millionen Franken für diesen Bau spenden wollte. Er lernte sie kennen und war beeindruckt vom bescheidenen Lebensstil dieser Leute, die Kantha Bopha im Verlauf der vergangenen 5 Jahre ganze 15 Millionen geschenkt hatten. Dank der grosszügigen Spenden konnte Richner Jayavarman VII zu dem entwickeln, was es heute ist: ein exzellent funktionierendes Modell für ein Kinderspital in einem armen Land, mit Pädiatrie, Chirurgie und Maternité.

Bei der Planung des neuen Spitals sah Dr. Richner auch, dass der ständig zunehmende Touristenstrom nach Angkor Wat ein Segen sein konnte. Er errichtete ein Informationszentrum für Touristen auf dem Dach der neuen Poliklinik und gab jeden Samstag ein Konzert mit Information. Ein paar Jahre später beschlossen die Behörden, auf jedem Eintrittsticket für Angkor Wat 2 Dollar für Kantha Bopha abzuzweigen. Das ergab einen Beitrag von 5 Millionen Dollar pro Jahr für das Spital in Siem Reap.

Es kamen auch immer mehr Schweizer Ärzte und Professoren von medizinischen Fakultäten aus aller Welt in Kontakt mit Kantha Bopha, die zunächst nur die Tempel besuchen wollten, anschliessend aber noch beim Spital Jayavarman VII einen Stopp einlegten. «Le plus beau, le plus saint temple du Cambodge», wie ein französischer Professor schrieb.

Im März 1999 wurde das Spital in Betrieb genommen, am 21. Mai fand die Einweihung statt, die Richner bewusst so gelegt hatte, dass das Spital voll belegt war mit schwer kranken Kindern, denn bis zu diesem Zeitpunkt behaupteten Experten und Funktionäre des Gesundheitsministeriums, das Spital sei unnötig.

So konnten sich der König und die Königin, der Premierminister und zahlreiche Regierungsangehörige, die zur Einweihung erschienen, selbst überzeugen, wie nötig das Spital war. Der Gesundheitsminister glänzte einmal mehr durch Abwesenheit.

Schon bald zeigte sich, dass auch im Norden Kambodschas viele Kinder an Tuberkulose litten. Bereits im ersten Monat nach der Eröffnung mussten bei 252 der hospitalisierten Kinder das Vorliegen einer Tuberkulose bestätigt werden. Die Gesundheitsbehörden des Landes hatten für 1998 nur 16 Tuberkulosefälle in der ganzen Provinz Siem Reap registriert, ganz einfach weil die diagnostischen Mittel für Tuberkulose bei Kindern fehlten.

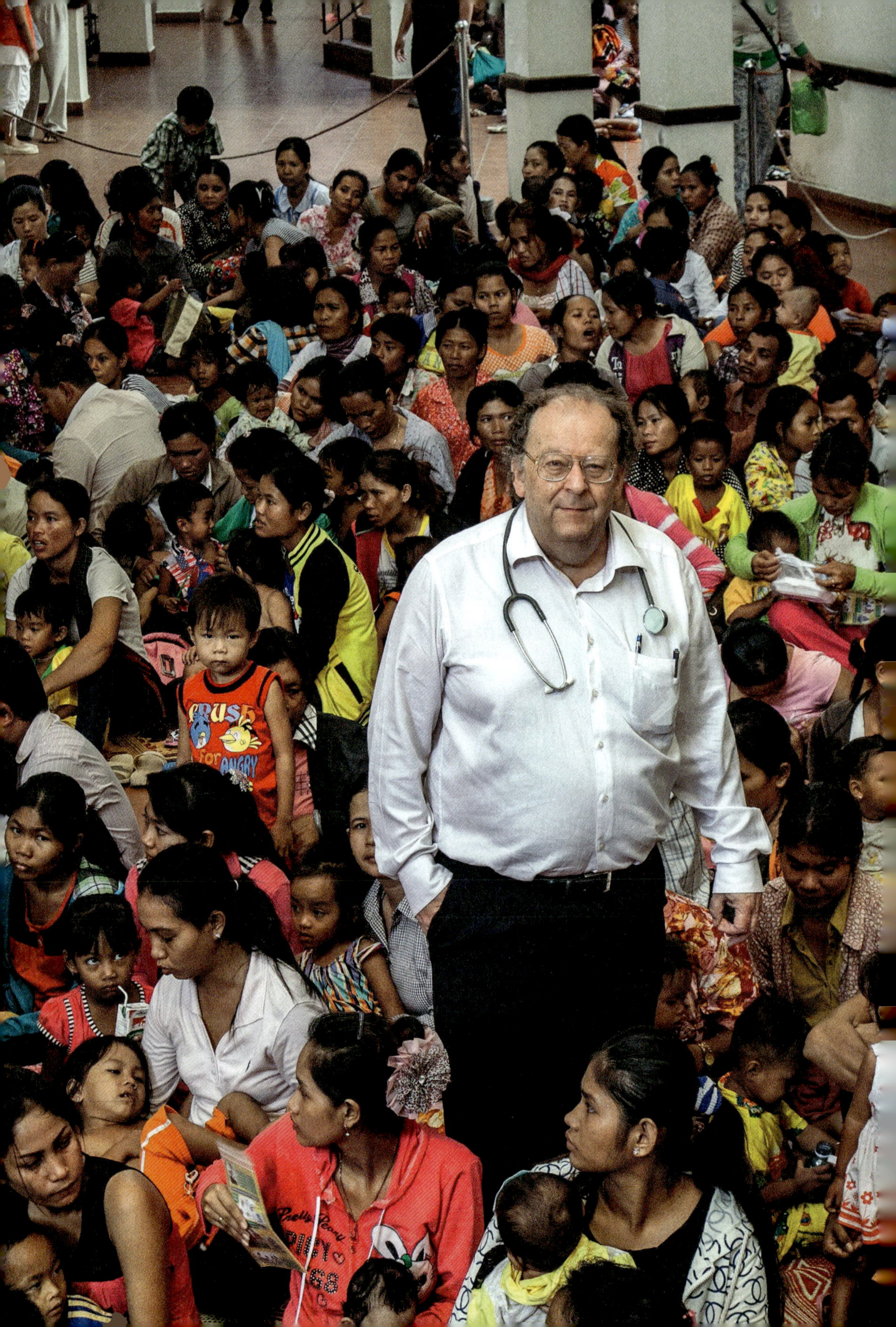

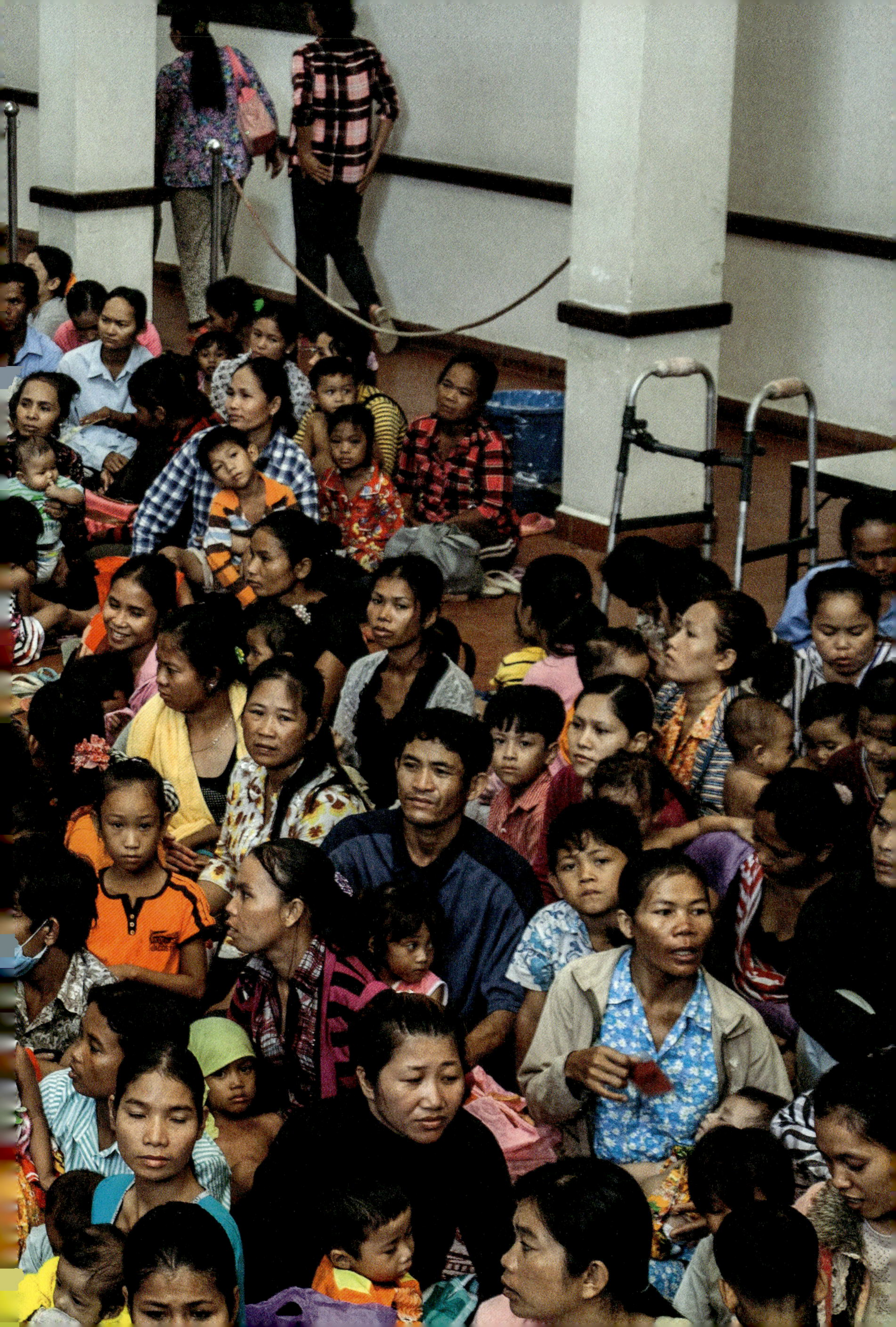

«Man lernt in Kambodscha, mit allem vorsichtig umzugehen, den Wert der Dinge zu schätzen. Und man lernt, in Ruhe, mit einem Lächeln zu arbeiten, nicht wie bei uns, wo die Leute schon morgens früh mit Verbissenheit ans Werk gehen, wo alles schnell gehen muss und um vier alle gestresst sind und keine gute Laune mehr haben. Es ist diese buddhistische Ruhe, die auch mir gutgetan hat.»

Simone Keller, Pflegefachfrau

Schlimmer: Dr. Richner war überzeugt, dass es auch politische Gründe für das Verschweigen der Tuberkulose gab: «Ein Volk, das von Tuberkulose durchseucht ist, ist geschwächt. Und das ist genau, was die Nachbarstaaten Vietnam und Thailand wollen: ein schwaches und gefügiges Kambodscha. Die Thai sind daran, sich den ganzen Tourismus Kambodschas unter den Nagel zu reissen, und Vietnam hat wegen seiner Überbevölkerung territoriale Interessen. Vietnam diktiert die Prioritäten der Regierung, dazu gehört die Behandlung der Tuberkulose nicht. Die Mächtigen verkaufen an Vietnam das Holz, sie verkaufen Thailand das Land, sie verkaufen sogar die Kinder an die reichen Amerikaner und Franzosen.»

Einen triftigen Grund für die fehlende Behandlung von Tuberkulose sehen viele «Helfer» darin, dass die Menschen schlicht zu wenig Disziplin hätten, um die neun Monate dauernde Behandlung durchzuhalten. «Deshalb hat man in Afrika aufgehört, die Tuberkulose zu behandeln; man sagte, die Leute hätten keine Disziplin», sagt Richner. «Dabei muss man die Menschen nur richtig informieren und sie nicht bezahlen lassen für die Behandlung und die Anreise, dann kommen sie. Die Eltern der TB-Kinder kriegen bei uns eine Gesundheitserziehung, und wir bezahlen die Reise der Patienten, die alle vier Wochen zur Kontrolle kommen müssen. Das kostet uns zwei Dollar. Wenn es ohne Korruption läuft, zeigen die Menschen grosse Disziplin.»

«So viele Bücher gibt es in ganz Kambodscha nicht»

Bei jeder Einweihung eines neuen Gebäudes dachte Richner schon ans nächste. Bei der Eröffnungsfeier am 21. Mai 1999 fragte Richner den Premierminister Hun Sen ganz spontan, ob es nicht möglich wäre, auch das südlich angrenzende Land für einen Erweiterungsbau zu erhalten. Hun Sen fragte den anwesenden Gouverneur der Region, was er mit dem Land vorhabe. Er sagte, hier sei eine grosse Bibliothek für die Stadt Siem Reap geplant. Hun Sen erwiderte: «So viele Bücher gibt es in ganz Kambodscha nicht, dass es für eine Bibliothek so viel Land braucht, nein, das geben wir Dr. Richner.»

Gesagt, getan. Hun Sen gab noch am gleichen Tag bekannt, dass die Regierung dem neuen Spital das südlich angrenzende Terrain zur Verfügung stellt, damit dort eine kinderchirurgische Abteilung und eine geplante Maternité mit zwei Operationssälen, zwei Gebärsälen mit vierzig Betten und einem Pavillon für eine Neonatologie errichtet werden konnten.

Im April 2000 eröffnete Richner die Chirurgie in Angkor, zuerst in Partnerschaft mit dem Kinderspital Luzern, unter der Leitung von PD Dr. Marcus Schwöbel und Dr. Walter Kistler, die während einiger Wochen die einheimischen Chirurgen unterstützten. Auch Dr. Andreas Dietl (damals Kinderspital Zürich) war sechs Monate in Siem Reap als Chirurg tätig. Später funktionierte die Chirurgie autonom, unter kambodschanischer Leitung.

Erst im Oktober 2001 konnte die Maternité eröffnet werden, denn Dr. Richner musste Ende 1999 die Arbeiten vorübergehend stoppen, weil es einen Engpass in der Finanzierung gab. Dank einer grösseren, projektbezogenen Spende konnte der Bau dann doch noch fertiggestellt werden.

«Es ist wahrscheinlich die erste Maternité, die von einem Kinderarzt gebaut worden ist», so Richner. Die Gebärklinik wurde nötig, weil es neue Möglichkeiten gab, Neugeborene vor einer Übertragung des HI-Virus durch

Impfkolonne vor dem Spital, Beat Richner überprüft die Impfbüchlein der Wartenden.

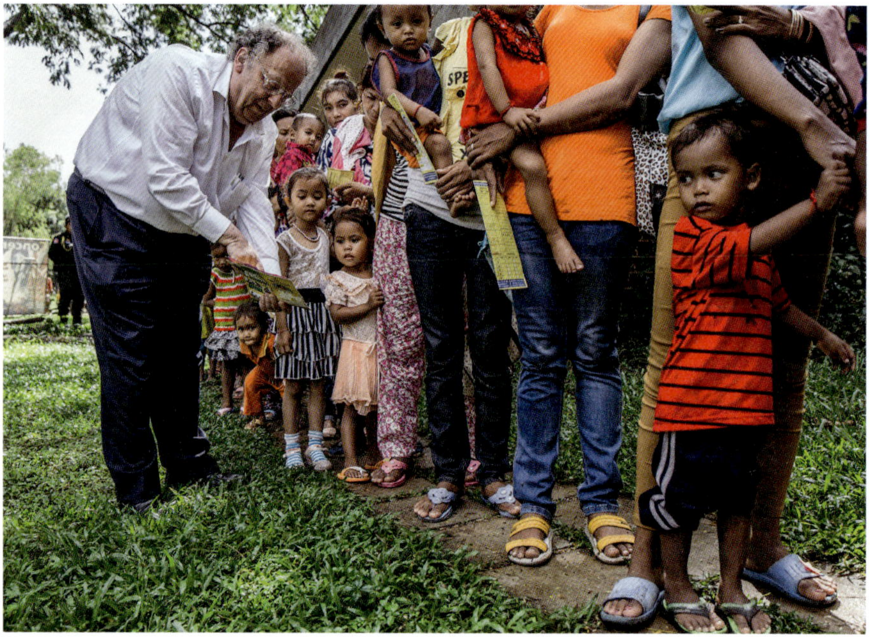

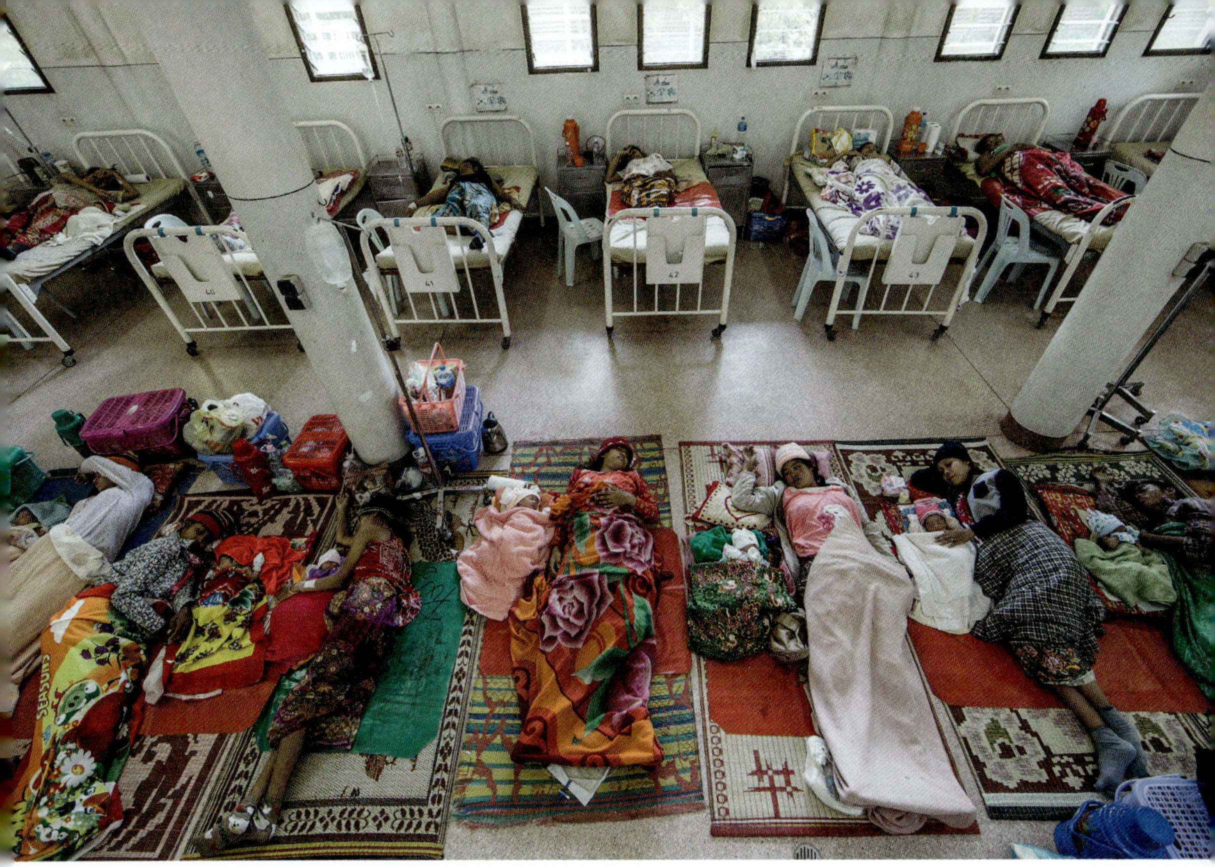

Auch die Maternité ist chronisch überfüllt, es gibt bis zu 100 Geburten pro Tag.

die Mutter zu bewahren. Diese Präventionsmöglichkeit und die Tatsache, dass viele Mütter an unbehandelter Tuberkulose litten, gaben den Ausschlag für den Bau der Maternité.

Die Gebärklinik in Siem Reap zählte von Beginn weg 450 Geburten im Monat, mehr als die grösste Gebärklinik in der Schweiz (Genfer Universitätsfrauenklinik). Heute sind es rund 2500 im Monat! Drei Prozent der Frauen sind HIV-positiv, ohne es zu wissen, alle waren bereit, sich testen zu lassen.

«Ich denke, unter ähnlichen Bedingungen sollte in den armen Ländern jede Pädiatrie mit einer Maternité und einer Neonatologie ausgerüstet sein, um dem Kind schon vor und während der Geburt einen sicheren Start zu garantieren und die Mütter am Leben zu erhalten», meinte Richner.

Die Zahlen sagen nicht alles, aber manchmal mehr als viele Worte, vor allem wenn sie so eindrücklich und überwältigend sind wie die Zahlen der Kantha-Bopha-Spitäler: In den ersten sieben Jahren sind drei Spitäler erbaut

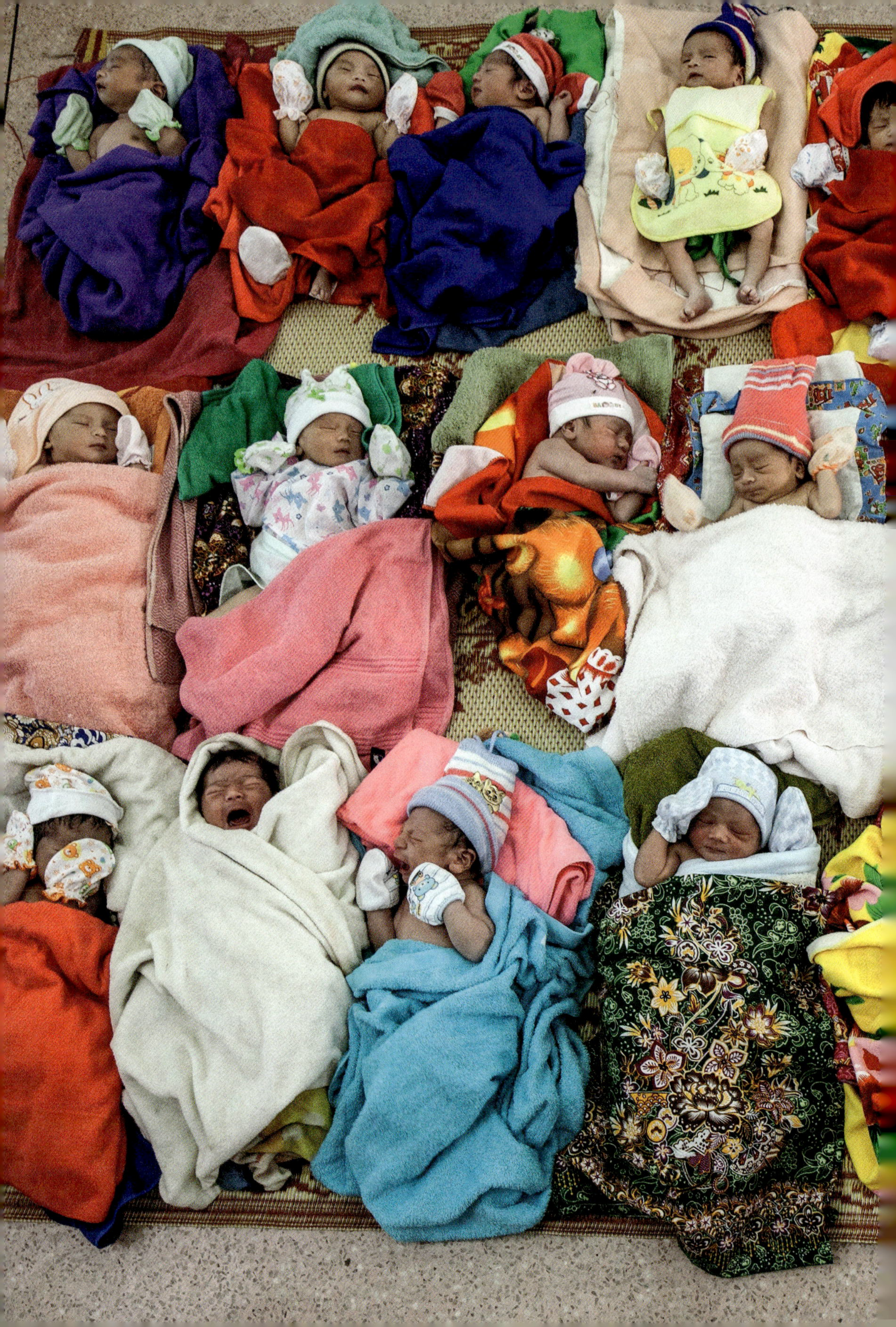

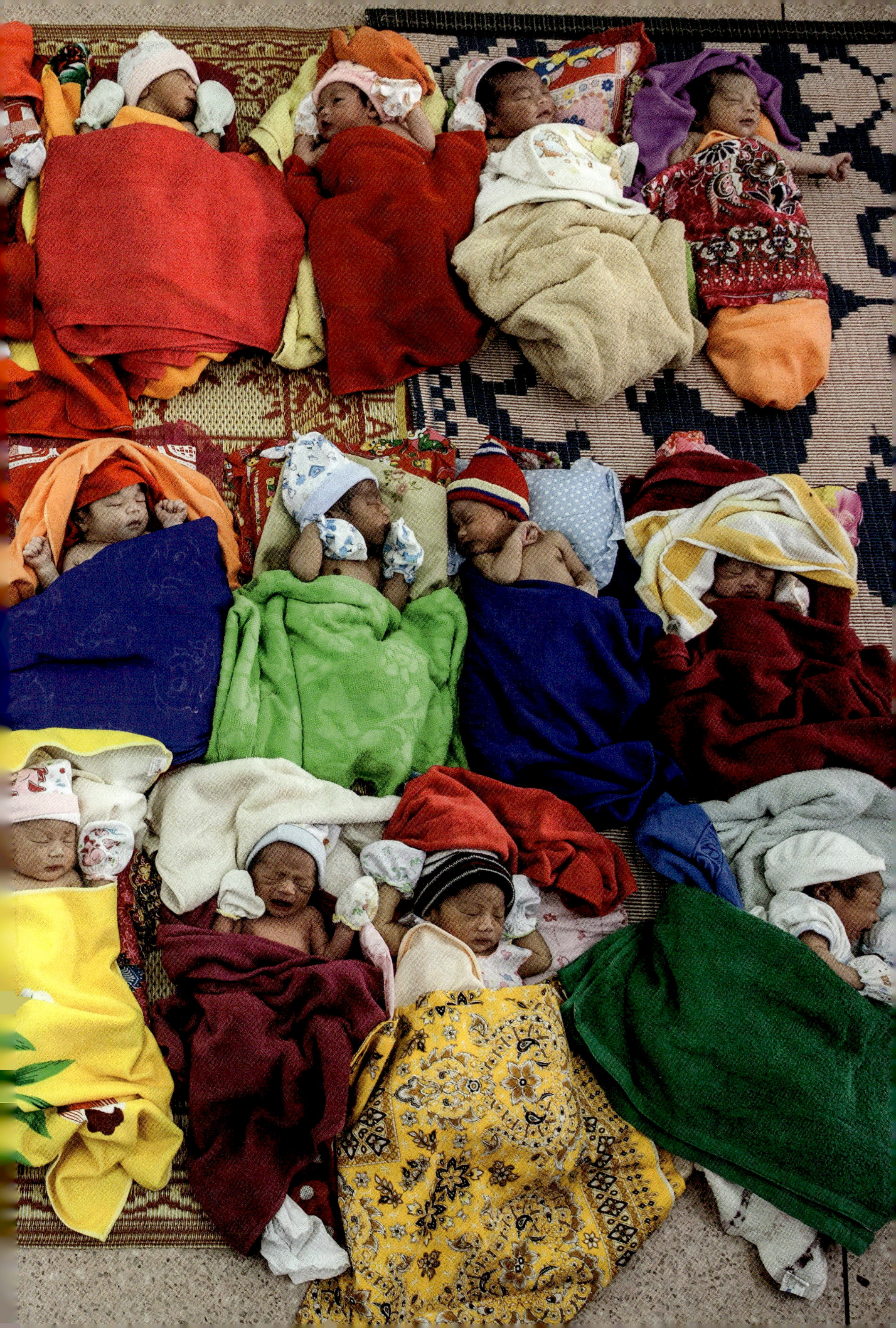

und in Betrieb genommen worden. Täglich werden dort durchschnittlich 2000 Kinder ambulant behandelt. Man muss es wiederholen, um sich nicht zu täuschen: zweitausend Kinder!

Bis zu 600 schwer kranke Kinder werden täglich hospitalisiert, 500 gesunde Kinder geimpft, 12 Kinder operiert (eine Zahl, die sich nach Inbetriebnahme der Chirurgie in Siem Reap mehr als verfünffacht hat), 3000 Familien erhielten Health Education. Ende 1999 wurden in den drei Spitälern rund 850 kambodschanische und nur fünf ausländische Mitarbeiterinnen und Mitarbeiter beschäftigt. Heute sind es 2500.

Natürlich schwollen die Zahlen noch schlagartig an, wenn eine Epidemie ausbrach, wie im Jahr 2000, als Kambodscha von verheerenden Überschwemmungen heimgesucht wurde, in deren Folge sich Cholera, Malaria, Denguefieber und die japanische Hirnhautentzündung epidemisch ausbreiteten. Klaglos leistete das medizinische Personal in solchen Situationen grösseren Einsatz, manchmal bis zur Belastungsgrenze.

Endlich eine echte Trendwende

Nach der Einweihung des Spitals Jayavarman VII kam es zu einer erstaunlichen Trendwende in der Einstellung vieler Organisationen und Medien: Selbst die NZZ berichtete positiver, die Asien-Korrespondenten Peter Sidler (Bangkok, Singapur), Andreas Doepfner und Urs Morf haben nicht von einem Büro an der Falkenstrasse aus kommentiert, nein, sie haben Kantha Bopha mehrmals besucht und waren, wie alle Besucher, nicht nur beeindruckt, sondern verblüfft.

Die jordanische Königin Nur kam vorbei und wünschte, dass es in ihrem Land solche Spitäler gäbe, der Präsident von Südafrika, Thabo Mbeki, besichtigte anlässlich eines Staatsbesuchs in Kambodscha auch Kantha Bopha, in Begleitung seiner Aussenministerin und früheren Gesundheitsministerin, und führte ein langes Gespräch mit Richner, im Besonderen über Tuberkulose, die in Südafrika nur bei bessergestellten Weissen behandelt wird. Was Richner zur Bemerkung veranlasste: «Die Kambodschaner in Indochina sind etwa das, was die Schwarzen in Südafrika sind. Die Apartheid wurde besiegt, aber der Kampf für die Gesundheit wurde verloren.» Mbeki sagte, Kantha Bopha sei auch seine Vision für das Gesundheitssystem Südafrikas.

Er war fasziniert und berührt.

Nach der Einweihung von Jayavarman VII nahm die Stiftung wieder Kontakt mit Bern auf, um in Verhandlung mit dem neuen Aussenminister Joseph Deiss den Vertrag, der im Jahr 2000 ablief, zu erneuern. Es wurde vereinbart, dass das Projekt von unabhängigen Experten neu evaluiert und anschliessend die Fortführung der Unterstützung aus Bern (1,5 Millionen im Jahr) neu diskutiert würde. Es wurde auch abgemacht, dass der Direktor der DEZA, Botschafter Walter Fust, einmal mehr selbst zu einem Augenschein nach Kambodscha reisen würde.

Die drei bisherigen «Evaluationen» der DEZA hatten sich in den Augen von Richner als «falsch» erwiesen, ihre Empfehlungen wurden von ihm nicht befolgt. «Gott sei Dank!», wie er später sagte. Nun sollte also wieder ein Team empfangen werden, das ihn, wie er befürchtete, erneut in die Enge treiben würde.

Als Richner erfuhr, wer dem «neutralen» Expertenteam angehören sollte, war er ausser sich: Ausgerechnet jener französische Arzt, der von 1994 bis 1998 in Phnom Penh für die WHO arbeitete, für Tuberkulose zuständig war und behauptet hatte, Tuberkulose beim Kind sei kein Problem, denn beim Kind sei sie nicht ansteckend. «Dieser Arzt tat in Phnom Penh nichts, hinterliess nichts Nachhaltiges und hat ein hohes Funktionärsgehalt von der WHO bezogen, letztlich aus unseren Steuergeldern, denn die Schweiz ist auch Mitglied der WHO», so Richner.

Richner meldete der DEZA, dass er einem solchen Team keinen Einlass gewähren werde, denn es sei nicht nur parteiisch, sondern unqualifiziert. Damit glaubte er, die Übung sei abgebrochen. Drei Tage vor Beginn der angekündigten Evaluation wurde dann allerdings der französische «Experte» ausgeladen und ersetzt.

«The best project ever seen»

Der Chef der Equipe, Direktor der School of Hygiene & Tropical Medicine in London, kam verspätet nach Kambodscha und konnte das Juwel der Stiftung, Jayavarman VII, nicht mehr besuchen. Er kam um neun Uhr morgens direkt vom Flughafen Phnom Penh zum Kantha Bopha I, wo Dr. Richner gerade dabei war, zusammen mit Dr. Denis Laurent die Saläre auszuzahlen. Jedem Einzelnen der 1300 Mitarbeiter gaben sie den Lohn direkt in die Hand, in einem Couvert, das von Denis Laurent vorbereitet worden war. Die Ärztinnen und Ärzte kriegten 400 bis 500 Dollar, die Krankenschwestern 240 und die Putzfrauen 140. «Wir haben die bestbezahlten Putzfrauen Südostasiens», sagte Richner.

So etwas hatte der Experte aus London, der schon 100 Spitäler in der ganzen Welt evaluiert hatte, noch nie gesehen. Er fand es umwerfend und verstand sofort, warum Richner so vorging: Die Kambodschaner haben kein Vertrauen in die Banken. Auch nicht in direkte Vorgesetzte, die in anderen Betrieben jeweils 30 Prozent des Lohnes ihrer Mitarbeiter in die eigene Tasche steckten – und keiner durfte sich beklagen.

Indem Richner als oberster Boss demonstrativ die Löhne persönlich auszahlte, zollte er den Spendern, den Mitarbeitern und dem Geld grossen Respekt. Das schätzten die Kambodschaner sehr. Auch sie hatten so etwas noch nie gesehen. Richner wollte, dass sich die Menschen im Spital sicher fühlen, in einem korruptionsfreien Raum, wo jeder sich an Abmachungen hält. Auch das war Teil seiner Arbeit für den Frieden. Später, als man den Banken vertrauen konnte, richtete das Spital für jeden Mitarbeiter ein Bankkonto ein, auf das der Lohn direkt überwiesen wurde.

Auch sonst waren die Experten angenehm überrascht von dem, was ihnen beim Rundgang gezeigt wurde. Sie lieferten einen Bericht ab, der in die Geschichte der Entwicklungshilfe eingegangen ist: Sie beurteilten Kantha Bopha als «the best project ever seen», als «the best management ever seen», und sie charakterisierten Richners Werk als «center of excellence».

Richner sagte rückblickend, er habe sich beim Besuch der Experten sehr zusammengenommen und nett alles gezeigt. Erst am Schluss fragte der «big nose», wie Richner den gross gewachsenen, massiven Chefexperten nannte, wie die Evaluation auf ihn gewirkt habe. Richner sagte nur: «Es ist das Ende eines Albtraums!» Denn die Evaluation zeige, dass jede Empfehlung der DEZA über die langen Jahre hinweg falsch gewesen sei.

Auf dem Rückweg nach Costa Rica präsentierte der Chef des Expertenteams seine Resultate in Bern der DEZA. Die Anwesenden hörten dem Experten gebannt zu und nahmen die positiven Resultate demütig zur Kenntnis.

Was am meisten beeindruckte: Die Erkenntnis der Evaluation war, dass es offenbar nirgends auf der Welt ein Spital gibt, bei dem das Verhältnis Kosten zu Heilungsrate so günstig war! Der Leiter des Teams sagte den

DEZA-Leuten: Er habe schon sehr viele Spitäler gesehen, in der armen und der entwickelten Welt, aber so etwas noch nie.

Bei der DEZA fand ein Meinungsumschwung statt. Direktor Walter Fust flog drei Wochen später (im November 2000) persönlich nach Kambodscha zur Inspektion und unterhielt sich ausgiebig mit Dr. Richner und gestand ihm, dass seine Behörde nunmehr voll und ganz hinter Kantha Bopha stehe, mehr noch: Er empfahl Dr. Richner, das Konzept und die Erfahrungen von Kantha Bopha als Modell und Vision für andere Länder in die Welt hinauszutragen, der Bund sei bereit, für den geplanten Bau eines Ausbildungs- und Konferenzzentrums in Angkor eine Million zusätzlich zu zahlen. Allerdings könne er den Jahresbeitrag von 2,5 Millionen Franken für die kommenden Jahre nicht erhöhen.

Wie gut Richners Spitäler funktionierten, konnte Botschafter Fust am eigenen Leib erfahren. Er brach sich vor dem Hotel Cambodiana in Phnom Penh den Fuss, als er von einem Motorrad angefahren wurde. Das Spital röntgte ihn, machte die Wundversorgung und legte ihm einen Gips an. Operiert wurde er später in Bern. Richner sagte zu ihm: «Das ist nun der teuerste Gips der Welt, zweieinhalb Millionen Franken!» So viel zahlte die DEZA an die Betriebskosten von Kantha Bopha.

Viel zu wenig, wie Richner immer wieder sagte, für drei hocheffiziente Spitäler, die als Swiss Hospitals bekannt sind, also auch für die Imagepflege des Landes wichtig geworden sind. Für die Jahre 2001, 2002 und 2003 erhielt Kantha Bopha vom Bund je zweieinhalb Millionen Franken. «Sicher wäre es im Sinne des Schweizer Volkes, dass der Bund Kantha Bopha mehr geben würde», schrieb Richner, der immer davon ausgegangen war, dass ein gutes Projekt wie dieses eigentlich ganz von der Eidgenossenschaft finanziert werden sollte. Daran hielt er fest. Bis am Ende. Doch für die DEZA war er bereits der meistdotierte «Kunde».

Beinahe einen Nobelpreis!

Inzwischen hatte Kantha Bopha in der Schweiz eine geradezu überwältigende Unterstützung gefunden, Richner wurde populär und als einer der besten Botschafter der humanitären Schweiz beschrieben. Sein Werk wurde bewundert und in vielen Medien beschrieben. Das bewiesen auch die vielen Donationen und Spenden und das zahlreiche Publikum bei seinen Konzerten im Grossmünster Zürich, in der Kathedrale von Lausanne, im Kloster Einsiedeln und in anderen Gotteshäusern und Sälen, die jedes Mal brechend voll waren, wenn Richner spielte und informierte.

Mehrmals kam es vor, dass im Zug Leute auf ihn zukamen, ihm eine Hunderternote zusteckten und sagten: «Ich bewundere Sie, machen Sie weiter.» Denis Laurent, sein Buchhalter, erzählt: «Er kam aus der Schweiz zurück, griff in die Tasche und sagte, da, hundert Franken, im Zug gekriegt, verbuche das! Er war die Ehrlichkeit in Person.»

Auch die akademische Gemeinschaft begann, den Kinderarzt aus Zürich zu ehren: Die Universität Lausanne ernannte ihn schon 1998 zum Ehrendoktor, die Uni Zürich folgte nach und verlieh ihm am 27. April 2002 den Doktor honoris causa, das Fernsehpublikum wählte Richner 2002 zum ersten «Schweizer des Jahres». Er erhielt den Adele-Duttweiler-Preis und einen Preis der Universität St. Gallen.

Fast hätte Richner 2006 auch einen Nobelpreis gekriegt: Hinter den Kulissen bemühte sich Bettina Ernst, eine angesehene Unternehmerin im Biotechbereich, ihn für den Friedensnobelpreis vorzuschlagen. Ihr Bruder, der in Asien lebt, hatte ihr empfohlen, unbedingt Kantha Bopha zu besuchen, es sei unglaublich, was dieser Richner auf die Beine gestellt habe.

Sie ging hin und war begeistert und dachte spontan, dass Dr. Richner das Format eines Nobelpreisträgers habe. «Ich hatte das Gefühl, dass ich das machen muss. Erstens, um all die bösen Mäuler in der Schweiz zu stopfen, die ihm das Messer in den Rücken stossen, und zweitens, weil es dann mehr Geld für die Spitäler gibt.»

Sechs Monate lang schrieb sie zusammen mit ihrem Vater wichtige Leute an, die die Kandidatur unterstützen konnten. Eine Kandidatur muss anonym bleiben, auch Richner wusste nichts davon, mindestens ein bisheriger Nobelpreisträger muss das Bewerbungsschreiben mitunterzeichnen. Nobelpreisträger Richard R. Ernst, mit dem Bettina Ernst nicht verwandt ist, sagte spontan zu, er war ihr Professor an der ETH. Auch König Sihamoni und Premierminister Hun Sen hatten ein Unterstützungsschreiben verfasst, das Dr. Studer in die Schweiz brachte. Das Bewerbungsschreiben wurde schliesslich von einer Journalistin redigiert, und Bettina Ernst flog mit zwei Bundesordnern voller Dokumentationen zum Komitee nach Oslo.

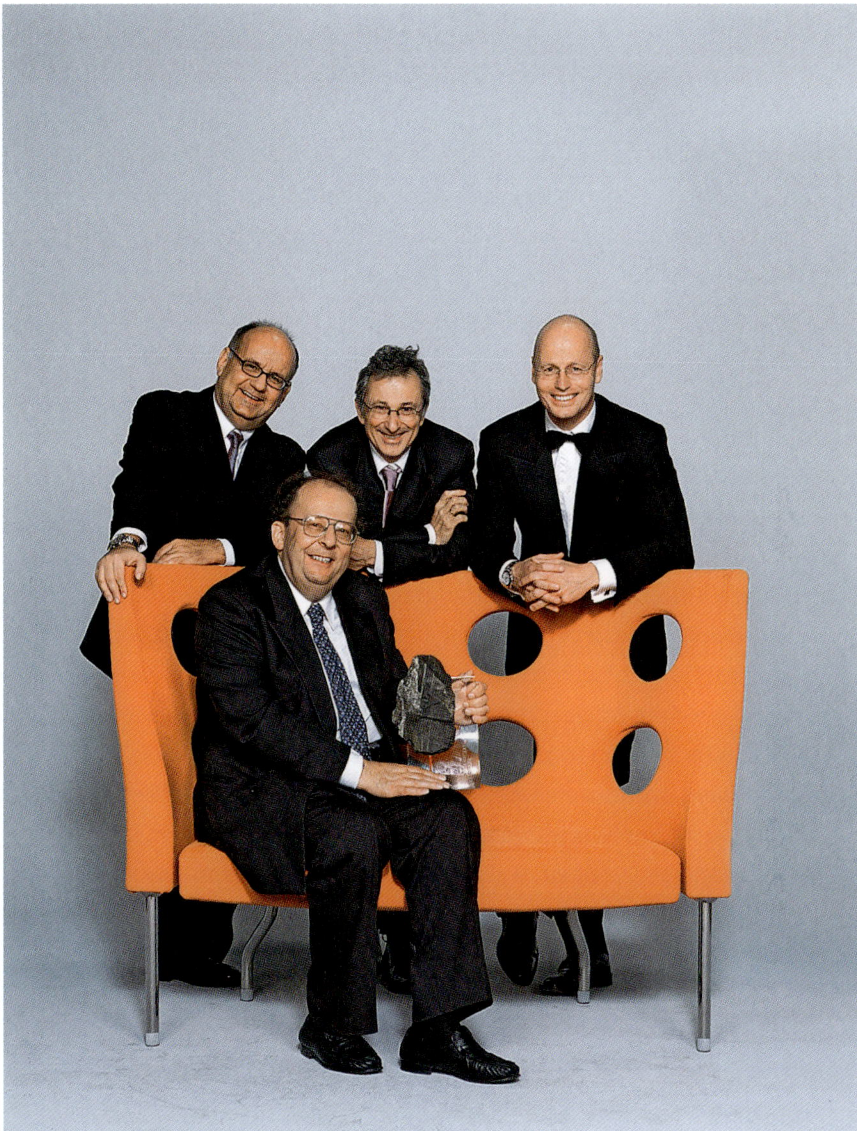

Beat Richner wird Schweizer des Jahres 2002, von links Urs Heller, Peter Rothenbühler und Marc Walder.

Der Friedensnobelpreis ging in diesem Jahr aber an den Wirtschaftsfachmann Muhammad Yunus und die von ihm gegründete Grameen Bank, die Mikrokredite vergibt, vor allem an Frauen. Das Komitee musste am Schluss nur noch zwischen zwei Topkandidaten auswählen, Yunus und Richner. 191 Nominierungen waren für den Friedensnobelpreis eingegangen. Das Resultat war also sehr knapp.

Auch der «alternative Nobelpreis» sollte ihm verliehen werden, doch als der Initiant dieser Ehrung, der Zürcher Psychiater Thomas Lang bei Richner eine Dokumentation und diverse Unterlagen anforderte, meinte dieser, er habe dafür keine Zeit. «Sollen sie doch selbst suchen!» Damit fiel auch dieser Nobelpreis ins Wasser.

«Nobelisiert» wurde er schliesslich durch einen Besuch von Nobelpreisträger Professor Rolf Zinkernagel, der im März 2007 zu einem Internationalen Symposium über Tuberkulose beim Kind nach Siem Reap kam und sich von Beat Richner das Spital zeigen liess. Zinkernagel meinte zum Schluss: «Gut, Sie haben Übles nach innen und nach aussen zu ertragen, aber das hier ist ein Lebenswerk, das seinesgleichen sucht.» – «Das war mein Nobelpreis – und immerhin gelegentlich ein Trost», schreibt Richner.

In ganz Kambodscha wurde er von den Menschen und den lokalen Medien wie ein Star gefeiert, eigentlich wie eine Gottheit verehrt, jedes Kind wusste, wer «Doctor God» ist, denn fast jedes Kind war schon mal im Spital, und Richner kam regelmässig im nationalen Fernsehen, er hatte eine ganze Generation junger Menschen vor dem sicheren Tod gerettet.

Das brachte für ihn auch gewisse Nachteile im Alltag mit sich: Er konnte nicht mehr spazieren gehen, er durfte sich nicht auf dem Markt zeigen und musste sein Haus bewachen lassen. Ins Restaurant ging er schon um elf Uhr mittags, das Spital meldete ihn an, damit ein Tisch reserviert und die Schaulustigen abgehalten wurden. Sein Auto parkierte er wenige Meter vom Eingang entfernt, und er huschte schnell ins Lokal. Er wollte nicht gesehen werden, nicht von den vielen Leuten, die unbedingt einen Job in Kantha Bopha wollten.

Er hatte auch die volle Unterstützung des Königshauses und des Premierministers Hun Sen. Die Universität von Phnom Penh war ebenfalls glücklich über die gute Zusammenarbeit mit Kantha Bopha, sie verlieh Richner den Professorentitel. Nie hörte er kritische Stimmen aus der Uni.

Nur der neue Gesundheitsminister, Dr. Hong Sun Huot, der nach den Wahlen von 1998 ins Amt gerutscht war, nahm den alten Kleinkrieg gegen

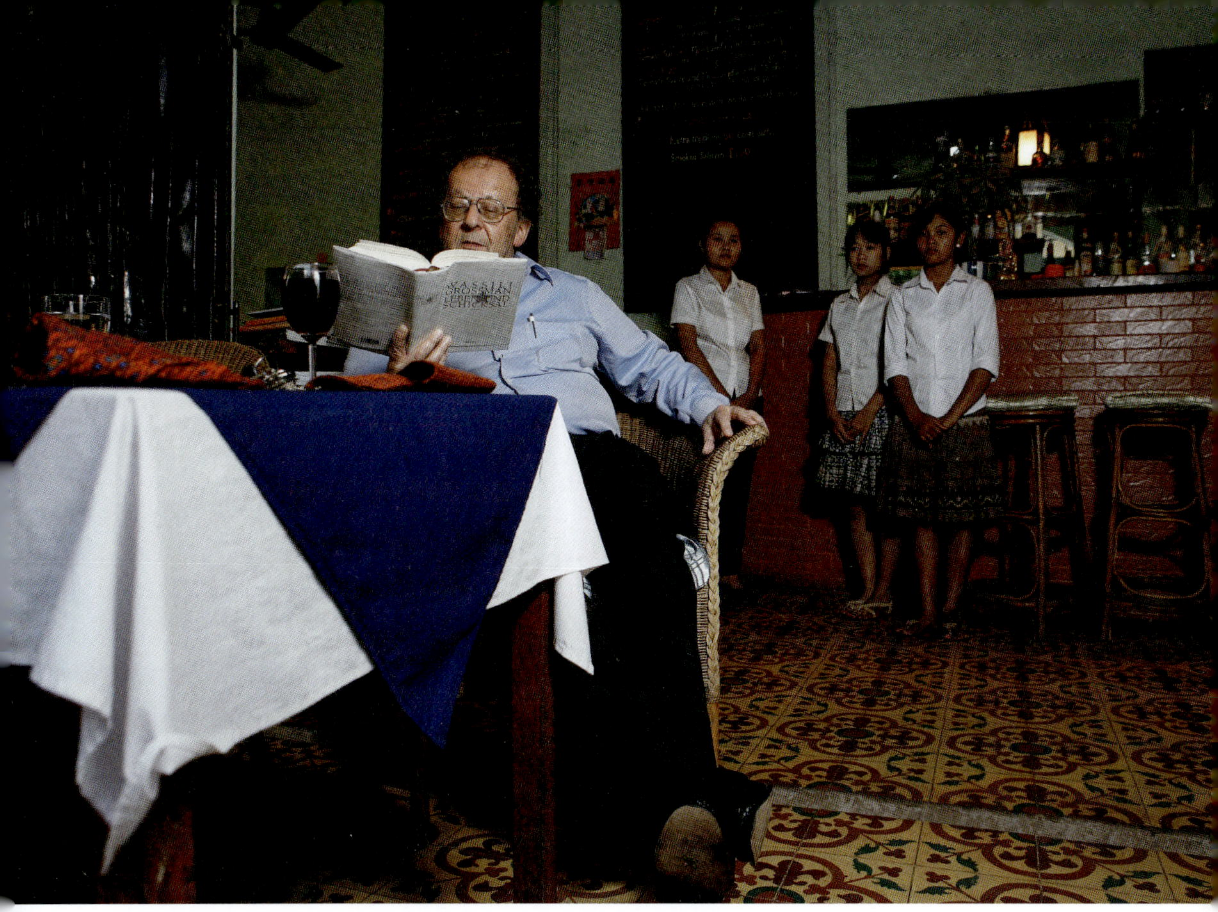

Richner in einem seiner Stammlokale, wo er stets die gleichen Gerichte bestellt und seine Ruhe sucht.

Kantha Bopha wieder auf: Beim ersten Besuch Richners in seinem Ministerium, versprach er, ihn monatlich zu einem Gedankenaustausch zu treffen, doch er hielt das Versprechen nicht. Er folgte auch nicht den insgesamt zwölf Einladungen zu einem Spitalbesuch.

Richner hätte ihm unbedingt vor Ort zeigen wollen, wie prekär die Platzverhältnisse und wie baufällig mittlerweile gewisse Gebäude waren, eine unhaltbare und fürs Personal unzumutbare Situation, angesichts des täglich grösser werdenden Patientenandranges. Doch das interessierte den Gesundheitsminister nicht, der sich übrigens Arzt nannte, aber nur eine Ausbildung als Krankenpfleger absolviert hatte.

Richner erfuhr dann, wie der Gesundheitsminister Kantha Bopha gezielt diskreditierte, sogar bei wichtigen ausländischen Besuchern: Ende Oktober 2001 fuhr der französische Gesundheitsminister Dr. Bernard Kouchner, Mitbegründer der Médecins Sans Frontières und später der Médecins du

«Es gibt Leute, die auf dem Helfertrip sind, die sich in die Position des Helfers flüchten, um sich selbst zu spüren. Das ist bei mir gar nicht so, ich bin da reingerutscht und suche einmal mehr, daraus rauszukommen, im Prinzip. Das geht aber nur, wenn wir das Geld für zehn Jahre haben, das würde mir erlauben, mich rauszumanövrieren. Ich möchte, dass das Ganze von den Kambodschanern übernommen wird, nicht von irgendwelchen ausländischen Investoren.»

Beat Richner

Monde, in Begleitung seines kambodschanischen Kollegen im Auto nach Angkor Wat. Er wünschte, beim Jayavarman-VII-Spital, das ihm ein Begriff war, anzuhalten, wurde aber von Dr. Hong Sun Huot überredet, weiterzufahren, die Zusammenarbeit mit diesem Spital sei schwierig, zudem seien die Patientenzahlen falsch und übertrieben.

Zufällig war auch Architekt Ros Borat im Auto, der Kantha Bopha gut kannte und dem Gesundheitsminister sofort widersprach und die exakten Zahlen nannte, was im Auto zu einer gewissen Verstimmung der Passagiere geführt haben soll.

Richner erfuhr vom Architekten, wie krass der Gesundheitsminister Desinformation betreibt, er beschwerte sich beim Premierminister und beim König, der ihm umgehend einen Brief des Dankes und der weiteren Unterstützung zukommen liess.

Richner stellt ein Ultimatum

Da auf den Gesundheitsminister kein Verlass war, wandte sich Richner direkt an den Ministerpräsidenten Hun Sen, mit der Bitte, ihm für die dringend nötige Erweiterung von Kantha Bopha I ein Gelände hinter dem Spital zur Verfügung zu stellen. Auf dem Terrain stand früher der «Etat-major» der Armee. Hun Sen konsultierte seinen Gesundheitsminister, dieser liess aber drei Monate auf seine Antwort warten und empfahl dann, die Regierung solle Kantha Bopha kein weiteres Land geben. Ausserdem bezweifle er die angegebenen, völlig übertriebenen Patientenzahlen von Richner, die er nie erhalten habe.

Glücklicherweise verfügte das Spital über die Empfangsscheine von allen monatlichen Sendungen der Statistiken ans Ministerium. Offensichtlich wurden im offiziellen Bulletin bewusst falsche Zahlen veröffentlicht.

Das konnte sich Richner nicht gefallen lassen, er stellte zum ersten Mal seit 1992 ein Ultimatum, wohl wissend, dass Kantha Bopha inzwischen «too big to fail» war: Er schrieb dem Ministerpräsidenten mit Kopie an den König, er werde Kantha Bopha I und Kantha Bopha II schliessen, falls Kambodscha nicht umgehend eine Lösung für die unhaltbare Situation in Kantha Bopha I finde, die korrekten Zahlen publizierte und der Gesundheitsminister gewisse falsche Zahlen und verheerende Aussagen nicht richtigstelle.

Das Ultimatum wirkte, der Premier reagierte sofort und ordnete an, dass Lösungen für Kantha Bopha I gesucht und korrekte Zahlen veröffentlicht werden. Im Jahresbulletin 2002 des Ministeriums waren erstmals die richtigen Zahlen, auch die Tuberkulosefälle, korrekt aufgeführt.

Wie sein Vorgänger hatte der neue Gesundheitsminister einen simplen Grund, Kantha Bopha zu boykottieren. Er wollte Richner die offizielle Linie aufzwingen (die auch die DEZA jahrelang vertreten hatte), wonach alle ausländischen Gelder aus Donationen und Spenden für Gesundheitsprojekte in Kambodscha zuerst durch die Hände des Gesundheitsministers fliessen müssen, wie es bei den Geldern der UNO-Organisationen WHO, UNICEF, Weltbank, IMF und der technischen Kooperationen der EU und der Rot-Kreuz-Organisationen der Fall ist.

Davon pflegt das Ministerium jeweils 30 Prozent für eigene Zwecke abzuzweigen, angeblich zur Finanzierung der Zusammenarbeit, in Wirklichkeit, um den Wunsch der hohen Beamten und ihrer Gattinen nach einem neuen Lexus oder anderen Luxus zu befriedigen. Solche «Geschenke» an Funktionäre auf Kosten der Spender wollte Richner von Anfang an ausschliessen.

Immer wieder kamen Besucher mit geradezu katastrophalen vorgefassten Meinungen: Das extremste Beispiel war Prinzessin Anne, Schwester von Prinz Charles und erfolgreiche Reiterin, die bei einem offiziellen Besuch des Spitals in Siem Reap bei der Besichtigung des Labors meinte, bevor man solche modernen Maschinen in Kambodscha installiere, müsse man erst einmal den Kambodschanern beibringen, sich die Hände zu waschen. Richner blieb ruhig und antwortete, sie könne ihre Hände 24 Stunden pro Tag waschen und würde die Tuberkulose trotzdem nicht los. Als sie zwei moderne Ultraschallgeräte sah, meinte sie, wenn das so weitergehe, würde er bald einen CT kaufen. Richner konnte sie beruhigen und sagte, er habe in Siem Reap bereits einen CT eingerichtet.

«Wäre Anne nur eine steinreiche Prinzessin, könnte man ihre Arroganz und Einfalt noch hinnehmen, sie ist aber auch noch Präsidentin des ‹Safe the Children Fund›, das zeigt, welche Ideologie hinter solchen Organisationen steckt. Man tut wenig für die Armen, und wenn, dann anders als für sich selbst, bescheidener.»

Am 12. November 2002 konnte in Siem Reap das Ausbildungs- und Konferenzzentrum eröffnet werden. Finanziert durch Donationen und mit dem von Botschafter Fust versprochenen Sonderbeitrag des Bundes von einer Million Franken. Zu den Eröffnungsfeierlichkeiten kamen Königin Monineath, Ministerpräsident Hun Sen, Walter Fust und der Schweizer Botschafter in Bangkok, Hans-Peter Erismann. Im Zentrum der Feierlichkeiten stand ein internationales Symposium über Pädiatrie und Perinatologie für arme Menschen in armen Ländern, unter besonderer Berücksichtigung von Tuberkulose und HIV.

Das Konferenzzentrum dient seither der Aus- und Weiterbildung von Ärzten und der weltweiten Verbreitung des Konzepts von Dr. Richner: Es soll zeigen, wie ein Spital unter schwierigen Bedingungen konzipiert, gebaut und geführt werden kann – mit korrekter Medizin und ohne Korrpution. Bis heute fanden dort zahlreiche internationale Medizinerkongresse statt.

Jeden Morgen treffen sich hier die 600 Mitarbeiter zum Rapport, bei dem die leitenden Ärzte berichten, wie viele Patienten in den letzten 24 Stunden empfangen, behandelt, operiert und hospitalisiert worden sind. Einzelne

Der Morgenrapport beginnt jeden Tag pünktlich um 7 Uhr, hier im Konferenzsaal in Siem Reap.

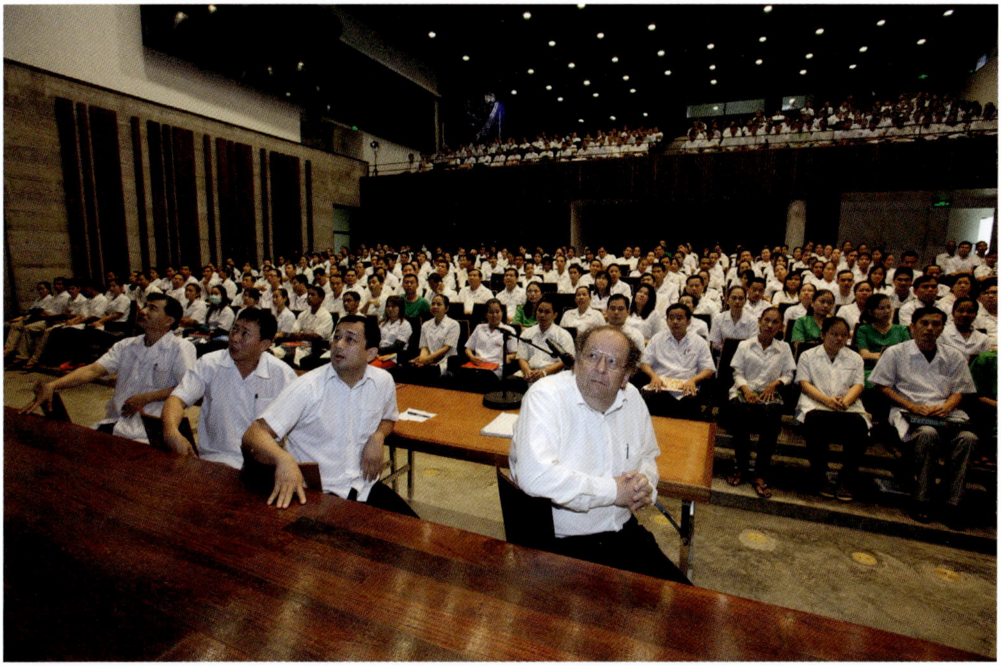

Fälle und dazugehörige Röntgenbilder werden per Beamer an die Wand projiziert und besprochen. Der Morgenrapport wurde jeweils von Dr. Richner geleitet, und wenn er abwesend war, vom Chefarzt oder von Dr. Peter Studer.

Das beste Management ist die Abschaffung des Managements

Beat Richner wurde ein gefragter Redner, der Rotary Club Zürich zum Beispiel wünschte, dass er über seine Managementmethoden sprechen würde, da ja die Experten zum Schluss gekommen waren, dass er «the best management ever seen» habe. Richner hat die Rotary-Leute verblüfft: «Jetzt sage ich Ihnen mal, was mein Management ist», begann er seine Rede. «Es ist die Abschaffung von Management.»

Wenn man sein Management mit etwas vergleichen wolle, dann am ehesten mit dem Zirkus. Seine Art zu führen könne mit dem Stil von Fredy Knie senior verglichen werden. «Er war immer präsent, hat jeden gekannt und nahm an jedem Anteil, manchmal in seiner schroffen Art, aber immerhin nahm er Anteil, und er war vonseiten der Artisten anerkannt, weil er selbst ein Spitzenartist war mit den Pferden. So ist es bei uns: Wenn du pädiatrisch-medizinisch gut bist, wach bist, wirst du als Chef anerkannt. Fredi Knie senior hat auch alle Tiere gekannt, wenns ein Problem gab, konnte er es sofort lösen. Dazu kommt, dass jeder genau weiss, was er zu tun hat, nie steht jemand untätig herum, wie beim Zirkus.»

Die grosse Anerkennung hat Richner auch etwas freundlicher und sanfter gestimmt, er gestand mir bei einem Rundgang durchs Spital, dass er eigentlich mal ein positives Buch schreiben möchte. Eine grosse Überraschung für mich, denn die drei Bücher, die er bis dahin veröffentlicht hatte, trieften nur so von Anklagen. Er meinte: «Ich will aufhören, Attacken zu reiten, ich möchte eine Art Manifest schreiben, ein Handbuch, wie man es machen kann. Was ich hier mache, kann nämlich jeder machen, aber man muss es machen.»

Es sollte ein Handbuch im How-to-do-Stil werden. Er stellte sich vor, dass ein Fonds gegründet wird, der Ärzten, die so etwas wie Kantha Bopha machen wollen, das Geld zur Verfügung stellt. Ein Leitfaden, ein strategisches Buch sollte es werden, das auch zeigt, wie man Korruption bekämpft, und bei dieser Frage müsse man halt dann doch etwas militant werden. Aber es gehe ihm nicht darum, eine Bewegung zu schaffen, eine neue Institution. «Es

«Was mich immer wieder umhaut, ist die Anzahl Patienten. Aus meiner Sicht ist Kantha Bopha das grösste Spital der Welt, mit 1200 hospitalisierten Patienten und täglich 1500 bis 2000 Patienten, die zur Konsultation kommen. Und jeder Mensch weiss genau, was er zu tun hat. Und es herrscht eine Ruhe, die nur möglich ist, weil die Menschen dort so dankbar sind, dass es eine Medizin gibt.»

Simone Keller, Pflegefachfrau

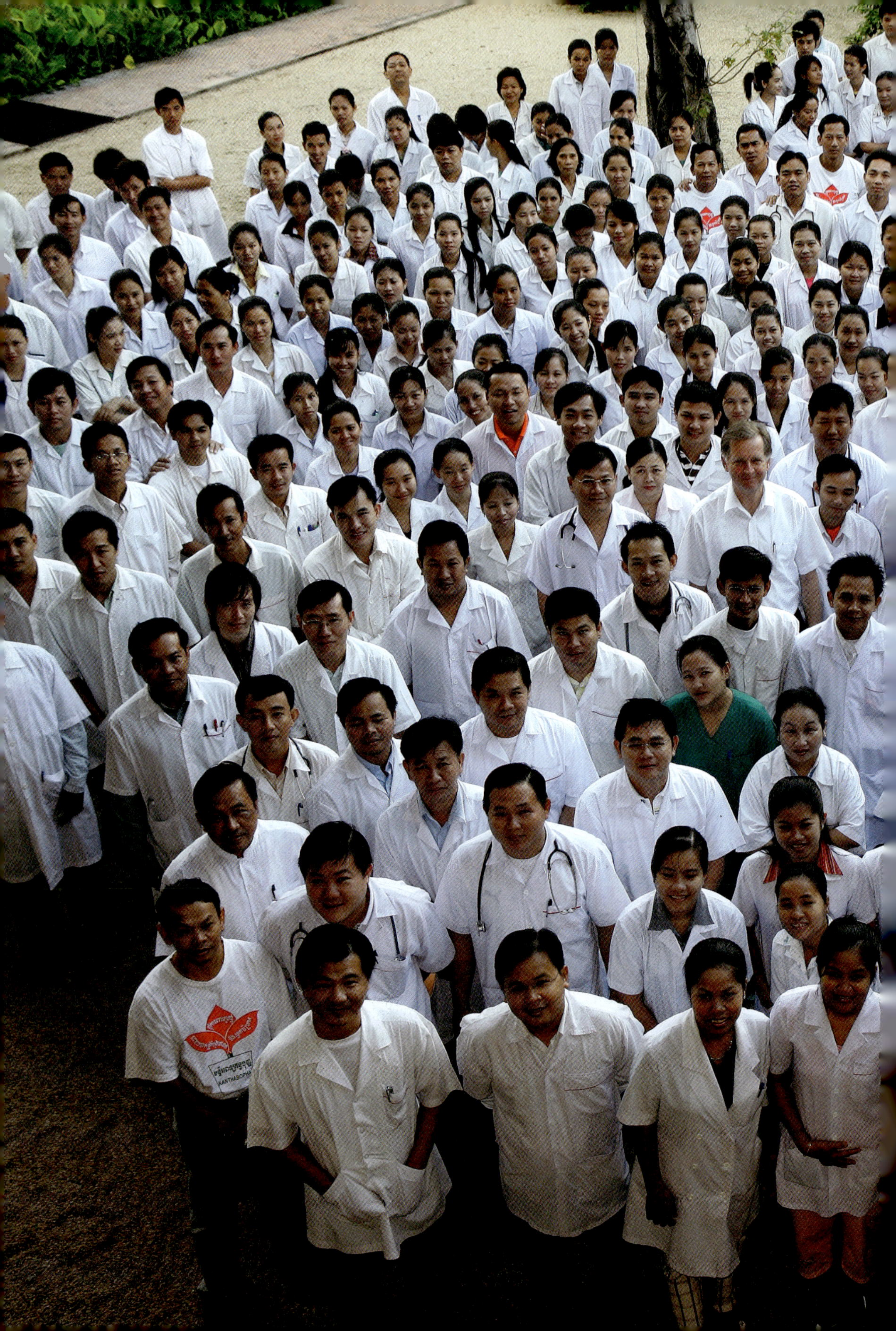

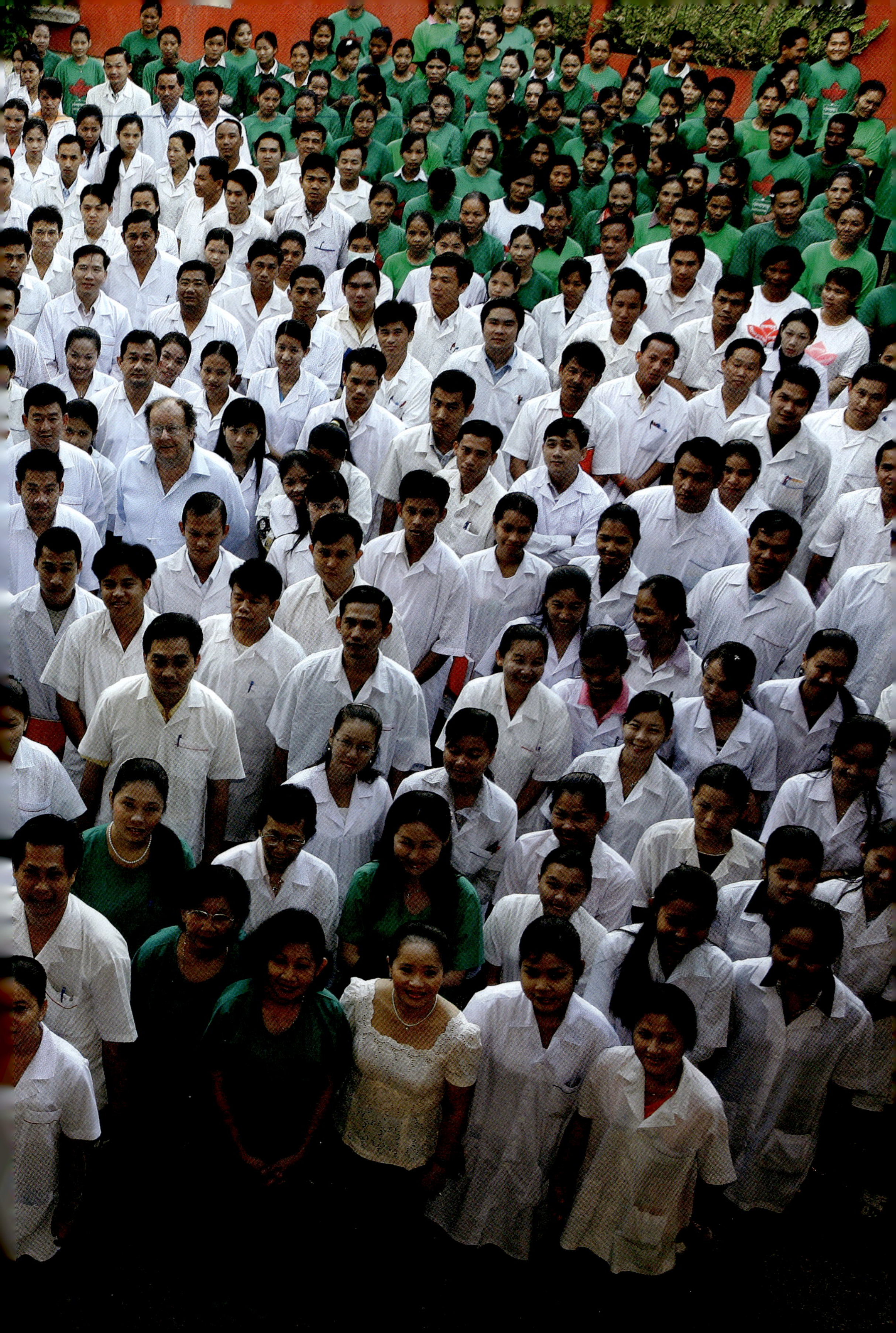

ist nur ein fachtechnisches Anliegen, die Korruption auszuschliessen, weil sie nicht vereinbar ist mit Medizin, es ist nicht eine moralische, religiöse Frage oder noble Haltung, es ist eine rein fachtechnische Frage, und gegen die Korruption muss man halt etwas militant vorgehen.»

Die Zwänzgernötli-Aktion

Doch Richner hielten neue Probleme auf Trab, da blieb keine Zeit fürs Bücherschreiben. Christine Zwygart, die Reporterin der Schweizer Illustrierten, erinnert sich, wie 2004 ein regelrechter «Hilfeschrei» aus Kambodscha die Redaktion erreichte: «Termiten nagten an der Holzkonstruktion, die das alte, über 80-jährige Spital Kantha Bopha I in Phnom Penh zusammenhielt. Beat Richner sah nur eine Lösung – einen neuen Komplex bauen, Kantha Bopha IV. Kostenpunkt: 15 Millionen US-Dollar. Er hatte eine Idee: Eine Million Menschen spenden je ein Zwänzgernötli (20 Franken). Fotograf Marcel Nöcker und ich reisten hin, schauten mit Beat vor Ort die Situation an, schritten gemeinsam das vorgesehene Bauland ab und liessen uns erklären, wie und wo genau das Spital zu stehen kam. Und wir übergaben ihm als erste Spende ein mitgebrachtes Zwänzgernötli, als symbolischer Auftakt zu einem Spendeaufruf in der Schweizer Illustrierten.»

Als Dankeschön spielte er einen 20-sekündigen Song, den er eigens für die Aktion geschrieben hatte: «Mir isch de Zwänzger abe / S Zwänzgernötli hilft scho viel / Lasch dir de Zwänzger abe / S Zwänzgernötli, zwingend nötig / S Zwänzgernötli hilft em Chind». Typisch Beat Richner, witzig und leicht skurril.

«Der Mut hat ihn nie verlassen. Wenn es schwieriger oder schwerer oder beides wurde, dann legte er sich mit noch mehr Vehemenz ins Zeug und kämpfte. Nie für sich und sein Ego – es ging ihm immer um die Kinder und um Gerechtigkeit. Beat Richner war nie einer dieser Gutmenschen, die sich selber ins Zentrum stellen. Im Gegenteil. So erstaunt es nicht, dass er auch diese spezielle Rettungsaktion damals auf seine eigene Art kommentierte: ‹Es braucht mehr Mut und Überwindung, jetzt aufzuhören, als weiterzumachen. So gesehen bin ich einfach nur feige.›»

Die Zwänzgernötli-Aktion wurde ein voller Erfolg!

«Kantha Bopha ist eine Infrastruktur der Gerechtigkeit und des Friedens. Jede Mutter, die rund um die Uhr beim kranken Kind ist, weiss: Mein Kind erhält dieselbe qualifizierte Behandlung wie z. B. das Enkelkind von Premierminister Hun Sen oder sonst einem Reichen und Mächtigen.»

Beat Richner

Die Maternité

Man muss es gesehen haben, um es zu glauben.» Das sagen spontan alle Menschen, die die Spitäler von Dr. Richner besucht haben. Eindrückliches Beispiel ist die Maternité in Siem Reap, die direkt mit einer Neonatologie verbunden ist, wohl die erste Maternité der Welt unter der Leitung der Pädiatrie. Bei jedem Kaiserschnitt ist ein Kinderarzt dabei. Ich konnte das Spital im Dezember 2018 besuchen.

Die Leiterinnen der Maternité, Professorin Dr. Tiv Say und Professorin Dr. Sar Polinn, hielten gerade Konferenz mit ihrem Personal: 39 Geburtshelferinnen und Helfer und 64 Hebammen, ein eindrückliches Team. Auch hier sprechen Zahlen mehr als tausend Worte: Es kommen täglich 617 Frauen zur Konsultation, sie warten geduldig auf langen Bänken vor den Konsultationszimmern und werden alle erfasst, informiert, untersucht und mit den nötigen Ratschlägen versehen.

Die Maternité zählt 2365 Geburten pro Monat, mehr als jede grosse Schweizer Frauenklinik. Davon sind durchschnittlich 5 Fälle mit HIV-Infektion, früher waren es 13 bis 14. Missbildungen, die chirurgische Eingriffe verlangen, gibt es 10 bis 12 pro Monat.

Die Frauen gebären durchschnittlich im Alter von 20 bis 25 Jahren, meistens kriegen sie 3 bis 4 Kinder pro Familie, selten gebären auch junge Mädchen zwischen 13 und 15. Abtreibungen werden prinzipiell nicht gemacht in der Maternité.

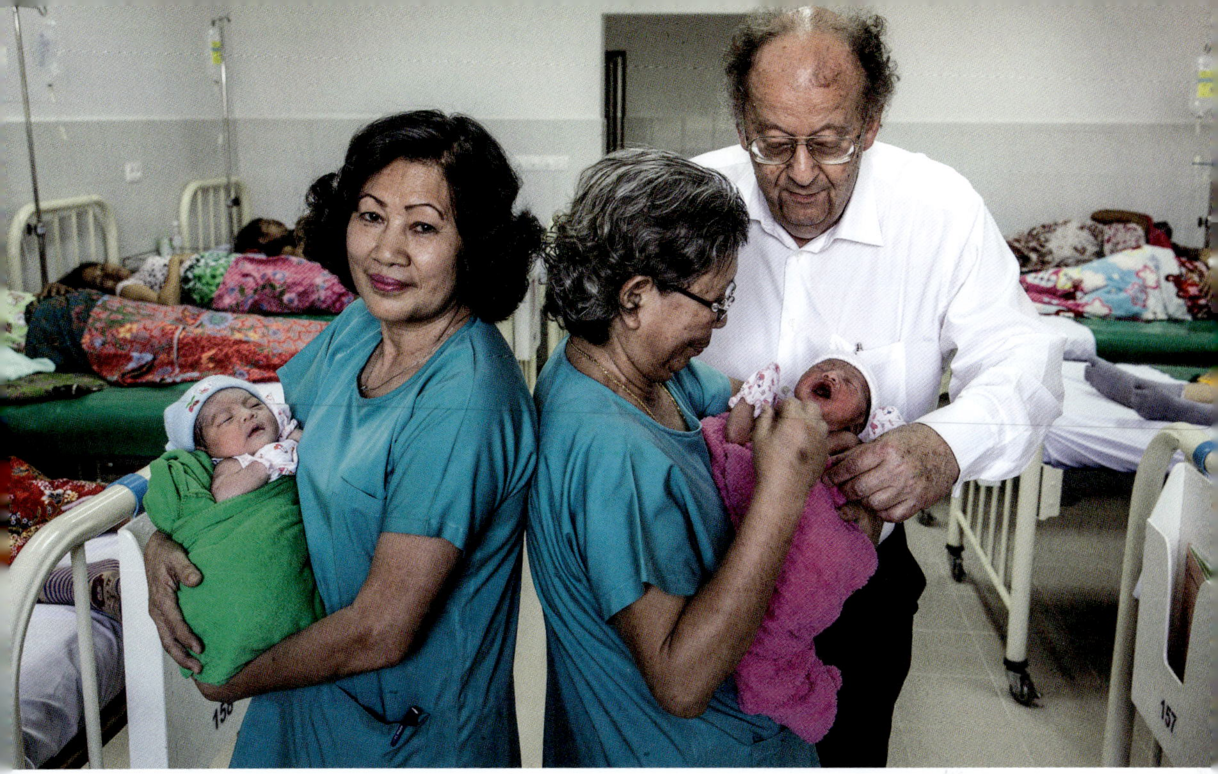

Die Professorinnen Dr. Sar Polinn und Dr. Tiv Say, Leiterinnen der Maternité in Siem Reap.

Dr. Beat Richner besuchte die Maternité jeden Tag mehrmals. «Er war korrekt, freundlich, dankbar», sagt eine der Professorinnen, und sie lacht: «Von Geburtshilfe hat er nicht viel verstanden!»

Ich frage, wo denn die Gebärzimmer sind. Die Professorinnen zeigen auf die verschlossene Tür gleich auf der gegenüberliegenden Seite des Korridors, knappe drei Meter entfernt von uns. «Hier und in den drei Zimmern links und rechts davon wird gerade geboren. Sieben Frauen im Ganzen, zwei pro Gebärzimmer.»

«Aber man hört ja gar nichts», sage ich, erstaunt über die Stille. «Man hört nie eine Frau stöhnen oder schreien hier, das geht alles lautlos vor sich. Man hört nur die Babys, wenn sie geboren sind», lacht Professorin Say.

Dann werden die Mütter also mit einer Periduralanästhesie schmerzfrei gemacht? «Nein, das gibt es bei uns nicht. Es war einfach immer so, die Frauen schreien nicht bei der Geburt. Oder sagen wir mal, 1 Prozent schreit ein bisschen.»

Und die Väter, dürfen sie dabei sein? «Nein, denn es gebären je zwei Frauen in einem Zimmer, da darf niemand zuschauen.»

«Wenn man in der Neonatologie steht, wo 60 Kinder in einem Raum liegen, dann muss man sagen, dass so etwas bei uns nicht vorstellbar ist. Es ginge einfach nicht. In Kantha Bopha geht es.»

Simone Keller, Pflegefachfrau

Was machen denn die Väter, wo warten sie? «Die meisten gehen zum Blutspenden. Wir haben 3000 Blut spendende Väter pro Jahr, 2017 waren es genau 2701.»

In Siem Reap ist die Säuglingssterblichkeit seit dieser Kombination einer Maternité mit der Neonatologie stark zurückgegangen.

In Phnom Penh besteht im Kantha Bopha I nur eine Neonatologie (ohne eigene Maternité), dort werden alle Kinder aufgenommen, die in anderen Institutionen zu früh oder mit Krankheiten oder Missbildungen geboren werden.

Die naheliegende Frage, ob er nicht auch in Phnom Penh eine Maternité eröffnen wolle, hat Beat Richner stets negativ beantwortet. Grund: Es kämen mindestens vierhundert Mütter zum Gebären ins Spital, pro Tag! Das sei nicht zu bewältigen.

Dazu kommt, dass inzwischen einflussreiche Ärzte private Maternités betreiben. Leider behalten sie die Frühgeborenen regelmässig zu lange bei sich, bevor sie diese ins Kantha Bopha bringen, weil sie so von den bezahlenden Eltern mehr kassieren können. Das ist gar nicht gut für die Kinder.

Die Gebärklinik wurde im Jahr 2015 um 80 Betten und 8 Gebärsäle und eine Intensivstation erweitert.

Und die Übervölkerung?

Wenn Dr. Richner für kurze Zeit in Zürich weilt, kamen immer wieder Bekannte auf ihn zu, die seine Aktivität offen infrage stellten. Da war der Zürcher Rechtsanwalt, der im Restaurant Conti zu ihm sagte, es sei nicht sehr sinnvoll, all die Kinder zu heilen, die Leute da unten würden sowieso zu viele Kinder auf die Welt stellen, man müsse doch längst etwas gegen die Überbevölkerung machen. Richner liess sich in solchen Momenten nicht anmerken, wie er schäumte. Er erklärte dem Rechtsanwalt ganz ruhig: «Weisst du, die kambodschanischen Mütter sind auch nicht blöd.» Und: «Wir beobachten in unserer Gebärklinik, dass kaum noch eine Mutter mehr als drei Kinder hat. Sie weiss: Erkrankt ihr Kind, kann sie es kostenlos, auch nachts, in ein Kantha-Bopha-Spital bringen. Sie muss also nicht 10 Kinder gebären, damit wenigstens drei überleben, wie früher. So ist Kantha Bopha auch ein Modell für eine würdige und effektive Familienplanung geworden, die auf der Entscheidung der Mutter basiert.»

«Er hatte wirklich Heimweh»

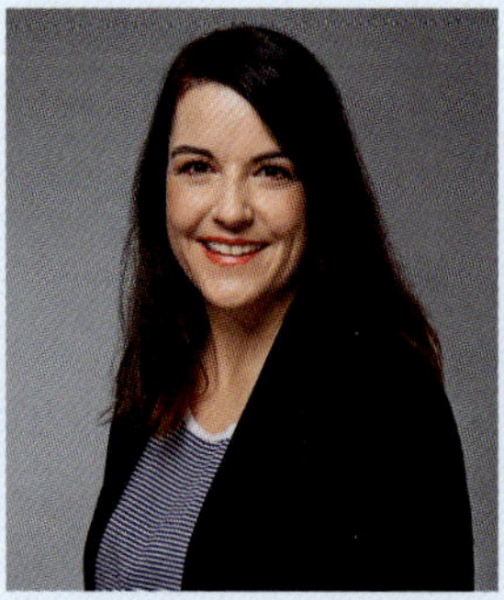
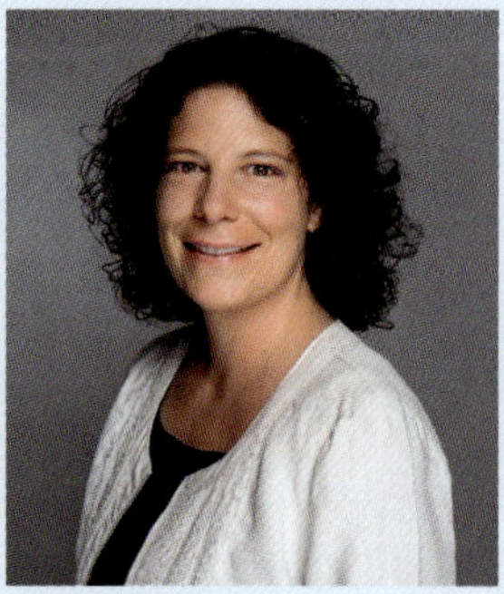

Nina Siegrist, stellvertretende Chefredaktorin der Schweizer Illustrierten (SI) und **Christine Zwygart,** langjährige Politikchefin der SI, heute Chefredaktorin des Magazins Schweizer LandLiebe, besuchten Dr. Richner in Kambodscha je über ein Dutzend Mal. Sie haben ihn näher kennengelernt. Es entstand eine Art Freundschaft.

Nina Siegrist, Christine Zwygart, Sie haben miterlebt, wie Beat Richner in den letzten Jahren endlich Anerkennung und Zustimmung gefunden hat, nach Jahren des Kampfes. Wie hat er das aufgenommen?

Er war sichtlich stolz darauf, zum Berater des Gesundheitsministers ernannt worden zu sein – mit dem Titel eines Staatssekretärs. Er sagte uns zum Spass: «Jetzt dürft ihr mich mit ‹Your Excellency› ansprechen.» Aber die Frustration über die jahrzehntelangen Angriffe und Geringschätzungen vermochte dies nicht zu übertünchen.

Wie würden Sie das ganz Spezielle am Werk von Beat Richner erklären?

Er hat so etwas Fantastisches nur erreicht, weil er ein getriebener Mensch war. Weil er stets direkt und kompromisslos und schnell aufs Ziel zugegangen ist. Wir haben immer gesagt: «Beat Richner ist kein Diplomat.» Sonst hätte er es nie so weit gebracht.

Weil er auf seine ganz eigene Art stur sein Ziel verfolgt hat, ist er so weit gekommen. Ohne ständig nach links und rechts zu schauen, ohne sich beeinflussen zu lassen. Man kann sich ja vorstellen, wie viele Leute von Behörden und verschiedenen Organisationen da gerne mitgeredet hätten. Doch Beat ist seiner Idee von Anfang bis zum Schluss treu geblieben. Er wollte in Kambodscha keine Drittweltmedizin betreiben – sondern hat sein eigenes Modell entwickelt und dort aufgebaut. Sein Grundsatz: Medizinisch korrekte Behandlungen auch für die Ärmsten, ohne Korruption. Die Frage war für ihn nie, ob dieses Modell richtig sei,

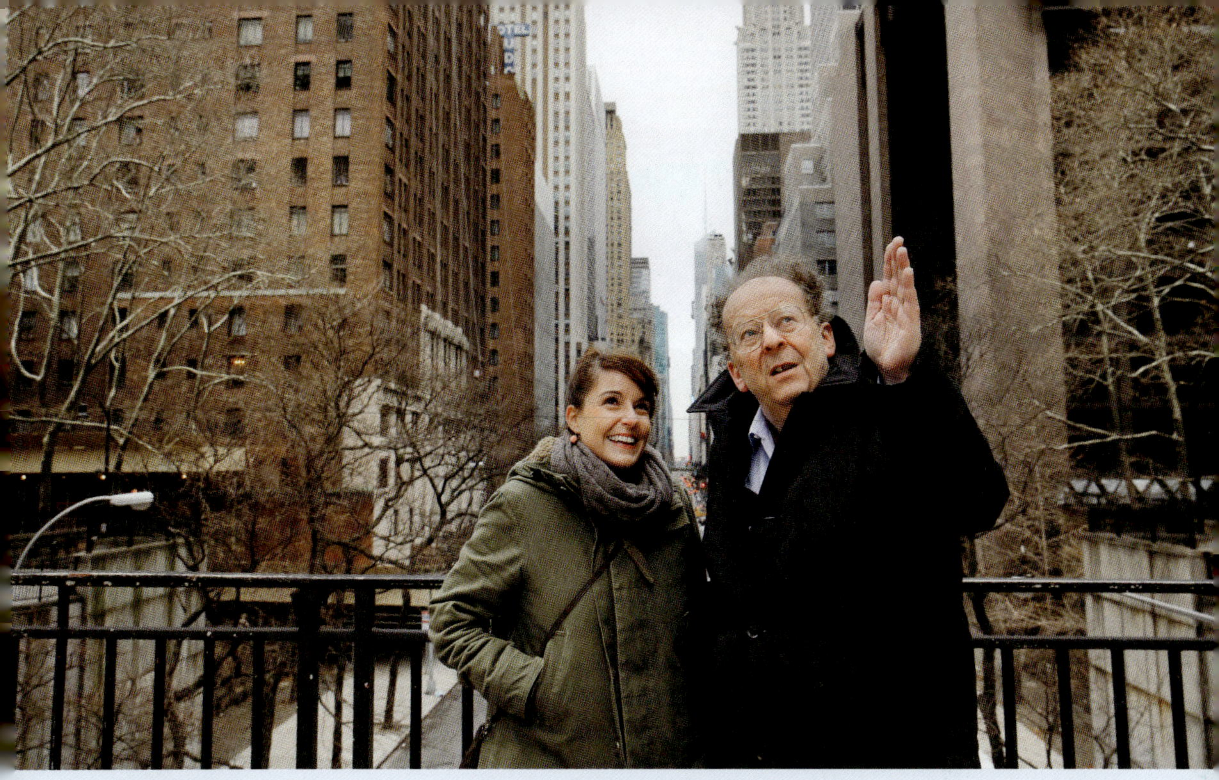

Beat Richner und Nina Siegrist vor dem UNO-Gebäude in New York, 2013.

sondern einzig: «Was muss ich machen, damit es funktioniert?»

Was ja nicht leicht war, unter den Bedingungen, die er angetroffen hatte …

Sein Start in Kambodscha war eine logistische Meisterleistung. Damals gab es dort einfach nichts – keinen Strom, kein Wasser, keine Infrastruktur. Doch Beat hat an seine Idee geglaubt, machte das Unmögliche möglich. Er baute das alte Spital in Phnom Penh wieder auf. Und weitere kamen dazu, erschaffen auf der grünen Wiese. Wenn er nicht so hartnäckig für seine Projekte eingestanden wäre, hätte das nie funktioniert.

Eigentlich verrückt, dass einer, der doch Künstler war, ein derart guter Manager werden konnte?

Ich habe ihn und den König von Kambodscha mal begleitet bei einem Besuch in Zürich. Wir waren im Opernhaus, in einem Ballett von Heinz Spoerli. Nach der Vorstellung sind wir hinter die Bühne gegangen, der König machte einen Knicks vor den Tänzern, Beat applaudierte fröhlich wie selten. Dort ist mir klar geworden, dass die beiden etwas verbindet: Sie sind Künstlertypen, die wider Willen in einer Führungsposition gelandet sind. Der König war früher Choreograf, lebte in Paris – und war über seine Berufung auf den Thron nicht glücklich. Beat, der Musiker und Clown, war plötzlich «Hüttenwart» von mehreren Spitälern, musste 2500 Mitarbeiter managen. Ganz glücklich war wohl keiner in seiner Rolle.

Aber Beat hatte schon als Kind eine Führungsrolle gesucht, er wollte auch als Student

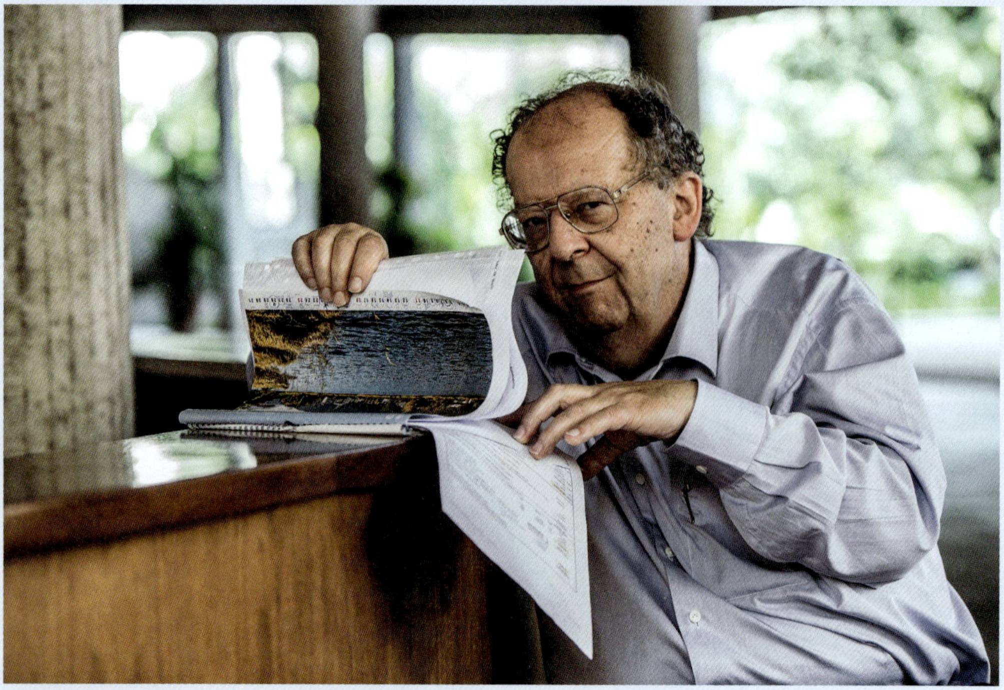

Beat und sein Kalender mit den Bildern aus Graubünden, den er als Agenda nutzt und «meinen Computer» nennt.

überall Präsident sein. Er hatte immer schon einen Führungsanspruch, aber es stimmt, dass er eigentlich unglücklich war mit dieser grossen Verantwortung.

Beat hat sich wirklich einsam gefühlt, das hat er offen zugegeben. Ich kann mich noch gut an meine ersten Besuche bei ihm erinnern, als er mir jedes Mal den Raum mit den grossen Generatoren zeigte und gerne dort verweilte. So ganz verstanden habe ich das nie – fand, es gäbe doch angenehmere Orte für ein Gespräch statt neben diesen surrenden Maschinen. Doch irgendwann erzählte mir Beat, dass er immer dorthin gehe, wenn ihn das Heimweh plagte. Weil ihn diese Geräuschkulisse an die Mittelstation einer Bergbahn erinnerte. «Weisch, das hilft.» Damit hat er nicht kokettiert, das war echt.

Er hatte ja auch diesen Wandkalender mit den Bildern aus der Schweiz, den er als Agenda benutzte. Er sagte immer: «Das ist mein Computer.» Er machte kleine Ringli um ein Datum, wenn er ein Rendez-vous eintragen wollte. Er hat auch oft mitten im Gespräch gefragt: «Wann warst du das letzte Mal am Davosersee? Schön, gell?»

Seine Schwester musste ihm diesen Kalender jedes Jahr kaufen und nach Kambodscha schicken. Beat mochte diese schönen Bilder aus dem Kanton Graubünden. Überhaupt interessierte er sich immer dafür, was in der Schweiz gerade so lief. Oft hat er deshalb jeweils frühmorgens angerufen, ein bisschen zum Reden und Tratschen.

News aus dem Peoplebereich haben ihn auch interessiert. Ich erinnere mich, als Francine Jordi mit Florian Ast zusammenkam, hat er morgens um sechs angerufen und gefragt, ob das wirklich stimme und die Jordi mit dem Ast zusammen sei. Klatsch und Tratsch aus der Schweiz fand er wahnsinnig amüsant.

Gabs denn kein Entrinnen, keine Entspannung, wenigstens für ein paar Tage?

Er hat mir mal erzählt, dass er früher als Kinderarzt den Eltern von schwer kranken Kindern immer geraten habe, sie sollten sich nicht komplett aufopfern für die Kinder. «Macht mal etwas anders, nehmt euch Zeit für Schönes, fürs Durchatmen.» Und erst jetzt merke er, wie blöd dieser Ratschlag eigentlich gewesen sei. Denn für ihn seien ja die Spitäler ein bisschen das Kind und die tägliche Sorge, und er denke immer daran, wie er das nötige Geld kriegen könne. Da mache man sich einfach kaputt, da opfere man sich einfach für die Kinder auf, da nütze es nichts, wenn einer komme und sage: «Schau, dass du noch ein Leben hast daneben.»

Das war ihm bewusst, er war nicht gerne Märtyrer seiner Aufgabe?

Nein.

Er ist aus dieser Verantwortung nicht mehr herausgekommen, sein Gewissen hat ihn daran gehindert. Er wollte ja nicht ein Gutmensch sein, es ging ihm immer um die Gerechtigkeit gegenüber den kranken Kindern, den Unschuldigsten in dieser zerstörten Welt von Kambodscha.

Die Quintessenz seines Lebenswerks enthält einen traurigen Faktor. Man kann sagen, dass er etwas Grosses geschaffen hat. Aber die Anerkennung hat er erst ganz zuletzt gekriegt.

Was ihn auch immer niedergeschlagen hat, waren die paar Fälle – viele gabs davon zum Glück nicht – von Mitarbeitern, die wieder korrupt waren oder ihn hintergingen.

Diese Unaufrichtigkeit hat ihn sehr belastet. Doch die meisten seiner Angestellten haben ihn im Kampf gegen die Korruption unterstützt – und sie tun es heute noch. Ich bin nach Beats Rückkehr in die Schweiz für eine Reportage nach Kambodscha gereist und habe dort mit vielen Angestellten gesprochen, von den Chefärzten bis zu den Schreinern und Wachmännern. Viele haben wohl auch unbewusst ihren Chef zitiert, seine Prinzipien wiederholt und seine Philosophie verinnerlicht. Vor allem jene, die seit Jahren mit Beat gearbeitet haben. Sie würden nie etwas Unaufrichtiges tun – für mich war es schön, das festzuhalten.

Aktuell gibt es immer mehr Privatkliniken, die den gut ausgebildeten Ärzten von Kantha Bopha zum Teil wesentlich höhere Saläre versprechen. Die neue Spitalleitung hat das im Auge, muss und darf aber gleichzeitig darauf setzen, dass die Ärzte einen gewissen Idealismus haben und sich nicht einfach abwerben lassen.

Die Chefärzte Santy und Chantana werden bis zuletzt dableiben …

Die beiden verwalten das Erbe von Beat Richner. Und sie waren tief erschüttert, als sie erfuhren, dass er nach seiner Erkrankung

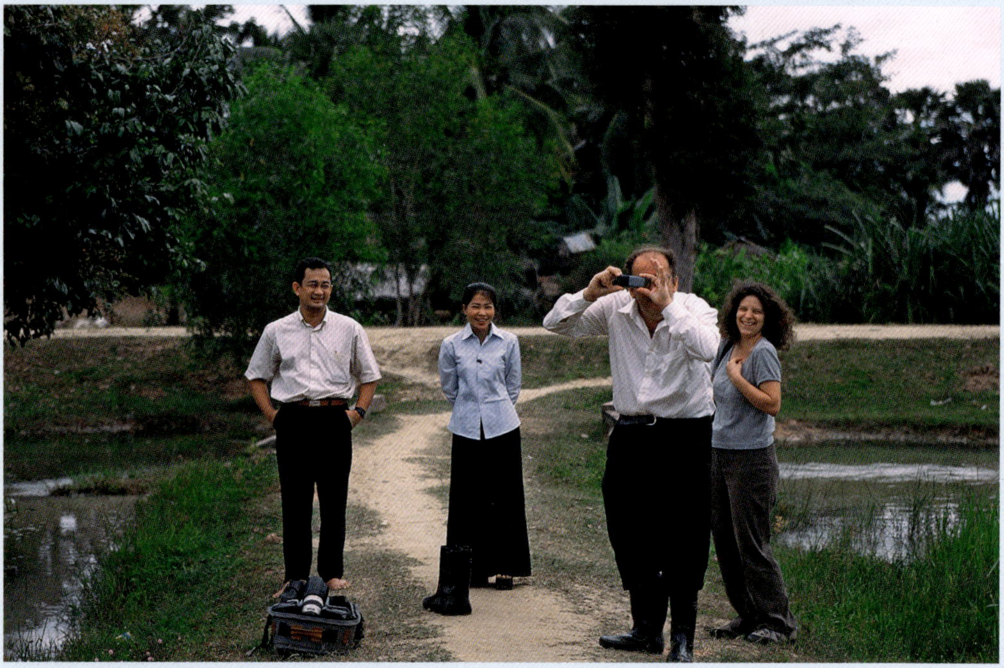

Mit Christine Zwygart und Chefarzt Yay Chantana in Angkor Thom, 2001.

wohl nie mehr nach Kambodscha zurückkehren würde. Leider wurde aus der Befürchtung dann Realität.

Er konnte hier in Zürich nicht mehr leben …

Ich sagte immer, «Beat wird irgendeinmal in Kambodscha tot umfallen, und dann wars das.» Er gehört dorthin.

Wann haben Sie ihn zum letzten Mal in Kambodscha besucht?

Ich war mit meinem Mann im Dezember 2016 auf einer privaten Reise in Siem Reap, und Beat hat uns eingeladen, ihn im Spital zu besuchen. Das war zwei Monate, bevor er dann in die Schweiz zurückkehrte. Mit Stolz führte er uns durch die Abteilungen, erzählte und zeigte seine neusten Errungenschaften. Beat war mit Feuer und Flamme dabei – und doch wirkte er zugleich müde und erschöpft. So wach der Geist damals war, so ausgezehrt wirkte der Körper. Wir haben uns zwar Sorgen gemacht, aber er war ja auch nicht mehr der Jüngste. Zu einem zweiten Treffen, das wir eigentlich geplant hatten, kam es leider nicht mehr. Wir haben zwar viel telefoniert, aber er fühlte sich jeweils unheimlich müde.

Seine Mails waren auch wirr geworden.

Als er zurückkam, habt ihr ihn im Zumipark besucht?

Ja, ich bin die ersten Male allein zu ihm gegangen, dann einmal mit Chefredaktor

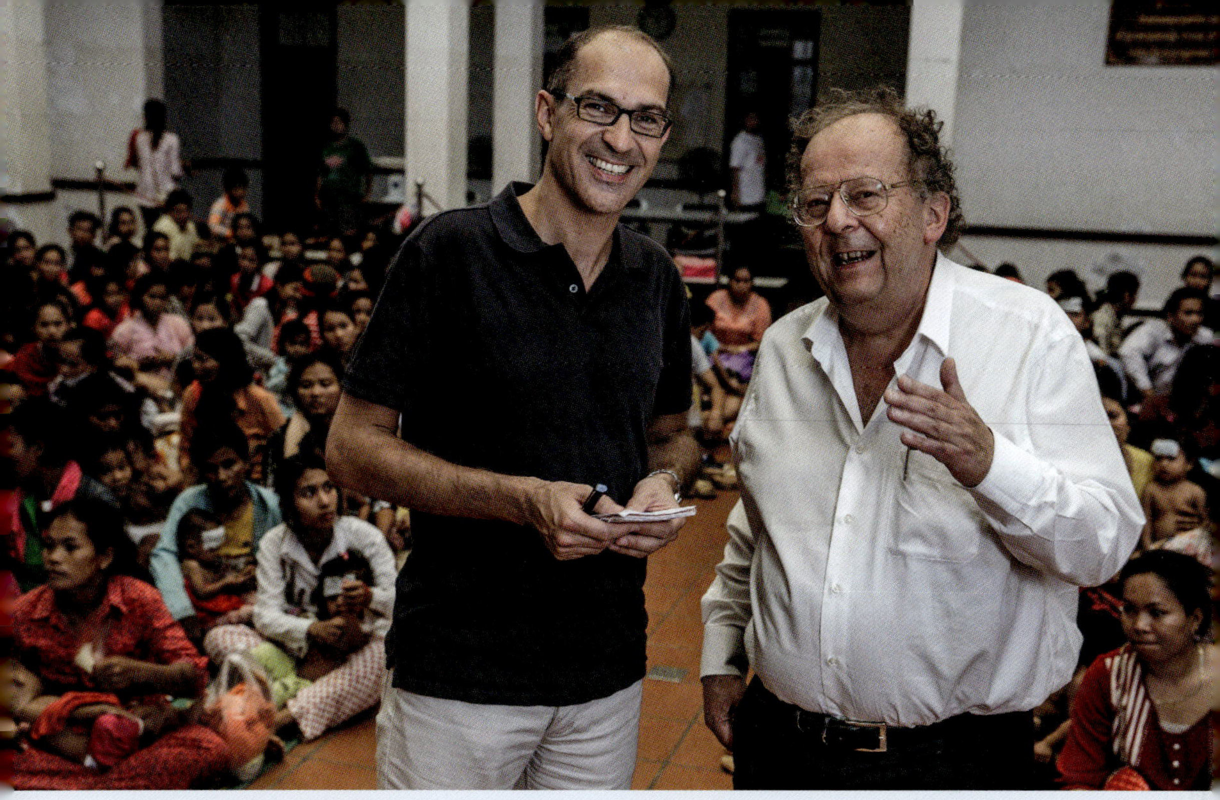

Mit dem Co-Chefredaktor der Schweizer Illustrierten Stefan Regez in Phnom Penh, 2014.

Stefan Regez und einmal mit Monika Flückiger, die ihn als Fotografin jahrzehntelang begleitet hat. Und interessant ist schon, dass er mich begrüsst hat wie eine alte Bekannte, ohne den Namen zu sagen. Aber am Schluss sagte er: «Jetzt gehst du heim nach Schaffhausen», wo ich herkomme. Das wusste er also noch. Es sind immer wieder Dinge aufgetaucht, bei denen man merkte: «Da ist noch was da!» Aber es hat dann sehr schnell abgenommen.

Ich besuchte ihn zum letzten Mal an einem heissen Sommertag. Und es gab Momente, wo ich nicht sicher war, ob er mich tatsächlich für einen kurzen Augenblick erkannte. Manchmal sagte er Worte oder Sätze, die für ihn so typisch waren: «Das isch glatt, dass du jetzt da bisch.» Meistens sass er einfach da und hörte sich die klassische Musik aus dem Radio an. Wir blätterten die «LandLiebe» durch, schauten uns die Bilder zusammen an. Früher hatte Beat mich stets gefoppt: «Jetzt schreibst du nur noch über Blüemli.» Diesmal sagte er nichts dazu.

Aber wenn man ihm Bilder von Kambodscha gezeigt hat – ich hab mal einen ganzen Stapel mitgenommen für ihn – hatte er keinen Bezug mehr dazu. Er schaute sie an und fragte: «Was machen die da?» Als ich sagte: «Schau, da bist du beim Cellospielen», fragte er stirnrunzelnd: «Konnte ich das?» Aber freuen konnte er sich noch. Fast mehr als früher. Als ich ihm die Weltwoche mit der Titelgeschichte über ihn brachte und sagte, Christoph Mörgeli habe einen guten Aufsatz über ihn geschrieben, war er begeistert. Und als ich ihn fragte, ob er Mörgeli bei seinem Besuch im Zumipark mit «Guets Mörgeli Herr Mörgeli» begrüsst habe, wiederholte er das immer wieder. Er hatte bis zuletzt Freude an jedem – noch so banalen – Witzchen.

Und die schwarzen Schöggeli hat er immer noch geliebt.

Er liebte die schwarzen Frigörli oder die Truffes von Sprüngli, da konnte er eins nach dem andern reinschieben.

Er hat sich ja nicht besonders gesund ernährt in Kambodscha.

Ja, er hatte seine Gewohnheiten, er wollte beispielsweise immer dasselbe essen, in Siem Reap meistens Rigatoni à la chef im Restaurant Campuccino. Wir haben immer wieder versucht, ihn in ein anderes Restaurant zu bringen, weil es inzwischen in der Stadt ein paar gute Italiener gab, aber er wollte ins Campuccino oder ins Hotel Méridien, da sei es sauber und man wisse, was man kriege.

Hat er sich eigentlich auch verliebt in Kambodscha?

Er hat mir gesagt, dass in seinem Leben zwei Frauen eine Rolle gespielt haben. Die eine war die Pianistin, die er in jungen Jahren geheiratet hatte. Die Ehe wurde nach drei Monaten aufgelöst. Die andere war, soweit ich mich erinnere, eine Stewardess in Kambodscha, die er auf den vielen Flügen von Phnom Penh nach Siem Reap mal kennengelernt hat.

Er konnte recht stur sein, haben Sie ihn auch so erlebt?

Ja, das konnte er. Manchmal hat er sich gesträubt, wenn ihm unsere Fotoideen oder Fragen nicht gefielen. Er hat uns kurzerhand zum Teufel geschickt – nur um dann nach ein, zwei Stunden versöhnlich wieder anzurufen. Stur war er auch, wenn es darum ging, Fremde für Expertisen oder Ausbildungen ins Spital zu lassen. Sicher auch zu Recht. Aber es ist schön zu sehen, dass nun unter Spitalverwalter Denis Laurent und dem neuen Leiter Dr. Peter Studer eine gewisse Öffnung stattgefunden hat, es noch mehr Austausch mit externen Fachleuten gibt. Bei meinem kürzlichen Besuch in Siem Reap war ein Team von Schweizer Experten für Frühgeborene im Spital, die nun auf der Station und an den Bettchen der Kinder das kambodschanische Personal schulen. Für den Aufbau der Spitäler brauchte es einen Sturkopf wie Beat. Das ist klar. Aber jetzt bricht eine neue Ära an.

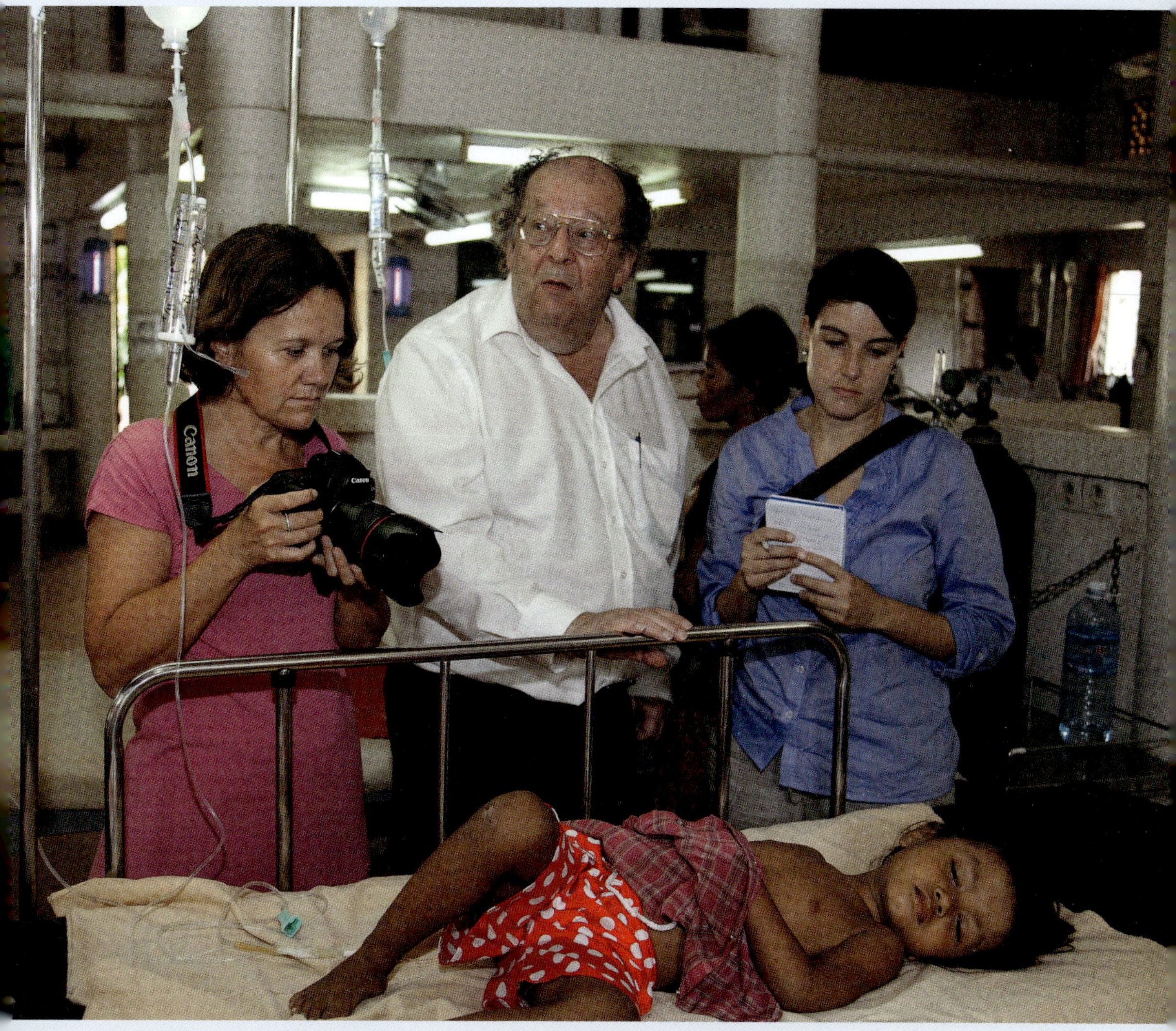

Mit dem Team der Schweizer Illustrierten, Fotografin Monika Flückiger und Reporterin Nina Siegrist, 2011.

Weitere Spitäler, Ausbau und Anerkennung

Die Kantha-Bopha-Spitäler entwickeln sich weiter in hohem Tempo. Die Jahresberichte aller Stiftungsratspräsidenten enthalten die wichtigsten Schritte und Ereignisse. Die vollständigen Jahresberichte können auf der Website www.beatrichner.ch eingesehen werden.

Unter der Leitung von Dr. Peter Studer wurden die Spitäler weiter ausgebaut: In Siem Reap konnten ein neuer CT eingerichtet werden (der bisherige ist 20 Jahre alt) und drei neue Operationssäle gebaut werden, die seit Februar 2018 in Betrieb sind.

Für die Urologie wurde ein Zystoskop angeschafft. Ein Professor von der Stanford-Universität in San Francisco hat die Schulung des Personals besorgt und vor seiner Rückreise erklärt, Jayavarman VII sei «ein Weltklassespital mit einem fabelhaften Chirurgenteam».

In Phnom Penh wurde das ursprüngliche Kantha Bopha I, das baufällig geworden war, abgerissen und durch einen Neubau ersetzt, der es erlaubt hat, auch in der Hauptstadt (wie in Siem Reap) eine Herzchirurgie einzurichten, mit einem Operationssaal für Herzchirurgie, zwei weiteren Operationssälen, 3 Intensivstationen und 4 Krankenstationen auf zwei Etagen. Das Budget für Bau und Einrichtung beträgt 8 Mio. Schweizer Franken. Die Einweihung der Herzchirurgie fand am 1. August 2019 statt.

Die Herzchirurgie ist zu einem dringenden Anliegen der Ärzte geworden, denn es warten im ganzen Land mindestens 3000 Kinder mit Herzfehlern

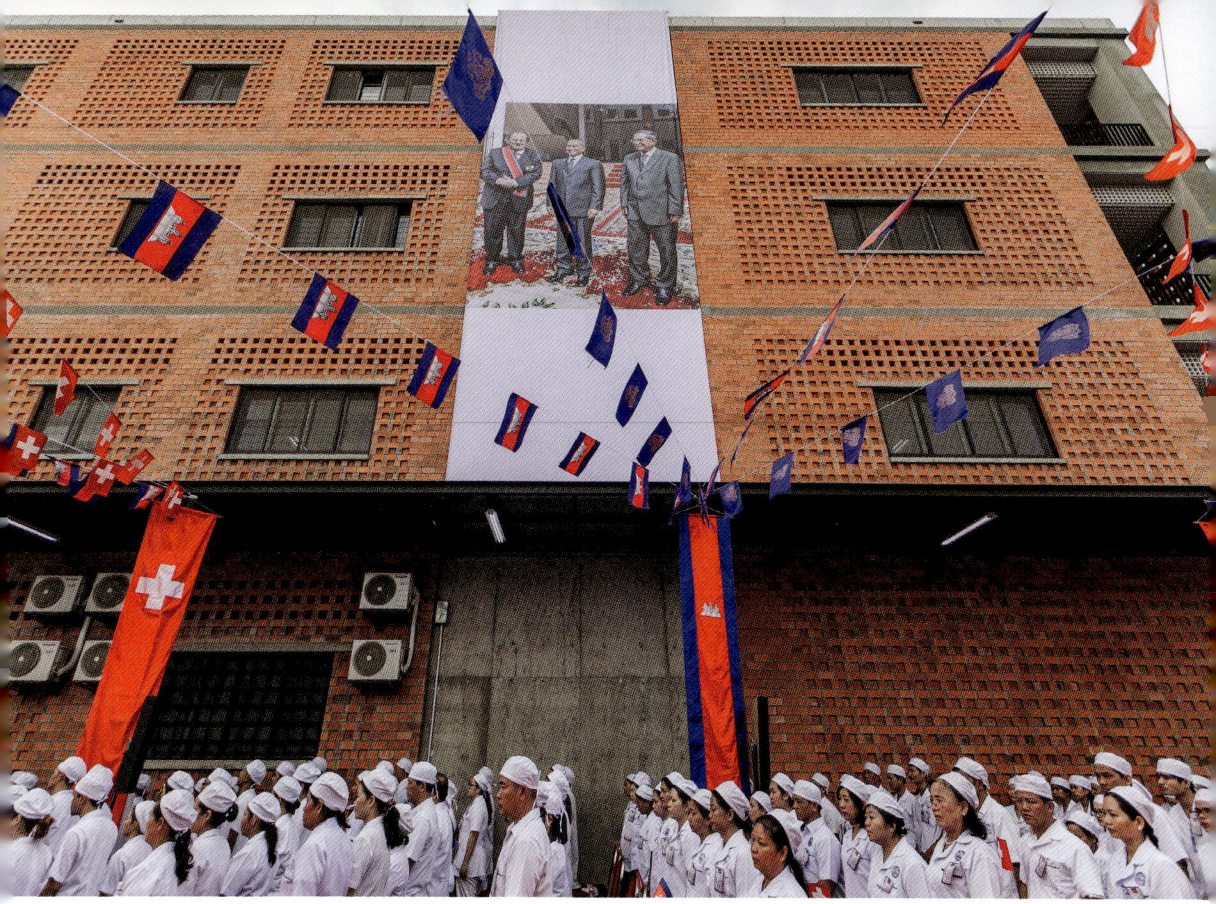

Einweihung des Herzchirurgiegebäudes in Phnom Penh am 1. August 2019. Hier stand früher das erste, baufällig gewordene Kantha-Bopha-Spital.

auf eine Operation. Für den Abriss des alten Spitals, das in den 60er-Jahren von König Norodom Sihanouk gebaut und nach seiner früh verstorbenen Tochter Prinzessin Kantha Bopha benannt worden war, musste zunächst der Palast informiert werden.

König Sihamoni und Königinmutter Monineath (Witwe von Sihanouk) waren begeistert und spendeten spontan je 500000 US-Dollar für den Neubau. 1 Million Dollar steuerte das Finanzministerium bei und ein anonymer Spender sicherte eine weitere Million zu. Die Electricité du Cambodge richtete die ganze elektrische Installation ein, inklusive Anbindung an das städtische Netz, sowie einen grossen Notstromgenerator, was auch Kosten von etwa einer halben Million ersparte. Die DEZA richtete auch eine halbe Million für den Neubau aus.

Ohne den allgegenwärtigen Boss Dr. Beat Richner, der früher alle Entscheidungen traf, hat sich die Unternehmenskultur in den Kantha-Bopha-

Spitälern leicht verändert, der Zeit angepasst: Die Chefärzte ergreifen häufiger die Initiative, schlagen vermehrt sinnvolle Veränderungen vor. Unter der Oberleitung von Dr. Studer wurde auch die Regel von Dr. Richner gelockert, dass die Spezialisten aus Zürich nur Vorlesungen geben, sich aber nicht in die klinische Arbeit im Spital einmischen dürfen. Richner fürchtete am Anfang, dass die Zürcher hier und dort sagen würden, das müsse man anders, im Zweifelsfall komplizierter und aufwendiger machen. Deshalb durfte sich kein Zürcher Professor im Spital frei bewegen oder bei der Visite dabei sein. Sie sollten die Ärzte nicht beeinflussen.

Jetzt hat Dr. Studer die Spezialisten besser in die klinische Arbeit integriert. Sie dürfen jetzt auf die Abteilung gehen und mit den Kambodschanern an den kleinen Patienten arbeiten.

«Für ein Dr. Richner Medical Learning Center»

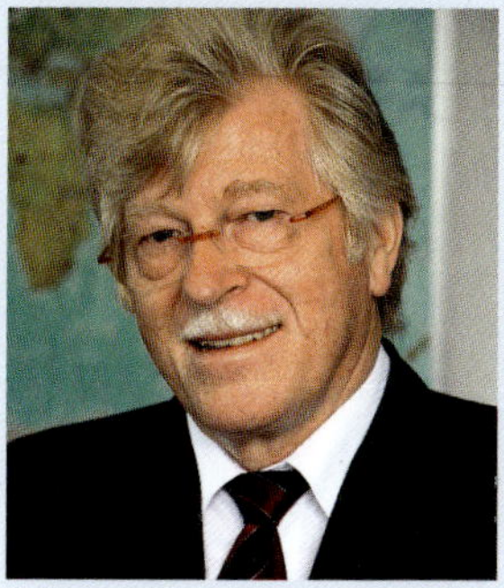

Interview mit
Botschafter Walter Fust,
Ex-Direktor der DEZA
(Direktion für Entwicklung
und Zusammenarbeit)

Sie waren der älteste Patient, den Dr. Beat Richner je in seinen Spitälern gepflegt hat.

Ja, ich hatte diesen Unfall in Phnom Penh. Zwei Töfffahrer sind kollidiert, ein Motorrad ist in eine Gruppe von Fussgängern geschlittert. Ich war einer dieser Fussgänger. Der Fuss ist ins Hinterrad geraten. Ich war der älteste Patient, der je auf dem Operationstisch von Kantha Bopha II gelegen ist. Aber sie konnten nicht operieren, wegen den Brandwunden, wegen der Infektionsgefahr. Ich hatte mehrere Brüche, gerissene Bänder. Und habe dann mein Büro drei Wochen lang ins Berner Lindenhofspital verlegt, machte den Morgenrapport aus dem Spitalbett.

Wie beurteilen Sie als Experte der Entwicklungszusammenarbeit rückblickend das Werk von Dr. Beat Richner?

Es ist ein grossartiges Werk. Ich finde, es ist unglaublich, was der Mann geleistet hat. Die Versorgung ist super, die Medizin sehr up to date, die Leute sind gut ausgebildet. Der Mann hat ein ganz tolles Werk hinterlassen. Es ist nur zu hoffen, dass es fortdauern kann. Es ist einmalig, was er geschaffen hat, und es verdient Respekt und Bewunderung.

Es gab ja von Anfang an auch Spannungen zwischen Ihnen und Beat Richner. Zum Beispiel haben Sie, also die DEZA, gewünscht, dass er mit dem Gesundheitsministerium zusammenarbeitet, und er hat sich geweigert, weil er sagte, dass man mit denen nicht zusammenarbeiten könne.

Solche Helfer mit diesem Charisma sind ja nicht die einfachsten Menschen, und sie können auch nicht einfach sein, sonst würden sie das Werk gar nicht schaffen. Aber sie lassen sich dann zum Teil auch nicht gerne helfen. Weil sie wissen, was sie wollen, und finden, dass es nur einen Weg gibt.

Und zu denen gehörte Dr. Beat Richner?

Ja, eindeutig. Das erste Mal, als ich von ihm erfuhr, war, als er dem Bundesrat einen Brief geschrieben hatte, in dem er sagte, dass er quasi Anspruch habe auf einen Beitrag der offiziellen Schweiz. Ich weiss noch gut, wie damals so ein lapidarer Kommentar zurückkam: «Wer ist das, und was hat er gemacht?» Ich habe ihn dann besucht, und wir hatten eine Diskussion über eine mögliche Beitragsvariante, und ich erklärte ihm auch die Regeln, nach denen wir handeln müssen. Wenn es über 200000 Franken sind, muss es eine Evaluation geben. In der Regel im Nachhinein, aber ich würde sagen, weil bei ihm das Projekt schon gut lief, konnte man es auch ex ante machen. Und dort stand im Zentrum die sogenannte Nachhaltigkeitsdiskussion, also die Frage, was steuern die Patienten zu ihrer Pflege bei.

Ist das wichtig?

Es ist natürlich wichtig im Sinne der Tragfähigkeit und wie es weitergehen soll.

Aber wenn die Leute so arm sind, dass sie kein Geld haben?

Wenn eine Institution das selbst tragen kann, ist es gut, wenn man nichts zahlen muss, aber...

Es kommen dann einfach nur die Leute, die Geld haben ins Spital, und die Armen bleiben draussen...

Nein, das ist nicht ganz so. Da haben wir auch sogenannte Graduierungsmodelle besprochen. In der Regel hat jeder, der eine Gratisbehandlung kriegte, auf dem Weg ins Spital schon mal zwei- bis dreimal Wegzoll bezahlt oder ist zuerst noch zum traditionellen Heiler gegangen und hat auch bezahlt. Also, das ist ein bisschen ein Glaubensstreit, das Problem war ja, dass die Regierung nichts an Kantha Bopha bezahlt, aber für andere öffentliche Aufgaben beträchtliche Budgets bereitgestellt hat. Darum habe ich auch mit dem Gesundheitsministerium Kontakt aufgenommen, aber Beat Richner wollte nicht, dass wir mit denen ein Gespräch führen, weil er fand, die seien korrupt und jeder verlange zuerst ein geländegängiges Auto...

Aber das ist doch so, in diesen Ländern, dass zuerst mal dreissig Prozent der Hilfsgelder abgezweigt werden...

Das würde ich nicht als Regel betrachten, aber es gibt zu viele dieser Sachen, ganz eindeutig. Dem muss man halt entgegenwirken. Beat Richner wollte nicht begreifen, dass, wenn man eine staatliche Stelle vertritt, als Vertreter einer ausländischen Regierung ins Land kommt und Projekte unterstützen will, es schon eine Frage der Höflichkeit ist, dass man mit dem Gesundheitsministerium ins Gespräch kommt. Das sind einfache Regeln, die er nicht akzeptiert hat.

Muss man sich denn daran halten, wenn der Partner ineffizient und angeblich korrupt ist?

Es sind einfach die Regeln. Als ich vor der Ausrichtung des zweiten, erhöhten Beitrages mal ins Gesundheitsministerium ging und von denen ziemlich keck verlangt habe, dass sie ihren Beitrag auch erhöhen, wurde er wütend, dass ich da mit dem Minister gesprochen habe, dabei ging es lediglich darum, für seine Spitäler mehr Geld zu holen. Später, als er es dann bekam, war er der Erste, der gross überall in den Zeitungen verkündete, was er jetzt fertiggebracht habe. Das haben wir hintendurch alles eingefädelt. Ich hatte ständig Kontakt mit denen.

Er wollte auch nicht, dass das Spital von Ihnen ständig evaluiert wird.

Als wir einen Beitrag von 600000 ausrichten wollten, musste eine Evaluation gemacht werden, das ist die Regel. Ich habe die Terms of References extra selbst ausgearbeitet und habe extra keinen Schweizer als Experten dazugenommen, dafür internationale Gesundheitsökonomen, die eine gewisse Wertschätzung geniessen. Die sind im Spital eingetroffen, haben sich vorgestellt, und er hat sie rausgeworfen. Er wolle keine fremden Richter im Spital. Dann haben diese Experten mich angerufen, und gewisse Leute in der DEZA, die sowieso gegen Beat Richner waren, haben im Hintergrund gekichert und gesagt: «Jetzt ist Fust auf die Schnauze gefallen.»

Und was haben Sie getan?

Ich habe dann gesagt, dass ich mit Richner rede, und sagte ihm: «Lassen Sie die Experten die Sache anschauen, und es wird nichts publiziert, bevor Sie das nicht als Erster nach mir gelesen haben.» Da hat er eingewilligt, und die Leute waren dort, haben verschiedene Sachen diskutiert, von den Medikamentenpreisen bis zur Kostenstruktur, sehr professionell. Dann habe ich ihm den ersten Entwurf geschickt und gesagt, er dürfe es aber noch nicht verwenden, er solle zuerst sagen, was er davon halte, was fehle. Und erst wenn der Bericht freigegeben werde, dürfe er publiziert werden. Zwei Stunden später stand schon in der Presse, es sei das am besten gemanagte und kostengünstigste Spital. Er hat sich aus Prinzip nicht an Abmachungen gehalten.

Wie war denn der persönliche Kontakt zwischen Ihnen und Beat Richner?

Es war ein Phänomen. Persönlich bin ich gut ausgekommen mit ihm, wir waren nicht immer gleicher Meinung, aber wir hatten nie eine Differenz auf der persönlichen Ebene, im Gegenteil, ich habe bewundert, was er gemacht hat. Aber man wusste bei ihm nie, ob er selbst spricht oder der Stiftungsrat. Und da muss ich sagen, dass der Stiftungsrat sehr oft nichts zu sagen hatte...

Die Stiftung hat meistens abgesegnet, was Beat Richner geplant und gewünscht hat, das stimmt. Aber es ist immer gut herausgekommen. Er hat ja auch im Alleingang das Geld gesammelt... Er war eine Art aufgeklärter, netter Diktator.

Ja, nochmals, seine Leistung ist grossartig, Chapeau. Aber er war sperrig: Einmal gab es bei einer Beitragserhöhung eine offene Frage zur Registrierung der Spitäler im Grundbuch, da sagte er, das gehe uns nichts an. Ich wusste aber, dass sie nicht registriert waren, und sagte ihm, das sei zu seinem eigenen Schutz, denn in diesem Land weiss man nie, was geschehen kann. Er konnte es nicht akzeptieren, dass wir das von ihm verlangten. Dann ist aber doch der Stiftungsrat gekommen und hat gesagt: «Um Himmels willen, wir haben nicht gewusst, dass die Spitäler gar nicht registriert sind!» Dann wurde es nachgeholt, und die Beiträge sind geflossen.

Warum war das so wichtig?

Ich habe in vielen Ländern erlebt, dass im Moment, wo etwas gut läuft, ein Minister kommt und die Hand darauflegt, und dann sind die grossen Leistungen des Einzelnen einfach weg. Wir sind ja dann mit dem Beitrag damals auf 0,8, dann auf 1,2, dann auf 1,6 Millionen raufgegangen, und so ging das weiter, alle vier Jahre.

Er hatte ja auch immer Ausbaupläne, die schnell realisiert werden mussten.

Er wollte ja zwischendurch auch nach Afghanistan gehen, weil die Amerikaner ihm signalisiert haben, dass die nötigen Mittel vorhanden wären zum Aufbau eines Kinderspitals. Ich hatte ein Gespräch mit ihm und sagte ihm, er solle diesen Fehler nicht machen, Afghanistan sei etwas ganz anderes.

Er wollte ja auch noch nach Myanmar gehen. Aber auch die Stiftung sah, dass er nicht zwei, drei Sachen nebeneinander machen kann.

Das war auch ein Diskussionspunkt: Wie stark ist dies von seiner Persönlichkeit abhängig? Was kann er delegieren und was nicht? Er war ja nicht der klassische Managertyp, er war Arzt und hat natürlich ein wenig mit «navigation by sight» gehandelt, das hat ihm auch die Gewissheit gegeben, dass er, wenn er die Spenden erhielt, die auch verwenden konnte.

Wie war denn die Stimmung in der DEZA allgemein?

Meine Probleme waren oft «home-made», nicht Beat Richner war das Problem, auch wenn wir nicht immer gleicher Meinung waren oder darüber gestritten haben, was meine Aufgabe oder die Regeln für die Erfüllung meines Auftrages betraf. In anderen Punkten haben wir uns wiedergefunden. Er meinte beispielsweise, er brauche eigentlich ein Infocenter, es könne etwas Kleines sein, wo er auch auftreten, und wo man die Touristen, die nach Angkor Wat kämmen, informieren könne. Ich sagte, dass wir uns das anschauen, und dann hat er das Konferenzzentrum daraus gemacht.

Mit dem Geld der DEZA?

Ja, eine Million, und das hat mich dann ziemlich viele parlamentarische Interventionen gekostet: «Was mir eigentlich einfalle!», und die andere Phalanx waren natürlich die Hilfswerke, die eifersüchtig waren, weil Beat Richner allein mehr Geld bekommen hat von der DEZA als alle Schweizer Hilfswerke für Kinder zusammen! Das hat natürlich auch zu Reaktionen geführt, die nicht ganz einfach abzuwehren waren. Dieses Konferenzzentrum diente auch der Ausbildung des medizinischen Personals und der Organisation von wichtigen nationalen und internationalen Gesundheitskonferenzen, damit die in Kantha Bopha gewonnenen Erkenntnisse zu Tuberkulose, Denguefieber und anderen Krankheiten auch mit den Geber- und den Entwicklungsländern geteilt werden konnten. Das Zentrum hat heute das Potenzial, als Center of Medical Excellence genutzt zu werden.

Sie sind ja ganz begeistert von diesem Zentrum?

Ja, es ist nützlich, und ich denke sogar, dass man es in «Dr. Richner Medical Learning Center» umbenennen könnte. Damit auch sein Name in aller Erinnerung über Generationen hinweg bleiben wird.

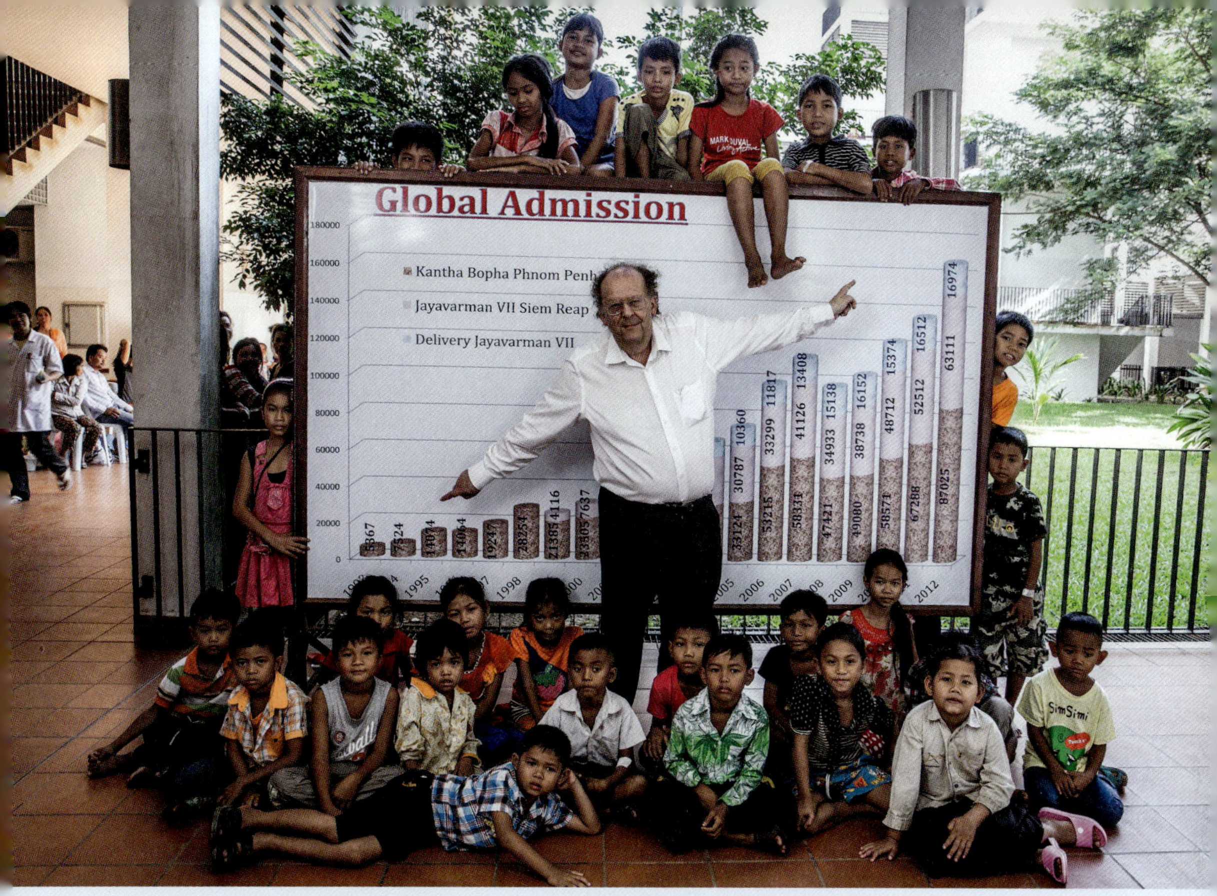

Die beeindruckende Patientenstatistik der Spitäler zeigt die wachsende Zahl der hospitalisierten Kinder, 2013.

Er hat sich nicht beliebt gemacht bei der «Konkurrenz», das stimmt.

Auch dass er ständig die UNO angriff, hat mir das Leben nicht einfach gemacht. Ich musste Beat Richner ständig vor denen verteidigen, ich kannte ja all diese Leute persönlich. Ich musste ihn in Schutz nehmen, so gut es ging. Und nachher kam noch der Vorort, der sagte, er interveniere demnächst im Bundesrat, wenn wir Richner noch weiter Mittel gäben.

Wirklich?

Weil er die ganze Pharmaindustrie schlecht machte. Sie sehen, ich habe darüber in der Öffentlichkeit nie geredet, durfte ich auch nicht, aber Beat Richner war für mich ein schwieriger Fall. Ich habe nichts gegen ihn gehabt, überhaupt nichts, im Gegenteil, ich bewundere solche Leute, die mit ihrer Persönlichkeit und unternehmerisch so etwas realisieren, das ist grossartig. Aber das Rundherum war schwierig, er liess sich manchmal nicht helfen, er hat sich nicht an Vereinbarungen gehalten und manchmal gewisse Sachen von sich gegeben, die für ihn kontraproduktiv waren. Die wir abfedern mussten.

Er wurde ja dann mit dem Titel «Staatssekretär» belohnt, als Berater des Gesundheitsministeriums …

Ich habe in mich hineinlachen müssen, als ich das hörte, ausgerechnet er, der dauernd gegen das Gesundheitsministerium polemisiert hatte. Während ich diese Leute hinter den Kulissen unter Druck gesetzt habe, dass sie auf zwei Millionen erhöhen…

Haben Sie heute noch mit Kantha Bopha zu tun?

Ja, ich bin in Kontakt mit gewissen Banken, die Mittel von Gönnern für Kantha Bopha vermitteln wollen. Und die zum Teil noch nicht ausbezahlt wurden.

Er hatte ja zu Beginn einen etwas naiven Optimismus in Geldsachen, er glaubte, dass die Banken sein Projekt finanzieren würden. Dann hat ihn zuerst nur die Schweizer Illustrierte mit einer Sammlung unterstützt.

Das hat ihm enorm geholfen, ohne diese Plattform in der Schweizer lllustrierten hätte er sein Werk gar nicht schaffen können. Das hat wiederum bei der Hilfswerkszene viel Eifersucht provoziert. Aber das war super, und das ist ganz klar das Verdienst der Schweizer Illustrierten, das müssen Sie auch entsprechend würdigen.

Er hat immer gesagt, die WHO, die UNESCO und die DEZA seien der Meinung, dass man in armen Ländern eine arme Medizin machen müsse, also nicht moderne Geräte der Diagnostik anschaffen solle, sondern das einfachste…

Das war seine Behauptung. Aber so etwas gab es gar nie. Wir haben immer den Begriff «affordable medicine» benutzt, und er hat bewusst diesen Grundsatz über Bord geworfen und gesagt: «Ich will, dass sie die medizinische Betreuung kriegen wie Bürger in der Schweiz, schliesslich sind das nicht Weltbürger zweiter, dritter und vierter Klasse.» Was ja sehr ehrenwert ist, aber die Frage ist immer: Wie ist die Viability, die Überlebensmöglichkeit von so etwas. Er hat dort einfach einen neuen Standard gesetzt, den er halten kann, wenn er das finanzieren kann, aber er kann ihn nicht halten, wenn die Finanzen fehlen.

Er wollte ja sehr bald einen Computertomografen für die Diagnose von Tuberkulose beim Kind. Sie sollen damals gesagt haben: «Wenn ich das bezahle, bringen die mich um bei der DEZA», ungefähr so…

Wir haben uns sicher nicht über einzelne Maschinen geäussert. Solange er die Finanzen hergebracht hat, hatte er auch das Sagen. Viele Unternehmer funktionieren so, da mache ich ihm nicht einmal einen Vorwurf. Wenn einer nicht bockig ist wie Beatocello, bringt er es nie so weit.

Das meine ich auch, er musste so hart und hartnäckig sein, um ans Ziel zu kommen.

Er hat es aber eigentlich aus seiner Persönlichkeit und aus seiner Überzeugung heraus getan, indem er gesagt hat: «Es ist mir egal, was die WHO oder andere sagen, ich sehe es so, und so will ich es haben!» Und das ist es, was man machen muss.

Er war immer überzeugt davon, dass die Schweiz das ganze Projekt finanzieren müsste.

Wenn er es anders eingefädelt hätte, wenn er eine Gruppe von Alliierten gehabt hätte – und ich habe ihm sogar angeboten, im Hintergrund ihn dabei zu unterstützen –

wäre es vielleicht ganz anders herausgekommen. Warum musste er ein Feindbild schaffen beim Vorort? Ich redete regelmässig mit den Chefs der WHO, vom japanischen Chef bis zur Chinesin, über den Ansatz und das Wesen und den Erfolg von Beat Richner, und ich bekam immer dieselbe Antwort: Es ist wunderbar, prima, aber es ist kein Modell für uns, wie können es uns nicht leisten.

Er fuhr ja auch eine Kampagne gegen das Antibiotikum Chloramphenicol, das von der WHO noch in der Liste der Essential Drugs aufgeführt wurde, obschon es in Europa wegen den gefährlichen Nebenwirkungen längst verboten war. Er sagte, dass man damit Kinder umbringe.

Ja, und er hatte recht, dass er das gemacht hat! Aber er hat es wieder allein gemacht. Wenn Sie eine Kampagne gegen solche Institutionen machen wollen, brauchen Sie Alliierte. Wie oft habe ich für verschiedenste Anliegen solche Kampagnen zu Faden geschlagen. Wo man mit Erfolg etwas ändern konnte. In der DEZA hiess es ja immer wieder, dass Kambodscha kein Schwerpunktland sei. «Was wollen wir dort? Jetzt haben wir schon so viel Geld ausgegeben wie sonst nur in Ländern mit Sonderprogrammen.» Er hat ja die DEZA auch immer wieder angegriffen, er suchte stets Sündenböcke. Das hat natürlich noch mehr Widerstand provoziert.

Ist denn der Beitrag der DEZA an Kantha Bopha ein relativ hoher Beitrag im Vergleich zu anderen Projekten?

Ja, sehr, jetzt sowieso. Und am schlimmsten wurde es, als der Beitrag weit über das hinausging, was terre des hommes, Enfants du Monde, Kinderdorf Pestalozzi und andere Kinderhilfswerke zusammen bekommen haben. Beat Richner bekam mehr als alle andern zusammen! Da musste ich sogar mit allen Chefs der Hilfswerke ein Gespräch halten. Und ihnen erklären, warum wir das gemacht haben und warum das etwas ganz Besonderes ist.

Warum hat denn der Bund nicht die Ambition gehabt, beim Spital die Schweizer Fahne aufzuziehen und Kantha Bopha zum Beispiel Swiss Children Hospital zu nennen?

Das wollte er ja nicht. Er wollte, dass die Schweiz zahlt, aber er wollte nicht, dass es Swiss heisst. Ich habe es ihm hoch angerechnet, dass er es nicht gemacht hat, denn am Schluss ging es um die Wirkung des Spitals als kambodschanisches Spital. Mit schweizerischer Partnerschaft. Das sieht man auch so, es wird auch so dargestellt.

Es hat ihn von Anfang an genervt, dass man sofort sagte: «Was geschieht, wenn Sie mal nicht mehr da sind?»

Ja, das war die andere Sache, die institutionellen Voraussetzungen, wenn eine Person ein solches Werk schafft: Wie organisiert er die Stellvertretung? Was geschieht, wenn ihm irgendetwas zustösst? Und sorry, ich habe verschiedene solche Fälle erlebt. Ich habe ihm sogar gesagt, dass wir, falls er Probleme hätte, gute Ärzte finden würden, die wir im Katastrophenhilfkorps, im Korps für humanitäre Hilfe haben, die einspringen könnten. Ich machte einen Plan C, für den Fall, dass etwas passiert in Kambodscha, wie man ihn unterstützen könnte, oder für den Fall, dass ihm die Finanzen ausgehen. Aber das habe ich mit meinen engsten Mitarbeitern gemacht, im Sinn einer Skizze. Wir waren bereit, zu helfen.

Abschied von «Doctor God»

Eine grosse Ehre für Dr. Beat Richner – der König von Kambodscha, Norodom Sihamoni, hat es gewünscht: Für den am 9. September 2018 verstorbenen Schweizer Kinderarzt, der in Kambodscha fünf Kinderspitäler gegründet hat, wurde zum ersten Mal ein Stupa (Grabmal) auf öffentlichem Boden errichtet, auf dem Rasen direkt vor dem Kinderspital in Siem Reap. Sonst gibt es Stupas nur bei Pagoden oder auf privaten Grundstücken. Der König Norodom Sihamoni und die Königinmutter Norodom Monineath kamen am Donnerstagmorgen um 10.15 Uhr persönlich, «um Abschied zu nehmen von einem lieben Freund, einem grossen Helden, der Millionen von Kindern das Leben gerettet hat». Die Menschen nennen Richner «Doctor God».

Am Mittwochmorgen brachten Richners Schwester Annaregula Lutz-Richner und Dr. René Schwarzenbach, Präsident der Kantha-Bopha-Stiftung, die blaue Metallurne (Nr. 4657) von Zürich nach Siem Reap, wo sie am Flughafen vom Vizepremierminister Kong Sam Ol, vom Gouverneur der Provinz, Khim Bun Song, vom Chefmönch und von Richners Nachfolger, Dr. Peter Studer, und den Chefärzten der Kantha-Bopha-Spitäler empfangen wurden. Für Annaregula Lutz-Richner war klar, dass ihr Bruder in Kambodscha beigesetzt werden musste: «Er gehört hierher. Hier kennen ihn alle, hier lebt er weiter.»

Auf einem mit Jasmin- und Lotusblüten geschmückten Prunkwagen wurde die Urne vom Flughafen durch die ganze Stadt zum Spital geführt, getragen vom Chefarzt des Kinderspitals, Professor Yay Chantana. Begleitet von Trommeln und Trompeten.

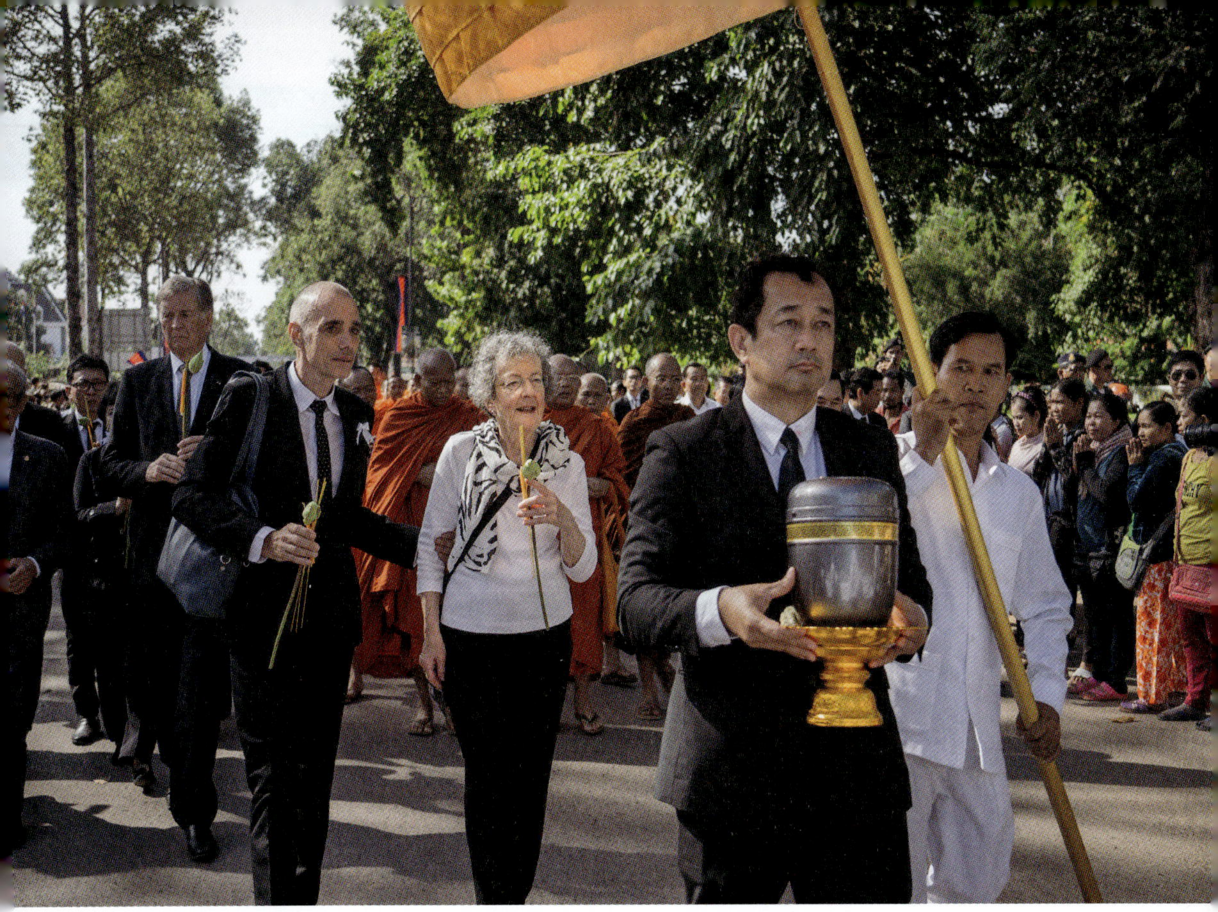

Urnenbeisetzung in Siem Reap, von links: Peter Studer, Denis Laurent, Annaregula Lutz-Richner und Chefarzt Yay Chantana, der die Urne trägt.

Die abgesperrten Strassen von Siem Reap waren gesäumt von mehreren Tausend Kindern, die sich mit gefalteten Händen und Lotusblumen vor dem verstorbenen Arzt verneigten. Eine emotional starke Ehrung. Viele von ihnen waren selbst in Dr. Richners Spitälern behandelt worden. «Seit der Trauerfeier für den alten König Norodom Sihanouk hat es noch nie eine so grosse öffentliche Trauer gegeben», sagt Dr. Denis Laurent, der administrative Direktor der Kantha-Bopha-Spitäler. «Alle Menschen liebten ihn, alle kannten ihn.»

Zur buddhistischen Abschiedsfeier am Tag davor im Kongresszentrum des Spitals kamen 700 Mönche und viele Ärzte und das Pflegepersonal.

Am Donnerstagmorgen, um vier Uhr früh, wurde die Urne in die Stupa gestellt und mit einer Marmorplatte eingeschlossen. Eine Zeremonie mit zahlreichen Mönchen, Musik und einem grossen Teil des Spitalpersonals, ganz in Schwarz-Weiss gekleidet. Die Tradition will, dass dies vor Sonnen-

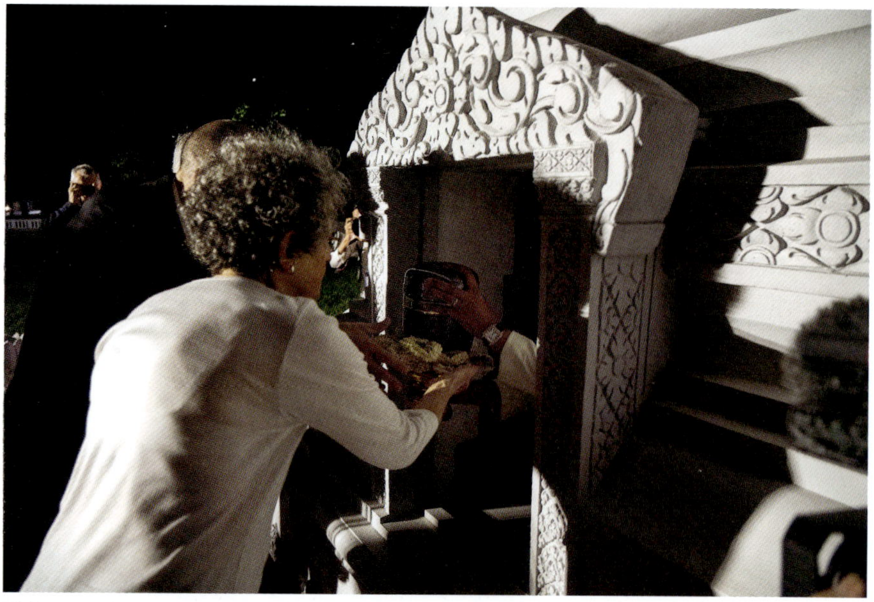

Richners Schwester Annaregula legt die Urne in den Stupa.

aufgang geschieht. Der Vizepremier hatte noch geplant, einen kleinen Teil der Asche aus der Urne zu nehmen, um sie nachts von der grossen Brücke zum Tempel von Angkor Wat ins Wasser zu streuen. Ein heiliger Akt für Buddhisten. Diese Zeremonie fand jedoch nicht statt. Am Empfang durch den König und seine Mutter um 10 Uhr nahm wiederum eine riesige Menschenmenge teil. Die Schweiz war offiziell durch ihren Botschafter Ivo Sieber vertreten, der Richner «einen grossen Schweizer» nannte, «der viel für das Ansehen unseres Landes getan hat».

Dr. René Schwarzenbach fasste die Persönlichkeit von Beat Richner kurz zusammen: «Er war ein Künstler, ein hervorragender Arzt und ein sehr guter Organisator, in dieser Kombination ein wahres Genie!» Richner hat vor drei Jahren seine Vision niedergeschrieben: «Dass im ganzen Land alle Kinder geheilt werden können und ich mit siebzig nicht mehr dafür Geld sammeln muss.» Er hat es geschafft – und dafür sein Leben geopfert. Kaum war seine Vision erfüllt, ist er gestorben. Der Vater eines 16-jährigen Knaben, der als Einjähriger in Richners Spital wegen Tuberkulose gepflegt und geheilt wurde, meinte: «Mein Sohn hat mir gesagt, er habe zwei Väter, mich und Dr. Richner.» So denken heute viele Hunderttausend Kinder in Kambodscha.

Und alle wissen, dass das Werk von Dr. Richner nur dank der vielen Spenden aus der Schweizer Bevölkerung möglich war.

Bis zum 15. Dezember 2018 dauerte die Trauerperiode, die normalerweise sieben Tage beträgt, aber für Dr. Richner offiziell auf 100 Tage verlängert wurde. Bis dahin kriegte er noch jeden Morgen sein Lieblingsfrühstück: zwei Spiegeleier, ein Brötchen, einen Orangensaft und eine Tasse Kaffee, serviert auf einem kleinen Tischchen in der grossen Spitalhalle. Denn während der Trauer war er zwar bereits verschieden, aber sein Geist war noch da. Und vielleicht hungrig.

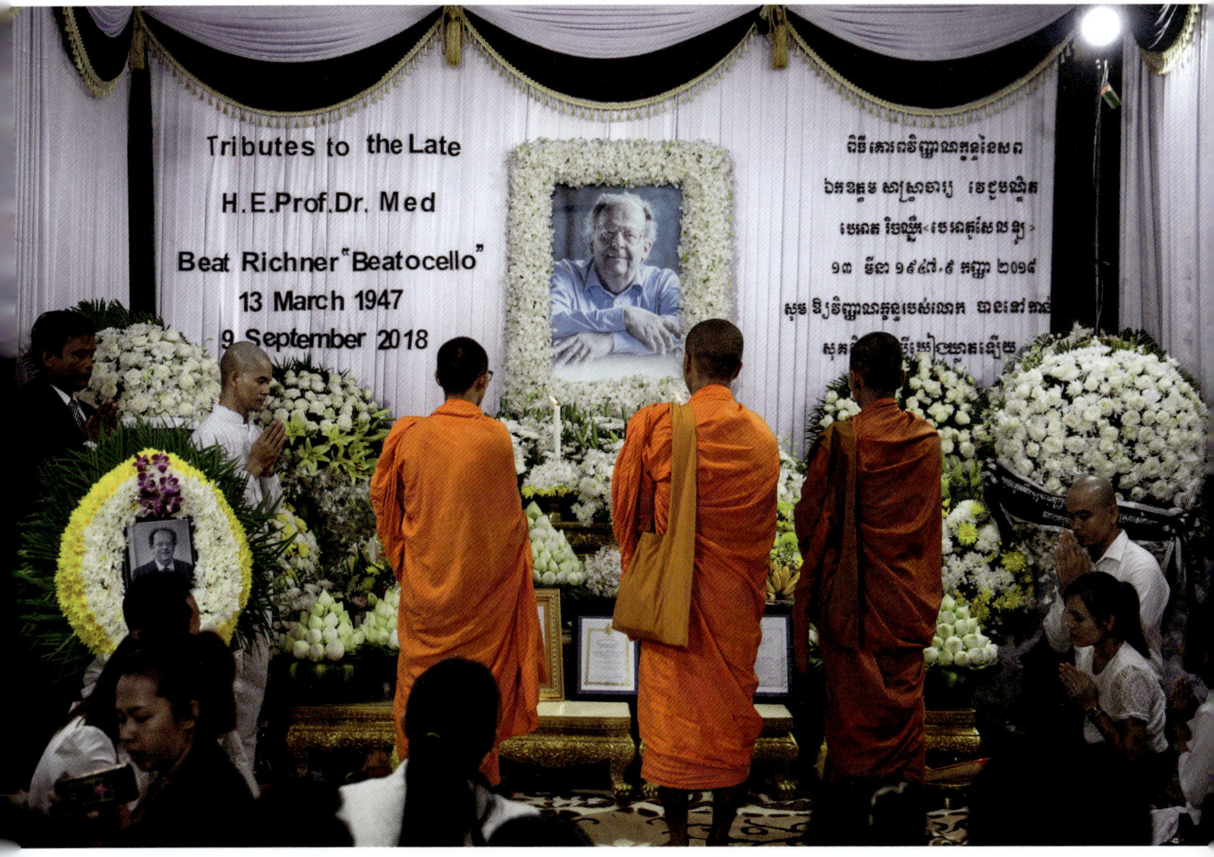
Tributes to the Late
H.E.Prof.Dr. Med
Beat Richner "Beatocello"
13 March 1947
9 September 2018

Das Personal der Spitäler trauert um «Doctor God».

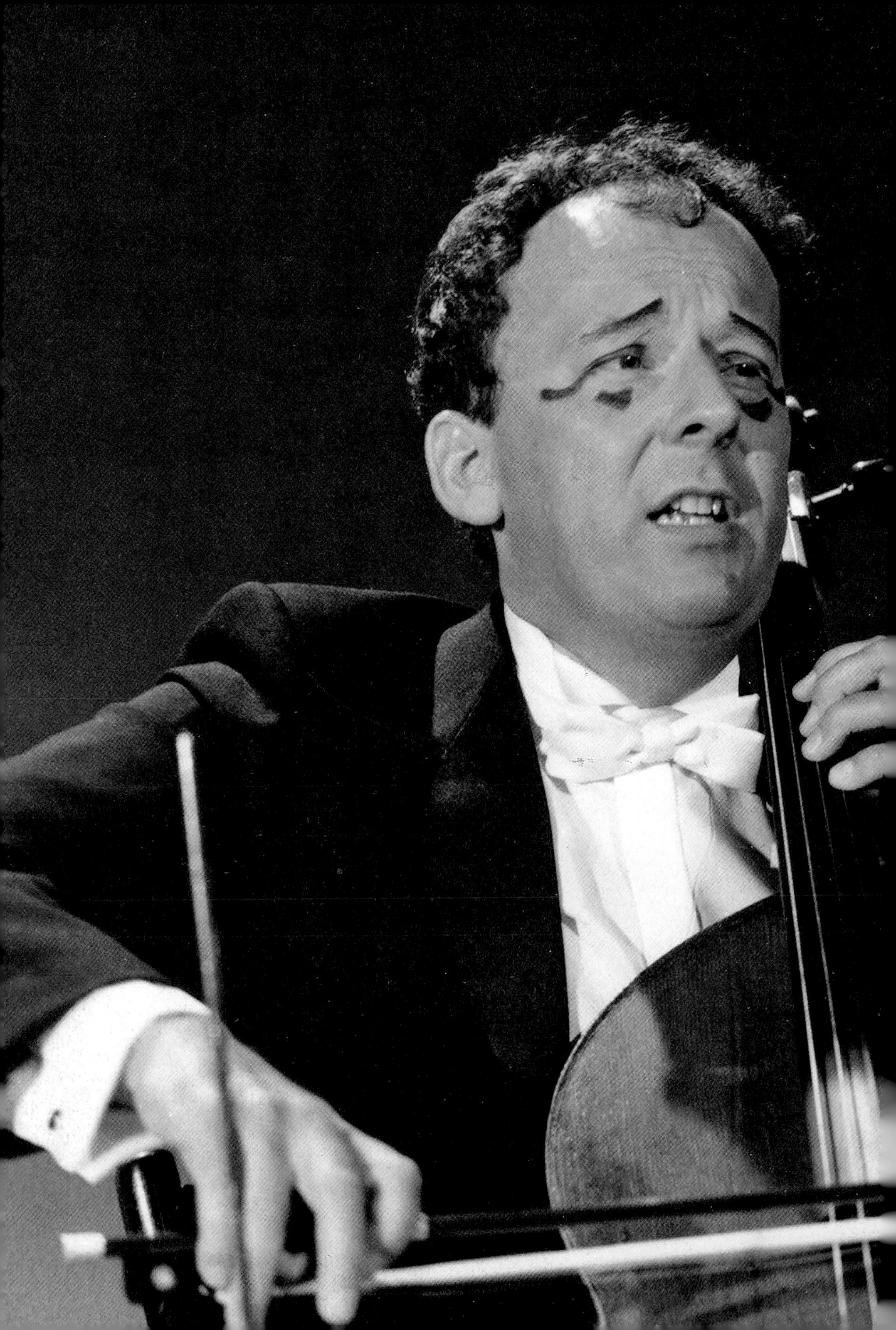

KAPITEL 3

Ausklang

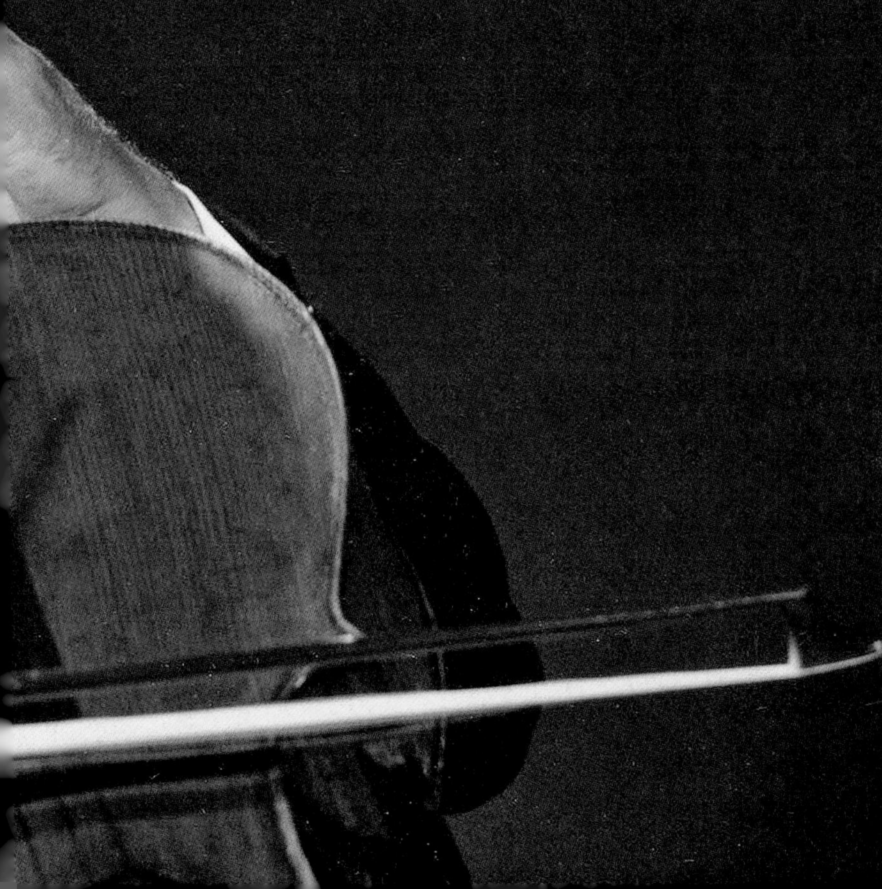

Das Konzert

Jeden Samstagabend und bis zum letzten Tag gab Dr. Richner im Spital Jayavarman VII ein Konzert mit einem Vortrag für Touristen, oft recht begüterte Menschen, die einen Besuch von Angkor Wat gebucht und vom einzigartigen Kinderspital gehört hatten.

Ihnen will der Arzt Blut und Geld abzapfen, er sagt es ihnen geradeheraus: «Ich brauche Ihr Geld.»

Der Vortrag ist spannend, Richner spielt abwechselnd auf seinem Cello Bach-Suiten und eigene Lieder, dazwischen erklärt er seine Prinzipien. Meistens auf Englisch: «I try to speak Swiss English, the new global finance language, Swiss English.»

«Mein Name ist Beat, das Instrument ein Cello, zusammen heissen wir Beatocello, ich spielte jeweils unter einem roten Sonnenschirm, neben meinem Sohn, Beatocellino, und auf der andern Seite Beatocelestino.»

Er singt: «Sono Beatocello, protetto di un ombrello, l'ombrello è il mio cielo … I am Beatocello, I want to be at ease, I want to have peace …»

«Was immer Sie für einen humanitären Job machen, immer hören Sie, was Sie hier tun, sei nur ein Tropfen auf den heissen Stein, ein Tropfen, der sich im Ozean verliert. Aber wenn es Ihnen gelingt, auch nur ein Kind zu retten, dann ist es nicht nur ein Tropfen auf einen heissen Stein, denn jedes Kind hat nur ein Leben, und das Leben ist alles, was wir haben. Es gibt kein anderes Leben. Wenn es Ihnen gelingt, ein Kind davor zu retten, lebenslänglich handicapiert zu sein, dann ist es nicht ein Tropfen. Und: Nicht alle Tropfen fallen auf einen heissen Stein, nicht alle Tropfen verlieren sich im Ozean. Ich erzähle Ihnen jetzt die Geschichte von diesem Tropfen, von diesem Ton [hier spielt er eine hohe Note mit dem Cello] eingesperrt in den Notenlinien. Wenn er mal zu Boden fällt, in einen kleinen Fluss, kommt er an die Oberfläche und sieht die Sterne, der Fluss wird grösser und grösser, und es wird schwerer, an die Oberfläche zu kommen, um die Sterne zu sehen. So gehen viele Tropfen den Fluss hinunter, und der Fluss wird grösser und grösser [jetzt spielt er eine wilde Melodie auf dem Cello dazu]».

«C'est le ton qui fait la musique et la musique, c'est la vie, c'est la vie.»

«Wir behandeln hier jährlich 34000 schwer kranke Kinder. Wir hospitalisieren 100 bis 130 schwer kranke Kinder pro Tag, 80 Prozent dieser Kinder würden ohne uns nicht überleben. Wir haben 470000 Konsultationen pro Jahr [Outpatients], 140000 Impfungen, 3800 Operationen in Phnom Penh, 130 Operationen pro Monat in Siem Reap, 2400 Kinder mehr würden sterben ohne die drei Spitäler. Das ist kein Tropfen auf einen heissen Stein!»

Dann spielt er wieder ein Stück auf dem Cello.

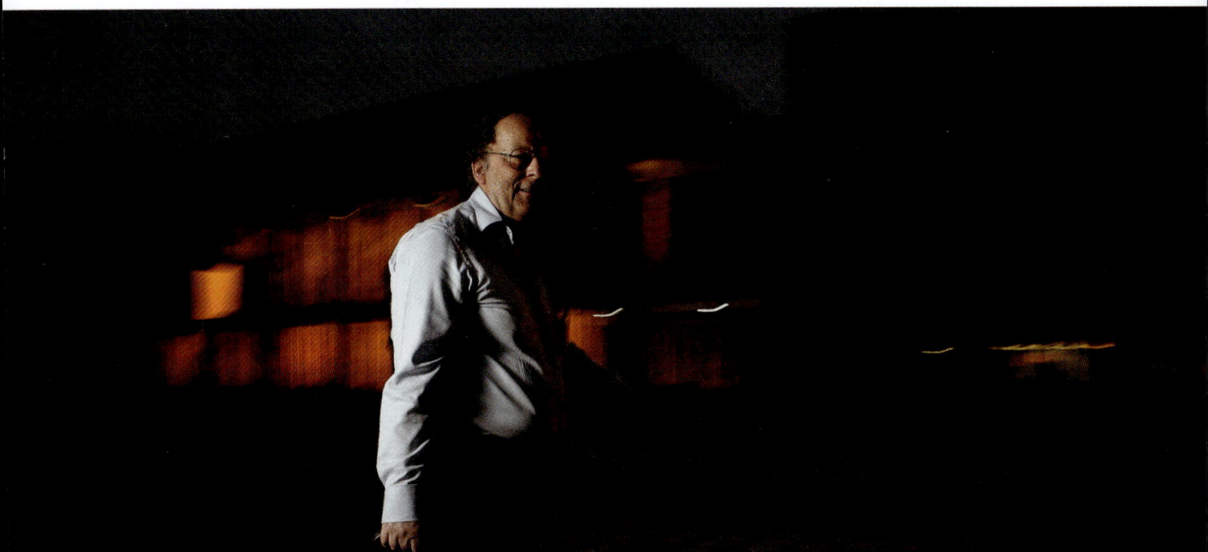

«Die Gesundheitslage ist schlecht in Kambodscha. Ein Grund ist der Krieg seit dreissig Jahren. Eine Konsequenz des Krieges ist die Tuberkulose. Am Ende des 2. Weltkrieges war in Grossbritannien die Rate von Tuberkulose noch höher als hier. Vor 1970 war Tuberkulose auch in Kambodscha kein Problem. 1970 begann der Krieg, die Kissinger-Administration bombardierte das Land, viele Menschen flohen, es gab 2 Millionen Flüchtlinge an der Grenze zu Thailand, allein im Betonrohbau des Hotels Cambodiana waren in der ersten Etage 600 Flüchtlinge untergebracht. Die Flüchtlingslager waren Brutstätten für Tuberkulose. Unter Pol Pot gab es keine Medizin mehr, in Vietnam konnten sich nur die Reichen Medizin leisten. Kissinger hat inzwischen zugegeben, dass es ein Fehler war, Kambodscha zu bombardieren. Aber die Konsequenzen gehen weiter. Die Kinder können Tuberkulose vier bis acht Jahre lang ertragen, aber sie sind geschwächt, und wenn noch Malaria, Typhus oder Masern dazukommen, dann kann die TB explodieren. Deshalb haben heute von den 182 hospitalisierten Kindern 60 Prozent Tuberkulose, zwei Drittel der Bevölkerung ist durch TB infiziert.»

«Was wir hier tun, ist nicht ein Akt der Barmherzigkeit oder der Hilfe, es ist ein Akt der Gerechtigkeit, denn der Krieg wurde durch den Westen ins Land gebracht. Er hat das Problem geschaffen. Eine weitere Konsequenz des Krieges ist die Tatsache, dass niemand den Mut hat, hier in teure, definitive Installationen für das Gesundheitswesen zu investieren. Als mich der König 1991 bat, Kantha Bopha wieder aufzubauen, hat mir die Schweizer Regierung geraten, dies nicht zu tun. Denn es habe keinen Sinn, eine teure Infrastruktur in einer Kriegssituation zu installieren, die Lage sei zu instabil. Natürlich ist es nicht stabil in Kambodscha, vor drei Jahren gab es das Shooting in Phnom Penh, wir waren nicht sicher, ob wir das Spital retten können, denn es stand im Zentrum der Schiesserei. Aber was wäre geschehen, wenn wir das Spital nicht sechs Jahre zuvor gegründet hätten? 2400 Kinder wären gestorben, pro Monat!»

«Man darf nicht warten, bis der Krieg zu Ende ist, denn man weiss nie, wann er zu Ende ist, wann der Frieden kommt. Krieg und Frieden gehen nebeneinander, die Spitäler sind ein Beitrag zum Frieden, alle Kinder werden hier gratis behandelt, gegen 99 Prozent der Familien sind nicht fähig, etwas zu bezahlen; hier können die Familien erfahren, was Gerechtigkeit bedeutet, hier haben alle ein Recht auf korrekte medizinische Behandlung, ob arm oder reich. Hier muss niemand Angst haben, am nächsten Tag aus dem Spital vertrieben zu werden, weil er nicht unter dem Tisch bezahlen kann, wie es in anderen Spitälern der Fall ist. Hier herrscht Gerechtigkeit. Es gibt keine Korruption, und so haben wir während der letzten acht Jahre 2,8 Millionen Kinder behandelt, 2,8 Millionen Familien konnten die Erfahrung machen, was es heisst, Frieden zu erfahren, eine Institution ohne Korruption zu haben, wo jeder Mensch zu seinem Recht kommt, zum Recht auf eine korrekte medizinische Behandlung.»

«Und das ist nicht eine Behandlung für nichts, die Infektionen sind sehr ernst, die Krankheiten sind sehr ernst. Wir können nicht warten, bis der Krieg definitiv zu Ende ist. Und was bedeutet eigentlich Frieden? Infrastrukturen machen den Frieden aus und nicht die grossen Worte von wichtigen Leuten. Infrastrukturen geben die Garantie, dass alle in korrekter Weise behandelt werden. Nach den vielen Jahren Krieg ist niemand mehr in der Lage, sich vorzustellen, was Frieden bedeutet. Die Menschen müssen diese Idee, diesen Traum von Frieden zuerst mal haben, um Frieden herzustellen. Es ist sehr traurig, zu hören, man solle erst mal warten, bis der Frieden einkehrt. Denn die Lage im Gesundheitswesen ist sehr schlecht.»

«Eine weitere Ursache für die schlimme Situation ist neben dem Krieg die Strategie der internationalen Organisationen, ihre Philosophie der armen Medizin für arme Menschen in armen Ländern, das ist eigentlich die wichtigste Ursache für die schlechte Lage, ich könnte Ihnen so viele Geschichten erzählen dazu. Vor vier Jahren hat die WHO noch gesagt, dass Tuberkulose beim Kind kein Problem sei, es gebe nur 16 Fälle in Siem Reap. Als wir das Spital 1999 eröffneten, hatten wir schon im ersten Monat 240 Fälle von Tuberkulose bei den Kindern! Warum hat die internationale Gemeinschaft das Problem Tuberkulose nicht erkannt? Weil die Diagnose von TB beim Kind schwierig ist, es ist die schwierigste Diagnose in der Pädiatrie. Dazu braucht es moderne Geräte, und diese Geräte seien zu teuer für arme Länder wie Kambodscha, zu komplex, sagen die internationalen Organisationen, bis heute. Aber nur mit diesen Geräten können Sie eine korrekte Diagnose stellen.»

«Es gibt noch andere Beispiele für die Haltung der Organisationen, zum Beispiel das Medikament Chloramphenicol, das seit 1970 in Europa und den USA nicht mehr an Kinder verabreicht werden darf, ist immer noch auf der ‹Essential Drug List› der WHO und wird hier von den meisten NGOs gebraucht, obschon es gravierende, bis tödliche Nebeneffekte hat und nicht wirksam ist. 96 Prozent der Keime sind resistent gegen dieses Medikament. Wenn Sie dieses Medikament benützen, dann töten Sie Kinder auf passive Art, weil es nicht hilft und die Infektionen, die es bekämpfen sollte, tödlich sind. Und es wirkt aktiv tödlich wegen den verheerenden Nebenwirkungen. Woche für Woche empfangen wir hier Kinder, die bluten und bluten und sterben, weil sie in anderen Institutionen durch dieses Medikament vergiftet wurden. Es wird immer noch in Frankreich produziert, dort darf es nicht verkauft werden, aber es wird in die arme Welt exportiert. Es ist halt ein billiges Medikament, darum wird es benützt. Und wenn es durch ein teureres, aber wirksames Medikament ersetzt wird, heisst es, man betreibe Luxusmedizin. Aber die korrekte Behandlung von Kindern ist kein Luxus.»

«Die Wahrheit ist, dass die Kinder zu Hause sterben, und niemand macht eine Revolution, sie schreien nicht, es interessiert niemanden. Die internationalen Organisationen sagen mir, ich schaffe Bedürfnisse, die es vorher nicht gegeben habe. Wir schaffen keine Bedürfnisse, alle Mütter dieser Welt wollen, dass ihre Kinder gesund werden. Eine Mutter, die das nicht will, hat ein mentales Problem, und wir müssen zuerst ihr helfen.»

Er singt sein berühmtes Lied: «Il y a des enfants qui meurent, leurs mères qui pleurent, les fonctionnaires qui traînent, les bureaucrates qui traînent, les fonctionnaires qui traînent, leur train tue des vies.»

«‹In Kambodscha gibt es einfache Krankheiten, darum muss man eine einfache Medizin machen, die nicht viel kostet›, sagte der Repräsentant der WHO in Kambodscha, Herr Petersen.»

«C'est pourquoi il y a des enfants qui meurent, des mères qui pleurent, des fonctionnaires qui traînent ...»

«‹Günstige Medikamente, Chloramphenicol›, sagte die WHO. ‹Spitäler bauen heisst Bedürfnisse schaffen, die es vorher nicht gab›, sagen sie in Genf. ‹Man muss warten, bis Kambodscha alles selber bezahlen kann›, sagt die WHO in Genf, und die Regierung in Bern.»

«C'est pourquoi il y a des enfants qui meurent ...»

«Die WHO sagt, es habe keinen Sinn eine Massenimpfung gegen die japanische Enzephalitis durchzuführen. Dank dem Computertomografen können wir sehr viele Fälle von JE diagnostizieren, 700 Kinder starben wegen dieser Krankheit im Kantha-Bopha-Spital vor vier Jahren. Die Massenimpfung sei für dieses Land zu teuer, sagt die WHO. Es ist eine Frage der Gerechtigkeit. Die Kinder des Personals der US-Botschaft und die Kinder anderer internationaler Beamter müssen geimpft werden gegen die JE. Sonst dürfen sie nicht in Kambodscha bleiben. Aber für die Kambodschaner ist es zu teuer. Wir machen die Impfung, sie kostet 4 Dollar pro Kind. Und das Kind wird gratis geimpft. Im Pasteur-Institut kostet die Impfung 60 Dollar pro Kind. Welcher Kambodschaner kann sich diese Impfung leisten, wenn der normale Monatslohn 20 Dollar beträgt?»

«Es gibt zwei Standards, den reichen für die Reichen und den armen für die Armen. Die armen Menschen, die für die reichen Menschen arbeiten, haben keine Rechte. Das ist die grosse Hypokrisie. Es ist manchmal sehr schwer, weiter hier zu arbeiten, wenn man an diese zwei Standards denken und damit leben muss. Schwer, kreativ zu bleiben.»

«Die Touristen nebenan, im schönen Hotel, zahlen 320 Dollar die Nacht. Hier werden die Patienten gratis behandelt, aber hier gehts ums Überleben. Die Hotels sind zum Vergnügen der Touristen da, gleich nebenan. Oft wird es schwierig, zu rechtfertigen, was wir hier tun. Man muss sich rechtfertigen gegenüber den internationalen Organisationen, die uns sagen, das sei Luxus. Die gleichen Leute halten ihre Konferenzen im Luxushotel nebenan.»

«Man kann nur hierbleiben und für das Leben dieser Kinder kämpfen, wenn man bereit ist, zu vergeben, für die Tatsache, dass es zwei Standards gibt, man muss diesem System vergeben, denn sonst wird man verrückt.»

Er spielt das «Kol Nidrei», eine Komposition von Max Bruch zum Tag von Jom Kippur, dem Fest des Grossen Vergebens.

«Jetzt muss ich über Geld reden. Wir haben ein Budget von 9 Millionen Dollar. 9 Millionen sind viel, wenn man sie suchen muss. Aber 9 Millionen sind wenig, wenn man sieht, was wir damit machen können. 50 Prozent des Geldes brauchen wir für Medikamente und medizinisches Material, die Hälfte des Budgets geht also zurück in die reiche, industrialisierte Welt, in die Schweiz, nach Frankreich und in die USA, zu den Pharmafirmen. 30 Prozent wird für die Löhne des kambodschanischen Personals ausgegeben. Vor neun Jahren starteten wir mit 13 Expats und 63 Kambodschanern, heute haben wir 940 Kambodschaner und nur 3 Expats. 20 Prozent brauchen wir für Einwegmaterial, Wasser, Elektrizität. Die Kinder kommen im Schock zu uns, sie brauchen Sauerstoff, den produzieren wir selbst.»

«Ich rede zu viel über Geld. Ich gehe zweimal pro Jahr in die Schweiz zum Geldsammeln. Die Schweizer reden nicht gerne über Geld. Man redet nicht über Geld, man hat es. Ich darf im Fernsehen nicht unser Stiftungskonto für Spenden angeben, aber wenn ich in einer Fremdsprache singe, dann müssen sie alles übersetzen, so habe ich einen Song gemacht, in dem mein Konto vorkommt:

I am the doctor PC 80-60699-1
Do you remember this very number,
We still need money, just your money
Why poor children should not have the right of getting drugs and care
Why we wonder
We don't surrender
Thank you, thanks a lot!»

Dann spielt Richner noch ein Stück von Pablo Casals.

«Le chant des oiseaux, das er komponiert hat, als er 1938 vor dem faschistischen Franco-Regime nach Frankreich geflohen ist und sich in Prades in den Pyrenäen niedergelassen hat: ein Lied über Unabhängigkeit, Menschenrechte und Frieden.»

In dem grossen Saal, wo Richner jeweils seine Konzerte gab, beginnt der grosse Rapport seit seinem Tod mit einer Minute des Schweigens. Sein Bild hängt über der Bühne. Er ist immer noch da.

Kosten und Zahlen

Der Betrieb der 5 Kinderspitäler Kantha Bopha kostet jährlich 42 Millionen Franken.

16 Millionen kommen heute aus Kambodscha:
6 Millionen vom Staat
1 Million vom Roten Kreuz
5 Millionen von einer Abgabe auf den Eintrittstickets für Angkor Wat
4 Millionen von privaten und institutionellen Spenden

26 Millionen kommen aus der Schweiz:
4 Millionen von der DEZA (Eidgenossenschaft)
22 Millionen von Spenderinnen und Spendern

5 Spitäler, 1 Maternité
2300 Betten
2500 kambodschanische Mitarbeiterinnen und Mitarbeiter
16,3 Millionen Kinder wurden seit 1992 behandelt
1,9 Millionen schwer kranke Kinder wurden hospitalisiert

Die Kantha-Bopha-Spitäler haben rund 85 Prozent aller kranken Kinder von Kambodscha behandelt, operiert, geheilt.

80 Prozent der hospitalisierten Kinder hätten ohne Kantha Bopha keine Überlebenschancen gehabt.

Die Kantha-Bopha-Spitäler haben weltweit das beste Kosten-Nutzen-Verhältnis, deshalb sind sie ein Modell für alle armen Länder.

Meilensteine im Leben Beat Richners

13. März 1947 geboren in Zürich als jüngstes von vier Kindern von Theophil und Hildegard Richner

1953–1967 Primarschule Zürich-Fluntern, Kantonsschule Rämibühl, Matura Typ B

1967–1973 Medizinstudium an der Universität Zürich

1973 Staatsexamen

1957–1967 Ausbildung zum Cellisten bei Julius Bächi, Enrico Mainardi und Siegfried Palm. Spielt mit dem Zürcher Tonhalle-Orchester

1966 Erster Soloauftritt als Beatocello am Zürcher Polyball

Ab 1967 Regelmässige Auftritte in Kleintheatern mit einem abendfüllenden Programm

1975 Erste Mission in Kambodscha mit dem Schweizerischen Roten Kreuz im Kinderspital Kantha Bopha. Nach wenigen Monaten muss er wie alle anderen Ausländer das Land überstürzt verlassen, wegen der Machtübernahme durch das Terrorregime der Roten Khmer, die fast alle Ärzte umbringen.

1976 Assistenzarzt am Kinderspital Zürich
Auftritte als Beatocello, Publikation von poetischen Kinderbüchern mit eigenen Zeichnungen

1979 Dr. med., Dissertation bei Professor Prader

November 1979 Gründung einer eigenen Praxis am Zürichberg, zusammen mit dem Kinderarzt-Kollegen Fredi Löhrer

1991 Nach der Befreiung von Kambodscha vom Terrorregime der Roten Khmer durch die vietnamesische Armee kommt es zur Friedenskonferenz in Paris. Dr. Richner fährt zu einer Opernpremiere nach Paris und fasst dort den Beschluss, das Land zu besuchen. Er war einer der ersten Ausländer, die ein Einreisevisum beantragt haben.

1991 Im Dezember bitten der König Norodom Sihanouk und die kambodschanische Regierung den Schweizer Kinderarzt, beim Wiederaufbau des zerstörten Kinderspitals Kantha Bopha zu helfen.
Dr. Richner unterzeichnet eine entsprechende Vereinbarung.

1992 Im Februar publiziert die Schweizer Illustrierte eine grosse Reportage über das Projekt von Dr. Richner, begleitet von einem Spendenaufruf. Richner fliegt mit 60000 Franken Spendengeld nach Kambodscha und beginnt gleich mit dem Wiederaufbau von Kantha Bopha. Am 2. November wird das Spital eröffnet.

1995 Täglich kommen 1000 bis 1500 kleine Patienten zur Konsultation, rund 350 müssen hospitalisiert werden. Das Spital kann nicht mehr alle Patienten aufnehmen, Dr. Richner sucht nach einem Bauplatz für ein zweites Spital. Der König offeriert für den Bau von Kantha Bopha II Land im Garten des Königspalastes.

1996 Am 12. Oktober wird Kantha Bopha II in Anwesenheit des Königs und des Schweizer Bundespräsidenten Jean-Pascal Delamuraz eingeweiht.

1998 Die Regierung bittet Dr. Richner, in Siem Reap, im Norden des Landes, nahe der Tempelstadt Angkor Wat ein drittes Kinderspital zu bauen. Premierminister Hun Sen offeriert das nötige Land.
Das Spital heisst Jayavarman VII, wie der König, der im 12. Jahrhundert in Kambodscha viele Spitäler gebaut hat. Dieses dritte Spital wird in seiner Architektur und Organisation zu einem Vorbild für den Bau von Kinderspitälern in armen Ländern.

1999 Eröffnung des Spitals Jayavarman VII am 30. März. Bei der Einweihung verspricht der Premierminister Hun Sen in Anwesenheit des Königs Norodom Sihanouk, dem Spital zusätzliches Land zur Verfügung zu stellen, auf dem Dr. Richner dank einzelner Grossspenden eine Maternité bauen kann, in der auch HIV-positive Mütter so entbinden können, dass der HI-Virus nicht aufs Kind übertragen wird. Es ist die erste Maternité, die direkt mit einer Neonatologie verbunden ist.

2000 Eröffnung der Chirurgie am 4. April

2001 Einweihung der Maternité am 9. Oktober

2002 Einweihung eines Ausbildungs- und Konferenzzentrums in Siem Reap, mit einem internationalen Symposium über Pädiatrie und Perinatologie. Hier werden in den folgenden Jahren zahlreiche Symposien, Kongresse und Weiterbildungsveranstaltungen stattfinden, die unter anderem der internationalen Verbreitung der Prinzipien von Dr. Richner dienen.

2004 Kantha Bopha I in Phnom Penh ist zu klein geworden, zwei Gebäude sind in einem schlechten Zustand, der Bau eines neuen Spitals beginnt am 3. August 2004, das neue Kinderspital Kantha Bopha IV wird am 29. Dezember 2005 eingeweiht. Es hat 555 Betten, 4 Operationssäle, zwei Intensivstationen, ein Labor mit Blutbank, eine komplette Bilddiagnostik mit Röntgen, Ultraschall und CT-Scanner, eine grosse Apotheke, mehrere Konsultationsräume und ein Präventionszentrum (Hygieneaufklärung und Impfen). Der

Spitalbau kostete 15 Mio. Dollar, er konnte dank einer «Zwänzgernötli-Aktion» von Dr. Richner finanziert werden, mit der Unterstützung der Schweizer Illustrierten und der Schweizerischen Post.

2007 Bald nach der Einweihung von Kantha Bopha IV nimmt die Anzahl Patienten um fast 50 Prozent zu, der Bau eines weiteren Spitals wird nötig, das als Kantha Bopha V am 28. Dezember 2007 im Beisein von König Norodom Sihamoni (Sohn von Sihanouk, der 2012 stirbt) und von Premierminister Hun Sen und mehreren Mitgliedern der Regierung eingeweiht werden kann. Das Spital bietet zusätzliche 300 Betten.

2012 Das Spital Jayavarman VII wurde sechsmal erweitert (2005, 2008, 2009, 2010, 2015). Es verfügt über eine Röntgenabteilung, ein Labor, eine Spitalapotheke, diverse Operationssäle und vier Bettenhäuser. Eine Herzchirurgie wird eröffnet.

2015 Erweiterung der Maternité mit 80 Betten, 8 Gebärzimmern und einer kleinen Intensivstation

2017 Eröffnung eines Besucher- und Informationszentrums im Kantha Bopha I

Februar 2017 Dr. Beat Richner muss wegen einer schweren Erkrankung zu Untersuchungen nach Zürich gebracht werden.

Am 25. November findet im Grossmünster Zürich eine Feier zum 25. Bestehen von Kantha Bopha statt.

9. September 2018 Dr. Beat Richner stirbt in der Nähe von Zürich, seine Urne wird von seiner Schwester Annaregula Anfang Dezember nach Siem Reap gebracht, wo sie in einem Stupa (Grabmal) vor dem Spital im Rahmen einer grossen Trauerfeierlichkeit eingemauert wird.

Nachwort

Von Peter Rothenbühler

«Das ist aber rührend», sagte er jeweils, wenn ich ihn anrief, von Handy zu Handy, von der Schweiz aus nach Kambodscha. «Das ist aber rührend von dir», sagte er auch andern Bekannten, die ihn anriefen. Und: Er nahm das Telefon immer sofort ab. Er war immer für die andern da. Und konnte trotz seiner enormen Arbeit gut zuhören. Er, der sich täglich um tausend und mehr Kinder kümmern musste, wollte immer zuerst wissen, wie es meinen Kindern geht.

Wenn er in seinen Büchern und in Interviews auch stets klagte, sich beschwerte, ja sogar jammerte über die Ungerechtigkeiten dieser Welt, so war er doch im persönlichen Umgang immer freundlich, angenehm, lustig. Er wollte niemanden mit seinen Sorgen belasten, hatte für jeden einen guten, motivierenden Spruch auf Lager, zur Erheiterung und Aufheiterung. Seiner selbst?

Das Wegdämmern von Dr. Richner im Jahr 2017 hat eine tragische Komponente. Es geschah, als seine Vision, seine kühnsten Träume endlich Realität geworden waren. Es geschah, als seine Nachfolge geregelt war, die Spitäler auch ohne ihn reibungslos funktionierten. Als er mit seiner Philosophie und seinen Prinzipien auf der ganzen Linie recht und Anerkennung bekommen hat. Als er endlich in den wohlverdienten Ruhestand hätte treten können.

Noch vier Jahre vor seinem Tod hat der damals 67-jährige Dr. Beat Richner geschrieben: «Ich habe die Vision, dass im ganzen Land alle Kinder gepflegt und geheilt werden können und dass ich mit siebzig nicht mehr Geld sammeln muss für die Spitäler.» Dass er es endlich «gmüetli ha» kann, wie er in seinem berühmtesten Refrain gesungen hat: «I bi der Beatocello und möchts jetz gmüetli ha».

Im Jahr seines Ablebens, 2018, standen in Kambodscha – in Phnom Penh und Siem Reap – fünf Kinderspitäler, ein Kongresszentrum und eine Maternité (in Siem Reap). Und 2019 wurde auch in Phnom Penh ein Herzchirurgie-Center eingeweiht (in Siem Reap gibts ein solches seit 2012).

Richners Vision hat sich erfüllt.

Dass sich die offizielle Schweiz über die ganze Zeit nicht stärker engagiert hat, einmal sogar den Jahresbeitrag verweigern wollte, weil Richner keinen Vertrag mit dem Gesundheitsministerium abschliessen wollte, erfüllte ihn mit Zorn und Traurigkeit. Er konnte und wollte nicht verstehen, dass sein Land ihn nicht tatkräftiger unterstützte, und zwar nach seinen eigenen Spielregeln.

Er ärgerte sich fast täglich über Funktionäre, die seine Arbeit kritisierten, den Bau von bestens ausgerüsteten Kinderspitälern im armen Kambodscha als «unnötige Luxusmedizin» stigmatisierten. Was für eine Beleidigung für einen Arzt, der Millionen von Kindern das Leben gerettet hat! Und er gab seinem Frust auch regelmässig Ausdruck, oft auf recht undiplomatische Art.

Dabei ging fast vergessen, dass es auch sehr viele Leute gab, die ihm gut gesinnt waren. Eine Vielzahl von Schweizer Medizinern, anerkannten Spezialisten, die ihn und seine Mannschaft vor Ort über all diese Jahre aktiv unterstützt haben. Auch viele Funktionäre des Bundes haben sein Werk von Beginn weg begrüsst, wie zum Beispiel – um nur einen zu nennen – der Schweizer Botschafter Christoph Burgener, der sich in Bern aktiv für die Erhöhung der Bundesgelder eingesetzt hat.

Aber eben: Erst nach zwanzig Jahren mühsamer Aufbauarbeit wurde Kantha Bopha von internationalen Experten als «bestes je gesehenes Modell» für medizinische Hilfe in armen Ländern beurteilt. Erst jetzt wurde der Zürcher Kinderarzt weltweit anerkannt als hervorragender Ambassador der humanitären Tradition der Schweiz, als eine Art neuer Henry Dunant. Und nur knapp verpasste Dr. Richner einen Friedensnobelpreis, für den er vorgeschlagen war.

Von Anfang an stand das Schweizer Volk hinter seinem Wirken. Es spendete grosszügig viel Geld und wählte ihn 2002 zum «Schweizer des Jahres». Er war der Erste, der diesen Titel tragen durfte. Die Schweizerinnen und Schweizer waren und sind stolz auf Dr. Richner.

Doch wer war eigentlich dieser Beat Richner, warum hat er seine komfortable Existenz als Kinderarzt und Musiker in Zürich aufgegeben, um sein Leben ganz dem Einsatz für kranke Kinder in einem sehr armen Land zu widmen? Wie hat er die Spitäler gebaut, wie hat er die unzähligen grossen Hürden und starken Widerstände überwunden?

All diese Fragen möchte dieses Buch beantworten. Es will aber vor allem von einem funktionierenden Modell berichten, das auch für andere Länder anwendbar wäre. Einem Modell, das viele Doktrinen und Empfehlungen der WHO, der UNICEF, des Roten Kreuzes und der Schweizer Regierung infrage stellt.

Es soll Inspiration sein für alle Menschen guten Willens, die sich auch für die Ärmsten dieser Welt einsetzen möchten: korrekt, korruptionsfrei, effizient, auf Augenhöhe mit den Partnern. Sein Modell lässt sich aber nur durchsetzen, wenn eine aussergewöhnliche Figur mit den Ideen, der Hartnäckigkeit, dem Arbeitswillen, der Opferbereitschaft und dem Humor von Dr. Beat Richner «den Karren zieht».

Solche Figuren sind nicht sehr zahlreich. Wie das Beispiel zeigt, muss einer, der ein solches Projekt durchziehen will, über Jahrzehnte dranbleiben und einen hohen Preis zahlen. Das heisst auf ein normales Leben verzichten. Beat Richner hat immer an alles gedacht, nur an sich selbst zu wenig.

Wenigstens hat er in den letzten Jahren seines Lebens Anerkennung geerntet und die grosse Dankbarkeit der Menschen zu spüren bekommen. Er hatte die Gewissheit, dass sein Werk auf solidem Grund steht und genau das ist, was die Experten immer angezweifelt haben, nämlich nachhaltig. Es gibt kaum ein Entwicklungsprojekt der Schweiz, das je so nachhaltig gewesen ist. Millionen junger Menschen wissen, was sie dem Menschen zu verdanken haben, den sie in Kambodscha als «Doctor God» verehren.

Bildnachweis

Seite 10	Patrick Hürlimann/Keystone
Seite 14	Zvg
Seite 20/21	Monika Flückiger/Schweizer Illustrierte
Seite 29	Monika Flückiger/Schweizer Illustrierte
Seite 30/31	Dick Vredenbregt/Schweizer Illustrierte
Seite 33	Privatarchiv von Annaregula Lutz-Richner
Seite 35	Privatarchiv von Annaregula Lutz-Richner
Seite 41	Reto Hügin/Schweizer Illustrierte
Seite 44	Keystone
Seite 51	Privatarchiv von Annaregula Lutz-Richner
Seite 57	Privatarchiv von Annaregula Lutz-Richner
Seite 58	Bildausschnitt aus einer TV-Dokumentation
Seite 62	Privatarchiv Fredi Löhrer
Seite 64	Bruno Voser/Schweizer Illustrierte
Seite 67	Hervé Le Cunff/Schweizer Illustrierte
Seite 70	Beatrice Lang/Schweizer Illustrierte
Seite 71	Sabine Wunderlin/Sonntagsblick
Seite 73	Monika Flückiger/Schweizer Illustrierte
Seite 74	Dick Vredenbregt/Schweizer Illustrierte
Seite 77	Privatarchiv Peter Rothenbühler
Seite 81	Philippe Dutoit
Seite 87	David Biedert
Seite 94	Monika Flückiger/Schweizer Illustrierte
Seite 97	Monika Flückiger/Schweizer Illustrierte
Seite 98	Monika Flückiger/Schweizer Illustrierte
Seite 101	Monika Flückiger/Schweizer Illustrierte
Seite 102/103	Monika Flückiger/Schweizer Illustrierte
Seite 105	Alexandra Pauli
Seite 106	Monika Flückiger/Schweizer Illustrierte
Seite 108	Monika Flückiger/Schweizer Illustrierte
Seite 112	Privatarchiv Peter Rothenbühler
Seite 114	Kurt Reichenbach/Schweizer Illustrierte
Seite 117	Kurt Reichenbach/Schweizer Illustrierte
Seite 120	Monika Flückiger/Schweizer Illustrierte
Seite 122	Philippe Dutoit
Seite 125	Monika Flückiger/Schweizer Illustrierte
Seite 126/127	Monika Flückiger/Schweizer Illustrierte

Seite 128	Monika Flückiger/Schweizer Illustrierte
Seite 133	Monika Flückiger/Schweizer Illustrierte
Seite 134	Privatarchiv Peter Rothenbühler
Seite 136/137	Privatarchiv Peter Rothenbühler
Seite 138	André Häfliger/Blick
Seite 139	Dick Vredenbregt/Schweizer Illustrierte
Seite 141	Dick Vredenbregt/Schweizer Illustrierte
Seite 154/155	Monika Flückiger/Schweizer Illustrierte
Seite 156	Monika Flückiger/Schweizer Illustrierte
Seite 157	Monika Flückiger/Schweizer Illustrierte
Seite 159	Dick Vredenbregt/Schweizer Illustrierte
Seite 160/161	Monika Flückiger/Schweizer Illustrierte
Seite 166/167	Monika Flückiger/Schweizer Illustrierte
Seite 172	Rolf Edelmann/Schweizer Illustrierte
Seite 174/175	Monika Flückiger/Schweizer Illustrierte
Seite 178/179	Monika Flückiger/Schweizer Illustrierte
Seite 180/181	Monika Flückiger/Schweizer Illustrierte
Seite 187	Geri Born
Seite 189	Monika Flückiger/Schweizer Illustrierte
Seite 193	Monika Flückiger/Schweizer Illustrierte
Seite 196/197	Monika Flückiger/Schweizer Illustrierte
Seite 201	Monika Flückiger/Schweizer Illustrierte
Seite 204	Paul Seewer (Foto links)
Seite 204	Geri Born (Foto rechts)
Seite 205	Peter Lueders
Seite 206	Monika Flückiger/Schweizer Illustrierte
Seite 208	Dick Vredenbregt/Schweizer Illustrierte
Seite 209	Monika Flückiger/Schweizer Illustrierte
Seite 211	Monika Flückiger/Schweizer Illustrierte
Seite 213	Nick Sells
Seite 215	Kurt Reichenbach/Schweizer Illustrierte
Seite 219	Monika Flückiger/Schweizer Illustrierte
Seite 223	Antoine Raab
Seite 224	Antoine Raab
Seite 225	Erika Piñeros
Seite 226/227	Privatarchiv von Annaregula Lutz-Richner
Seite 229	Monika Flückiger

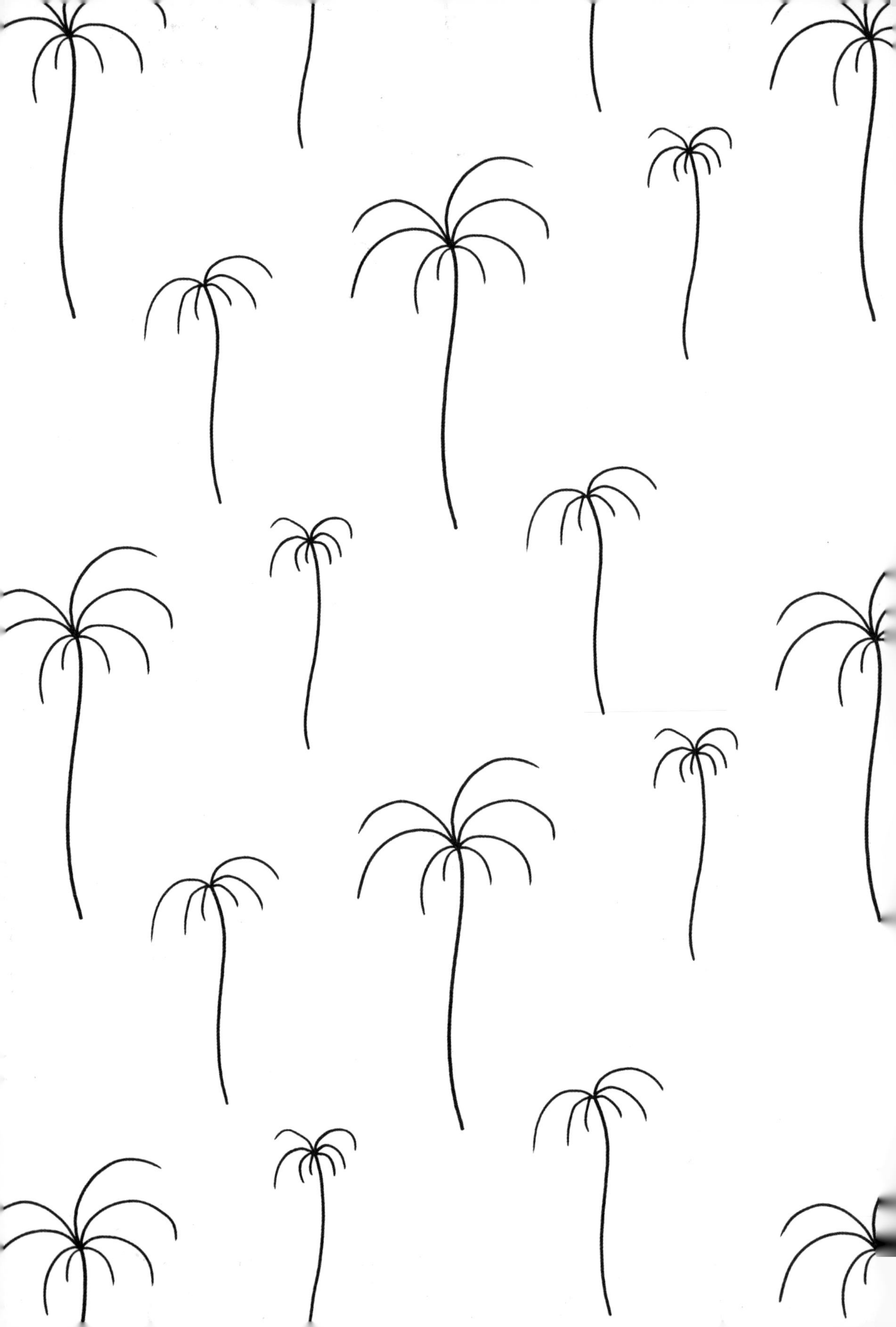